药事管理实务

（供药学类及相关专业用）

主　编　李桂荣

副主编　罗　飞　胡冬梅　王　盈　李洁玉

编　者　（以姓氏笔画为序）

马向芹（南阳医学高等专科学校）

王　伟（山东中医药高等专科学校）

王　盈（天津生物工程职业技术学院）

李桂荣（山东药品食品职业学院）

李洁玉（重庆三峡医药高等专科学校）

刘相晨（漱玉平民大药房连锁股份有限公司）

刘　霞（山东省龙口市人民医院）

杨怡君（山东医学高等专科学校）

罗　飞（山东药品食品职业学院）

胡冬梅（山东药品食品职业学院）

姜志辉（山东科举药业有限公司）

谢淑玲（辽宁农业职业技术学院）

中国健康传媒集团

中国医药科技出版社

内 容 提 要

本教材共设有三个教学模块，十二个教学项目。各工作岗位共同的药事管理基础知识和相关法律法规作为通识模块，以满足未来工作岗位所需的药品管理各环节的药事管理职业技能作为技能模块，以特殊管理药品、中药等的药事管理作为专项模块。通识模块包括药事与药事管理、药品管理、药事管理法律法规、药事管理体制及药事组织、药品监督管理；技能模块包括药品研发与注册管理、药品生产管理、药品经营管理、药品使用管理及药品上市后管理；专项模块包括特殊药品管理及中药管理等内容。教材内容以保障公众用药安全和合法权益、保护和促进公众健康为目的，以现行的法律法规等为基本依据，以药品研制、生产、经营、使用和上市后管理为主线，比较完整地体现了新知识与新技能。

本教材供高职高专院校药学类及相关专业师生教学使用。

图书在版编目（CIP）数据

药事管理实务/李桂荣主编．—北京：中国医药科技出版社，2023.7（2024.8 重印）.

ISBN 978－7－5214－4038－6

Ⅰ.①药…　Ⅱ.①李…　Ⅲ.①药政管理－高等职业教育－教材　Ⅳ.①R95

中国国家版本馆 CIP 数据核字（2023）第 119204 号

美术编辑　陈君杞

版式设计　友全图文

出版　**中国健康传媒集团**｜中国医药科技出版社

地址　北京市海淀区文慧园北路甲 22 号

邮编　100082

电话　发行：010－62227427　邮购：010－62236938

网址　www.cmstp.com

规格　889×1194mm $^{1}/_{16}$

印张　11 $^{1}/_{2}$

字数　317 千字

版次　2023 年 7 月第 1 版

印次　2024 年 8 月第 2 次印刷

印刷　大厂回族自治县彩虹印刷有限公司

经销　全国各地新华书店

书号　ISBN 978－7－5214－4038－6

定价　39.00 元

前言

本教材贯彻执行党的二十大精神，全面落实立德树人的根本任务，结合高职教育的改革与发展，根据教材的编写原则和要求及《药事管理实务》开课专业的培养目标、主要就业方向及职业岗位能力需求、课程标准、课程特点等，以国家现行药事管理的法律行规为依据，由全国七所院校从事教学一线的教师及药品生产企业、经营企业、医疗机构的外聘教师及专家悉心编写而成，把控教材的定位，突出企业需求，将职业能力与职业素养融入到教材的内容中。

作为高等院校药学类专业开设的一门专业课程，掌握和熟悉药事管理的主要规定、基本知识和基本技能，具备在实践中学法、用法的基本能力，是药学类学生自身职业发展的要求。通过本课程的学习，可以使学生掌握药品研制、生产、经营、使用等环节药事管理基本知识与法律要求，熟悉药学实际工作中监督管理的要点，树立高度的职业责任感、强烈的使命感和药事管理法制化、规范化意识，保障公众用药安全和合法权益，保护和促进公众健康。

本教材紧跟当前药事管理的法律、法规的最新成果，以我国《药品管理法》（2019 年修订）、《疫苗管理法》《药品生产监督管理办法》（2020 年版）、《药品注册管理办法》（2020 年版）以及其他现行相关法规为依据编写，保证了教材时效性。通过对高职学生的学情分析，论述尽可能做到层次分明、内容全面、深入浅出、清晰易懂，突出了教材的可读性、实用性和可操作性。突出了职业能力培养，具有较强的岗位针对性，以项目、任务划分教学单元，以“依法管药”为主线，内容力求简练、通俗易懂、注重实用。将教材设计为三个模块、十二个项目，分别介绍了药事与药事管理、药品管理、药事管理法律法规、药事管理体制及药事组织、药品监督管理、药品研发与注册管理、药品生产管理、药品经营管理、药品使用管理、药品上市后管理、特殊药品管理、中药管理等内容。以药学实践案例或任务情景设计“学习导航”，明确了“学习目标”，以任务解决所必需的法律法规知识构建教材内容，根据内容需要适时穿插“以案学法”“知识拓展”等助学模块，使学生在实际问题情境下更好地掌握法律法规的相关规定，并能与实际问题相结合，提高分析问题、解决问题的能力，满足岗位需求、学教需求、社会培训需求。

本教材供高职院校药学类及相关专业使用，也可供医药行业从业人员继续教育和培训使用。

本教材项目一由胡冬梅编写，项目二和项目三由李桂荣编写，项目四由罗飞编写，项目五由王盈编写，项目六由杨怡君编写，项目七由姜志辉编写，项目八由刘相晨编写，项目九由刘霞编写，项目十由谢淑玲、马向芹编写，项目十一由李洁玉编写，项目十二由王伟编写。

本教材在编写过程中，得到山东药品食品职业学院及各位编者所在单位领导的帮助和支持，在此表示衷心感谢。由于受编者学识水平所限，教材中难免有不当之处，敬请读者及使用该教材的师生批评指正。

编　者

2023 年 5 月

目录

CONTENTS

模块一　通识模块

模块二 技能模块

模块一　通识模块

项目一　药事与药事管理

学习导航

2022年12月，随着国家对新型冠状病毒感染防控政策措施的调整，一些不法经营者借机炒作，导致部分药品、口罩等防疫物资的价格出现异常波动。某市市场监管局执法人员依法对该市某医药连锁有限公司分店进行检查，发现该药店销售的“连花清瘟胶囊（24粒/盒）”进货价为17元/盒，原销售价为28元/盒。防控政策措施调整后，该药店在进货价不变的情况下将销售价大幅提升至45元/盒，进销差价率达165%。该药店在成本未明显增加的情况下大幅度提高药品销售价格，涉嫌构成哄抬价格的违法行为。该市市场监管局于当日对其立案调查，作出行政处罚决定，严厉打击哄抬价格、不按规定明码标价等违法行为，加强警示震慑作用，引导经营者合法合规经营。上述案例，你认为和药事管理相关吗？你是怎样理解药事管理的呢？

本项目主要介绍药事及药事管理的含义；药事管理的特点、应遵循的基本原则及方法。

学习目标

知识目标

1. 掌握　药事、药事管理的概念和研究内容。
2. 熟悉　药事管理的特点、原则和方法。
3. 了解　药事管理的形成和发展。

能力目标

能具有药事管理的相关能力，保证药品的安全和有效。

素质目标

1. 培养“规范、务实、严谨、诚信”的职业品格和行为习惯。
2. 培养药品安全质量意识，保障公众用药安全和合法权益。

药事管理学是医药事业发展到一定阶段而形成的一门学科，并随着医药事业的发展在不断的完善。

任务一　药事与药事管理认知

一、药事

药事是泛指的概念，泛指一切与药学事业有关的事项，简称为药事，涉及到药品的研发、生产、流通、使用、检验、监管、教育等领域。

药学事业的每项工作都是围绕药品展开的。由于药品具有与人体健康和生命安全密切相关的特殊属性，药品的管理日益受到政府和社会的重视。保障人民群众合理、安全、有效用药，已经成为药学事业的核心任务。

我国医药卫生体制改革坚持以人为本，把维护人民健康权益放在第一位。坚持医药卫生事业为人民健康服务的宗旨，以保障人民健康为中心。药学事业不能单纯考虑药品的盈利性，作为医药卫生事业的一部分必须坚持公益性原则。

二、药事管理

药事管理是指对药学事业的综合管理，是运用管理科学的基本原理和方法，通过法律的、国家行政的及各社会组织的活动，使药学事业努力实现提高公众的健康水平，维护和保障公众生命健康权益这一目的的综合管理。它是一个非常广的范畴，可以从宏观和微观两个方面来理解。从宏观上讲，它包括药事管理的各种组织及国家药事管理法律、体制，医药卫生事业的政策，医药行业发展的宏观调控等；微观上讲，包括药品研制、生产、流通、使用等具体环节中的管理。

三、药事管理的特点

管理学的基本原理和方法对药事管理具有普遍的指导作用，但由于药品的特殊性，药事管理又具有其自身的一些特点。

（一）特殊性

药事管理的特殊性是由药品的特殊性决定的。药品是人类与疾病作斗争的武器，是用于预防、治疗、诊断人的疾病及调节人的生理机能不可缺少的物质。药品质量要求严格，其疗效必须经科学验证，并经药品监督管理部门批准生产经营后，才可以作为商品流通，它具有一般商品没有的特殊性。这决定了药事管理的特殊性。

（二）专业性

药事管理的对象是“药”。要想做好药事管理工作，除了具备管理学、法学、经济学等知识，还必须掌握药学的基础理论、专业知识。

（三）规范性

药品是特殊商品，药品的研制、生产、经营、使用、价格和广告等都必须按照国家的法律法规和行政规章进行。生产者不能乱办药厂，经营者不能乱开药店。凡从事药品生产业务的，必须依照法定程序取得《药品生产许可证》。从事药品批发和零售业务的，必须依照法定程序取得《药品经营许可证》。

如果没有依法取得许可证，擅自从事药品生产、经营，有关部门应依法追究法律责任。

四、药事管理应遵循的基本原则

药事管理的目的，是为实现公众用药安全、有效、合理、可及、方便、经济，为“人人享有卫生保健，全民族健康素质的不断提高”服务。无论是从宏观还是微观上研究，都应当根据国情，依据国家的方针政策、法律法规，确立药事管理的一些基本原则，使药事管理及药事管理的研究有所遵循。

（一）保护和促进公众健康

“保护人民健康”是宪法的庄严规定。《中华人民共和国药品管理法》以下简称《药品管理法》第1条明确规定：“为加强药品管理，保证药品质量，保障公众用药安全和合法权益，保护和促进公众健康，制定本法”。这既是立法宗旨，也是药事管理的首要原则。人民群众在用药时，同有关药事组织发生关系，维护自己合法权益是非常困难的，药事管理必须通过法律的、行政的及其他手段来维护人民群众用药的合法权益，维护人们身体健康。

（二）依法管药的原则

药品是特殊商品，与其他商品不同，在管理上有着特殊的要求。中华人民共和国成立以来，国家制定了一系列的法律、法规来规范医药生产和流通。依法管药，依法治理医药市场，是药事管理应遵循的基本原则。

中华人民共和国成立之初的1950年2月25日，中央人民政府政务院就颁布了《关于严禁鸦片烟毒的通令》，规定了严禁鸦片烟毒及其他毒品的办法。

20世纪60年代卫生部、化工部、商业部联合发布《关于药政管理的若干规定（草案）》，对药品的生产、新产品、药品标准、成药供应、使用、药品检验、毒药、限制性剧药和麻醉药品、药品的宣传等做了明确规定，是药事管理立法的一个重大步骤。1978年7月30日国务院批转卫生部《关于颁发药品管理条例（试行）的报告》，条例共分10章。

1984年9月20日第六届全国人民代表大会常务委员会第七次会议通过了《药品管理法》，2001年进行了修订，2013年、2015年进行了两次修正，2019年进行了第二次修订。这是我国第一部由立法机关制定的药事管理方面的法律，具有重要意义。

沿着我国药事管理发展的轨迹，可以看出，药事管理从政策指导，已经走到了法律逐步健全的阶段，这既是社会主义法制建设的成果，也是药事管理客观规律决定的。药事管理的研究应以依法管药为出发点，研究药事管理法律、法规的主要内容，研究药品研制、生产、经营和使用组织应当怎样守法，执法人员如何执法，违法者应当如何惩处，真正做到依法管药。

（三）立足于我国实际情况，不断汲取国际先进经验

药事管理学科的起源虽然在国外，但是我们研究的药事管理，必须以我国现有实际情况为立足点。这样，药事管理学科的理论，才能对我国的药事管理起指导作用。如果脱离中国的实际情况，药事管理学科的理论就会变成僵化的、形式主义的、脱离现实的东西，药事管理的研究就失掉了意义。中国的实际情况，首先要清楚中国是发展中国家，人口多，医药卫生事业发展不平衡，还存在着医疗制度不健全、卫生投入不足、资源配置不合理、医药费的上涨超过了群众的承受能力等问题。在此基础上，产生了中国医药卫生事业的基本政策，它是政府实行一定福利政策的社会公益事业。医药卫生事业发展必须与国家经济和社会发展相协调，人民健康保障的福利水平必须与经济发展水平相适应。发展医药卫生事

业要从国情出发，合理配置资源，注重提高质量和效益。在此原则的指导下，来研究我国药品生产、流通、使用、价格、药品质量标准的制定、药品质量监督等各个方面，确定适应我国基本国情的药事管理政策、法律法规及药事管理的体制和方法，促进我国医药事业的发展。近几年来，中国积极地开展国际交流与合作，汲取先进经验，不断提升管理水平。

五、药事管理的一般方法

1. 法律的方法 国家通过制定和颁布药品管理法律、法规、规章，明确法律责任，各项药事活动有法可依。通过贯彻实施这些法律法规，加强对药品研制、生产、经营和使用等环节的约束，对违法行为依法追究责任，保障药品质量，满足人们用药需求。

2. 行政的方法 通过设置行政组织机构，明确职责，加强管理。国家药品监督管理部门通过制定和颁布带有强制性的法令、计划和指示，通过行政隶属关系层层下达，以控制药事管理活动，达到预期目的。如审核发放或者吊销药品生产、经营许可证，注册或者撤销药品批准文号等。

3. 技术的方法 充分利用现代先进技术，加强对药事活动的管理。如制定和实施各种技术规范、先进标准，提高药品质量。采用先进的药品质量监测仪器和检验方法，提高技术水平，达到科学管理目的，保障人们用药安全有效。

4. 经济的方法 一方面依据和运用价值规律，借助于经济杠杆的调节作用，加强对药事管理活动的调控。另一方面通过经济处罚等方式进行管理，对药事活动中违反有关规定的给予经济制裁等。

任务二 药事管理学的概念、形成与发展

一、药事管理学的概念

药事管理学是一门交叉学科，涉及到管理学、法学以及经济学、社会学，药事管理和保障公众安全用药会产生良好的社会效益，具有很高的社会意义。可以从以下几方面探讨。一是药事管理学研究的对象，研究对象的不同是学科不同的本质区别。药事管理学是要研究“药品”这个特殊商品的基本含义、基本范围、一般特点；研究它与人类的关系，它对人的繁衍生息、身体健康、生活质量所起的作用；研究它的运动轨迹、发展规律，以及我们如何以现代的科学技术和管理水平利用它、控制它，让它更好地为人类服务。二是从研究角度看，药事管理学对药品的研究角度与自然科学不同。自然科学是研究药物的特性，研究它的药理作用及药效、制备方法等。药事管理学是从管理学的角度，研究它的管理方法、各环节的质量控制措施等；从经济学的角度，研究在保证治疗效果的前提下，如何合理使用药品，降低成本，减轻患者负担；从法学的角度研究如何依法管药，依法调整各药事组织之间的关系，依法维护人民群众用药的合法权益。三是药事管理学的研究目的在于探索药品研制、生产、流通、使用、监督以及医药事业发展应遵循的基本规律，并把握和利用它，指导和规范药事管理，保证人们用药安全、有效、方便、合理、及时、经济，维护用药者的合法权益。

综上所述，药事管理学是研究药事管理活动的基本规律和一般方法的科学。它以保障公众用药安全和合法权益、保护和促进公众健康为目的，运用卫生学、社会学、经济学、法学、心理学、管理学以及药学理论和方法，探索药品研制、生产、经营、使用、上市后管理、药品监督以及科研、教育管理等活

动的客观规律，研究政治、经济、法律、卫生与药事管理的联系及对药事管理的影响，促进医药事业健康发展。

二、药事管理学的形成与发展

（一）药学的形成与发展

传统药学的起源，是同劳动人民在长期生产、生活中与疾病作斗争紧密相连的。《淮南子·修务训》记载："神农……尝百草之滋味，水泉之甘苦，令民知所避就。当此时，一日而遇七十毒。"原始社会，生产力水平极其低下，人们靠采食植物及其果实和简单的狩猎生存。在采食植物过程中，不可避免亲身体会到各种植物给人的身体带来的影响，引起人们身体的反应，有些对人的身体有益，有些对人的身体有害，有些带来痛苦，有些甚至引起死亡。经过长期和反复的实际体验，人们了解了一些植物、动物的特性，并开始有意识利用其特性解除疾病，这就是原始的药学。随着社会的进步，生产力的发展，人们的交流、继承和文字的记载形成了我国古代的药学。

就中药来讲，有正式文字记载最早见于《周礼》。先秦的许多书籍中，像《诗经》《山海经》就有不少药物的记载。大约公元 1 至 2 世纪的时候，出现了我国现存最早的药学著作《神农本草经》。该书共三卷，分为上、中、下三品，载药 365 种，是西汉以前药学知识的总结。南北朝时《雷公炮炙论》，关于药物的炮炙方法对药性的影响，作了较为详细说明。唐朝时候经济发达、政权统一，贸易繁华，中外药物交流丰富了我国的药学宝库，中药学得到了进一步发展，朝廷颁布《新修本草》，收药 844 种，图文对照。宋代，唐慎微著《经史证类备急本草》载药 1455 种，增加了民间验方，内容更加丰富。金元时期，各派注重用中医学理论论药，使中药在理论上有了发展。明代伟大的医药学家李时珍编著的《本草纲目》是对以前中药学的科学总结，也是对世界医药科学的重大贡献，后被翻译成多种文字。清代赵学敏编《本草纲目拾遗》，对《本草纲目》进行了补充订正。中华文明的历史，每一代都离不开中药，每一代都在前人基础上有所发展，逐步形成了具有完备理论基础的中药学。

现代药学是随着现代科学技术的发展而产生的。它是化学、生物学、生理学等自然科学的发展和医学结合的产物。现代药一般是指 19 世纪以后发展起来的化学药品、抗生素、生化药品、放射性药品等，由于是从西方传入中国，通常称西药，后改称化学药品。中华人民共和国成立后，党和政府非常重视现代药的生产，在较短的时间内，建立起自己的制药工业。现在，化学药的生产、供应主要是依靠国内，基本满足了广大人民群众防病治病的需要。现代药的结构基本清楚，有控制质量的标准和方法，对药的管理更加严密科学。现代药发展较快，随着生物化学、分子生物学等学科的发展，以及基因工程、克隆技术等的应用，新剂型、新生物制品等新药层出不穷。

《中华人民共和国药品管理法》规定："国家发展现代药和传统药，充分发挥其在预防、医疗和保健中的作用。"这为药学的研究发展指明了方向。

（二）药事管理学的形成与发展

药事管理学是随着医药事业的发展而形成的一门学科。中华人民共和国成立后，党和政府非常重视药事管理，制定了一系列方针、政策、法律法规管理药品。《药品管理法》颁布后，药事管理走上了法制化的轨道。

随着药事管理的发展，药事管理学科的研究、教学也确立了应有的位置。药事管理学成为一门新的学科，是由于19世纪以来药品生产品种、数量增长很快，在这种情况下，怎样组织药品生产、控制质量、保障供应、防止药物滥用，做到合理用药，这就需要国家建立管理组织，制订药品标准，使生产、供应、使用单位的人员都能遵守。同时也需要制订法律来管理药品，需要建立一门学科来研究管理中出现的问题，药事管理学应运而生。药事管理学是在长期经验积累的基础上形成的。1910年，美国提出设置商业药学课程；1924年，前苏联提出将药事组织学列为高、中等药学教育的必修专业课；1928年美国提出药学经济学，1951年更名为药事管理学，建立了教研室，配备了专职教师。以后，美国一些药学院建立了药事管理学系，培养专门人才，招收硕士、博士研究生。目前，药事管理学在美国、日本和欧州等国家均有很大发展。

我国开设药事管理学始于20世纪30年代。当时，部分高等学校院系中开设了“药物管理法及药学伦理”“药房管理”等课程。1954年高等教育部颁布的药学教学计划中，将“药事组织”列为必修课程和生产实习内容。1956年各药学院校正式成立了药事组织学教研室，开设药事组织学。20世纪60—70年代该课被迫停开，20世纪80年代后得到了恢复和发展。1984年我国《药品管理法》颁布后，药事管理学科的发展再度引起广泛重视。1987年《中国药事》杂志创办。从1985年秋季开始，华西医科大学等大学为药学、药化专业学生开设了必修课程——药事管理学。1986年，中国药学会成立了药事管理专业委员会。1987年，国家教育委员会将药事管理学列为药学专业的必修课程，并定为该专业的一门主要课程，制定了课程基本要求。1994年，国家人事部门和医药管理部门将《药事管理学》作为执业药师资格考试的主要内容。2000年，有6所高等院校招收培养药事管理学方向的研究生。2019年修订的《药品管理法》，为药事管理学进一步指明了研究方向。目前，随着医药卫生事业的发展，该学科越来越受重视，也得到了快速发展。

任务三　药事管理学的研究内容与相关学科认知

一、药事管理学的研究内容

目前，药事管理学还是一个发展中的学科，可以从以下几个方面划分具体研究内容。

（一）药事管理体制、药事组织及人员

药事管理的各环节是通过药事组织的运转来完成，而药事组织的运转是由一定体制决定的。因此，药事管理学研究的内容应包括各级药事管理组织的机构设置、职责；药品生产、经营、使用组织建立的基本条件、运行及管理；科研、教育组织的作用；政府、企业、事业组织之间的关系以及各组织中人员的职责、素质目标等。

（二）药事法律、法规

改革开放以来，我国医药事业发展迅速，为了加强药品管理，在总结过去经验教训的基础上，制定了《药品管理法》及一系列配套的行政法规，药事管理的法制建设逐步完善。在药品监督、研究、生产、流通、使用管理等诸方面，都有法可依、有章可循，这些是依法管药的基础。研究药事法律法规的立法原则，理解每项法律的内容及各项法律法规之间的内在联系，对研制、生产、经营和使用者遵守法律，行政执法部门依法行政以及法律法规的修改完善，具有重要的意义。

（三）药品监督管理

药品的特殊性决定了管理的特殊要求。国家通过法律授权药品监督管理部门行使药品监督权，是为了保证人们的用药安全有效，维护用药者合法权益。药品研究、生产、经营和使用的各个环节必须全过程接受监督。因此，要研究监督者的行政职能，明确监督管理和药品研究、生产、经营和使用的关系，探索执法的规律，真正发挥药品监督管理的作用。

（四）新药研发与药品注册管理

随着现代科学技术的进步，医药行业飞速发展，新药品种不断增加。新药的研制与开发为人类战胜病魔提供了新的武器。然而，过去由于对新药研制中的管理工作没有引起人们足够的重视，有的新药没有确证其安全性便用于人体，给患者造成极大危害，甚至致人死亡。因此，必须研究如何加强新药研发的管理，药品上市前的注册管理，保证药品的安全性、有效性。

（五）药品生产、经营、使用和上市后的管理

国家对生产资源的合理配置，药品品种产量的调控、生产计划和组织等，开办药品生产企业的审批、企业生产品种的审批、产品质量的管理等是药事管理学研究的重要内容。

药品的经营，是从生产到使用的必然途径。如何依法规范，国家对药品在流通中的批发和零售有何规定，如何保证药品方便、及时、经济地用于患者，这都是应该研究的问题。

在药事管理的各环节中，药品使用是终端环节，也是最重要的环节。用药者是否能够用最低费用得到最适用的药物、最优质的药学服务，当权利受到侵害时如何维护合法权益，是药事管理应当解决的首要问题。

药品上市后管理，包括药品风险管理、存在问题药品的召回、药品储备和供应等，涉及用药者的切身利益，也是维护用药者合法权益的一个重要方面，必须加以研究。

（六）特殊管理的药品

对于麻醉药品、医疗用毒性药品、精神药品、放射性药品、药品类易制毒化学品等，国家规定了特殊管理的办法，药事管理学将分别进行阐述。

（七）中药管理

中药是我国传统药物的总称，它包括中药材、中药饮片和中成药。中药具有独特的理论体系和形式，是我国的民族瑰宝。对于中西药品的管理，无论是国家的法律、法规，还是在管理体制上，既有共同的方面，也有不同的方面。党和政府一直关注和重视中医药工作，通过制定一系列政策，发展我国中药。我们将中药管理列为专门一章，对野生药材资源保护、中药材生产质量管理规范、中药品种保护、中药市场的管理等进行阐述。

（八）医疗器械的管理

随着人们对自身健康的日益重视，医疗器械这种特殊商品在防病、治病及监护等方面发挥的作用越来越大，其产品质量直接关系到人们的身体健康。根据医疗器械产品的特点，将其单列为一部分，对医疗器械的概念、分类、生产经营和使用、监督管理、产品标准等进行研究，也是药事管理学的内容。

（九）药学人才培养与药学服务

药学事业的一切活动都应当由高素质的药学技术人员完成。根据社会对药学人才的需求，通过对药

学教育规律的研究，探索药学人才培养模式。加强药学人才的管理，规范继续教育，提高药学服务的质量与水平，都是亟待研究解决的问题。

二、药事管理学与相关学科

（一）药事管理学与药学

药事管理学是随着药学的发展而产生的一门学科，原是药学科学的一个分支。随着药事管理学科的发展，该学科形成了与药学研究对象和范围不相同的独立体系，它从法律的、管理的、经济的和社会等诸方面研究“药品”这个特殊商品，探索药品研制、生产、经营、使用和监督管理以及药学教育等环节的客观规律，其目的是保障人们用药安全、有效、经济、合理，维护人们身体健康和用药的合法权益。药学理论与实践引导和促进药事管理学的发展，药事管理学科研究成果能够指导药学实践，共同促进药学事业的发展。

（二）药事管理学与管理学

管理学是研究管理活动及其基本规律和一般方法的科学。它的基本理论对药事管理学的形成与发展起了指导和促进作用。同时，药事管理学的形成与发展，丰富了现代管理学的内容。从国家对药事管理的体制来看，行政管理学和药事管理学互相联系；从各个药事组织的内部管理来看，计划、组织、人员配置、领导等都需要用管理学的理论指导，以最经济、最科学的方法，实现管理的目标。

（三）药事管理学与卫生事业管理学

卫生事业是社会主义事业的重要组成部分。卫生事业管理学是19世纪形成的新学科，它研究人类卫生保健、卫生方针政策、卫生资源配置、国家卫生发展与改革的目标、卫生事业与社会经济发展的联系等。药事管理和卫生事业管理两者在大目标上有共同性，也有具体内容的不同性，医药与卫生的发展改革是相互依存的。

（四）药事管理学与法学

法学又称为法律学和法律科学，是以法或法律这一特定的社会现象及其发展规律为研究对象。法学研究法这一现象的本质，研究它的表现形式，研究法的产生发展，研究法的作用和怎样制定法律、实施法律。

药事管理学和法学，在某些研究对象上具有共同性。国家对药事管理越来越多地通过制定法律法规，实施依法管药，依法整顿、规范药品的生产、经营、科研等。国家颁布了《药品管理法》《药品管理法实施条例》等药事管理的法律法规，这些法律法规的内容既是药事管理学研究的对象，也是法学研究的对象。研究的角度可能不一样，但目的是一样的。

药事管理学的某些研究成果需要法律给以确认，这不仅使法学研究的内容更加丰富、全面、严密、科学，而且促使药事管理不断发展、规范。可以看出，法学的研究和药事管理学的研究互相促进，共同发展。

（五）药事管理学与经济学

经济学是研究人类社会经济关系发展规律的科学，它研究物质资料的生产和交换，研究与一定的生产和交换相适应的产品分配。药品是一种特殊商品，既然是商品必然受经济规律的制约。工业经济学、商业经济学、市场营销学以及经济管理方面的学科，都同药事管理学有紧密联系。药物经济学是近年来新发展起来的一门交叉学科，在研究目的上与药事管理学有共同性。药物经济学包括宏观和微观两部分。宏观药物经济学主要是研究医疗卫生费用与国家经济发展的关系，各药事组织之间的利益分配关系。微观药物经济学是研究每一位患者，在保证治疗效果的前提下，使用何种药物最经济合理。

项目二　药品管理

学习导航

目前药品零售企业所售的商品种类繁多，有药品，也有保健食品、医疗器械等非药品，琳琅满目的商品有时会让消费者感到困惑，特别是非药品的包装、名称与药品非常相似，难以区分。怎样才能准确辨识药品与非药品呢？药品有哪些特性、药品的质量及质量标准有哪些规定呢？

本项目主要介绍药品的概念、药品的特性、药品质量、药品标准及分类的相关规定。

学习目标

知识目标

1. 掌握　药品的概念及特性、药品标准。
2. 熟悉　药品的质量、药品的来源。
3. 了解　药品的来源。

能力目标

1. 能正确区分药品与非药品。
2. 能理解药品质量的重要性。

素质目标

培养药品质量意识，满足公众防病治病需求。

任务一　药品辨识

一、药品的概念

《药品管理法》规定：药品是指用于预防、治疗、诊断人的疾病，有目的地调节人的生理机能并规定有适应证或者功能主治、用法和用量的物质，包括中药、化学药和生物制品等。从定义可知药品有以下含义。

第一，明确了我国的药品是专指人用药品，而不包括动物用药（兽药）、植物用药（化肥、农药等），这一点与有些国家药品的定义不同。

第二，能够预防、治疗、诊断人的疾病，或者能够调节人的生理机能的物质很多，如某些食品、化妆品等，但它们既没有规定适应证或者功能主治，也没有非常严格的用法用量规定。而药品则必须规定功能主治，并且它们的用法用量都有严格的规定。所以，这就与食品（特别是保健食品）和化妆品区分开来。

第三，明确了药品包括中药、化学药和生物制品，其中化学原料药、中药材等物质虽然没有规定用于治疗疾病的用法、用量，但也作为药品管理。

二、药品的特性

药品具有商品的一般属性，在药品生产和流通过程中，基本经济规律起着主导作用。但是，药品又是人们防病治病、保护健康必不可少的一种特殊的商品，它具有一般商品没有的特性。如果完全按照一般商品的经济规律去对待药品，不进行严格的管理，违法行为会受到严惩。

（一）质量重要性

国家通过法律对药品质量进行严格控制，绝对不能生产、销售和使用不合格的药品。因为药品是以预防、治疗疾病为目的而进入流通渠道的商品，其质量是否符合药品监督管理部门颁布的质量标准，直接关系着人们用药的安全、有效。不符合质量标准要求的药品，就意味着疗效及安全性得不到保证。假冒伪劣药品更直接危害人民的生命和健康。所以，凡进入流通渠道的药品，只允许是合格品，没有级别之分，绝不允许不合格的伪、劣药品供患者使用。国家对药品质量标准的制定和管理都十分严格，并规定了严格检验制度。

（二）药品两重性

药品的两重性是指药品既可防病治病，也会引起不良反应。这集中体现在药品使用得当可以防病治病，使用不当会伤害人的身体健康。据有关资料显示，每年世界上都有相当一部分人死于不合理用药。许多药品因使用不当而带来严重的不良反应。例如有些聋哑儿童就是用药不当造成的，而现在麻醉药品、精神药品的滥用，也给个人和社会带来极大的危害。

（三）药用针对性

“对症下药”，这是人们常说的一句话，这也反映了“药”的针对性。得什么病就用什么药，不能用其他疗效的药物代替。其他商品，如日用消费品，在一种物品缺乏的时候，可以找到其他适当的代用品。

（四）使用时效性

首先，需要时能得到及时供应药品。人生了病，才就医用药，临到用时急上加急，可以说时间就是生命。例如 1998 年我国的洪涝灾害、2003 年 SARS 病毒、2013 年人感染 H7N9 禽流感疫情和 2020 年的新冠病毒感染等是很难预测的，这就要求我们提前储备并及时供应药品。其次，在使用药品时，用药时间和疗效也有一定规律。此外，《药品管理法》规定超过有效期的药品一律按劣药论处，因此不得销售超过有效期的药品，否则要依法承担法律责任。

（五）种类复杂性

目前我国有中、西药制剂近万种，种类繁多。不同的病症、不同的患者可供选择的药品很多，如何保证使用药品的安全、有效、经济、合理，其复杂性可想而知。

（六）社会福利性

俗语讲“黄金有价药无价”。药品是防病治病、维护人们身体健康的商品，在我国具有社会福利性质。药品生产、经营等都要以社会效益为最高准则，担负起为人类健康服务的社会职责。

三、药品的来源

药品按来源可分为天然药物、合成药物以及生物药物。中药大部分是天然的，西药大部分是合成的。

（一）天然药物

1. 来源于植物的药物 来源于植物的叶、全草或全株，如大青叶、车前草等；来源于植物的花和花粉，如菊花、蒲黄；来源于植物的果实和种子，如枸杞子；来源于植物的根和根茎，如桔梗、大黄；来源于树皮和根枝，如黄柏、桑白皮等；从植物中提取的药物，如黄连素、麻黄素等。

2. 来源于动物的药物 直接源于动物的药物，如鹿茸等；利用动物或动物的部分脏器制成的药物，如阿胶等。

3. 来源于矿物的药物 来源于矿物的药物包括直接利用矿物和经过加工而制成的药，如硫磺、硼砂等。

4. 抗生素类药物 抗生素是指微生物在其生命过程中产生的，在低微浓度下能选择性抑制他种生物机能的物质。早期使用的抗生素都是从微生物培养液中提取的，随着制药工业的发展，目前已可根据抗生素的化学结构特点，用合成的方法制备，扩大了抗生素的来源。

（二）人工合成的药物

人工合成药物是指人们有目的地用化学方法合成的药物。一些早期来源于动植物的药现已可人工合成，如肾上腺素等。合成又分为全合成和半合成。全合成法是指由结构比较简单的化工原料经一系列化学合成而制得药物的方法，如安乃近、扑热息痛等。半合成法是由已具有一定基本结构的天然产物经过结构改造或微生物转变反应而制得药物的方法，如氢化可的松是一种天然的皮质激素，醋酸地塞米松就是在此基础上经过结构修饰甾体母核 1,2 位增加了双键、16 位增加了甲基取代、20 位羟基酯化得到的。

（三）生物药物

生物药物是利用生物体、生物组织或其成分，综合应用生物学、生物化学、微生物学、免疫学、物理化学和药学的原理与方法进行加工制造的一大类预防、诊断、治疗疾病的药品。它包括生化药品、生物制品及相关的生物医学制品。生物药物发展到今天经历了三代变化。

第一代，从远古到 20 世纪中叶，由来自生物体某些天然活性物质加工制成的制剂。如胎盘制剂、眼制剂与骨制剂等。

第二代，是利用近代生化技术从生物材料中分离、纯化获得的具有针对性治疗作用的生物活性物质。如胰岛素、甲状腺素、必需氨基酸、尿激酶等。

第三代，基因工程药物（或称生物技术药物）是指利用重组 DNA 技术生产的多肽、蛋白质、酶、激素、疫苗、单克隆抗体和细胞生长因子等。这一类药物正在成为即将到来的生物经济时代的主导产业。

知识拓展

药品与保健食品的区别

1. 功能　药品的目的是预防、治疗、诊断人的疾病，有目的地调节人的生理机能；保健食品重在调节机体内环境平衡与生理节奏，增强机体的防御功能，达到保健康复作用。

2. 毒副作用　药品允许有一定程度的毒副作用；保健食品要求现代毒理学上基本无毒。

3. 使用权限　处方药需要有执业医师或执业助理医师开具处方；非处方药是按药品说明书或在药师指导下购买和使用；保健食品无需医生的处方，按机体正常需要摄取。

4. 批准文号　药品的批准文号是国药准字；保健食品的批准文号是国食健字。

任务二　药品质量及标准认知

一、药品质量的概念和特征

质量是指产品、过程或服务满足规定要求或需要的特征与特性总和。通俗一点讲，质量的基本定义即为产品的适用性。产品是为满足消费者的需要、社会的需要而生产的，产品的质量就是满足消费者需要、社会需要的程度。药品质量是指药品满足规定要求和需要的特征总和。

药品质量特征是指药品满足预防、治疗、诊断人的疾病，有目的地调节人的生理机能要求的特征，表现在以下五个方面。

1. 药品有效性　药品有效性是指在规定的适应证、用法和用量的条件下，能满足预防、治疗、诊断人的疾病，有目的地调节人的生理机能的要求。有效性是药品的基本特征，若对防治疾病无效，则不能成为药品。药品有效程度的表示方法，采用“痊愈”“显效”“有效”。

2. 药品安全性　药品安全性是指药品在按规定的适应证、用法和用量使用的情况下，对服药者生命安全的影响程度。大多数药品均有不同程度的不良反应。药品只有有效性大于不良反应的情况下才能使用。安全性也是药品的基本特征。

3. 药品稳定性　药品稳定性是指药品在规定的条件下保持其有效性和安全性的能力。规定的条件包括药品的有效期限以及药品生产、贮存、运输和使用的要求。稳定性是药品的重要特征。

4. 药品均一性　药品均一性是指药品的每一单位产品（制剂的单位产品，如一片药、一支注射剂等；原料药的单位产品，如一箱药、一袋药等）都符合质量均匀一致要求。由于人们用药剂量一般与药品的单位产品有密切关系，特别是有效成分在单位产品中含量很少的药品，若不均一，则可能因用量过小而无效，或因用量过大而中毒甚至致死。因此要求每一单位产品质量均匀一致。

5. 药品经济性　药品经济性是指药品生产、流通过程中形成的价格水平。药品的经济性对药品价值的实现有较大影响。若成本价格过高，超过人们的承受力，其使用将受到限制。药品经济性对生产、经营和使用药品均有较大影响。

人们对于药品质量的要求较之对其他产品质量要求更为严格，要求药品疗效确切、应用安全、稳定性好、质量均匀一致、价格合理以及使用方便等。

二、药品质量管理规范

为了提高药品质量，满足公众防病治病需求，必须保证药品研制、药品生产、药品经营和药品使用全过程的质量。为了加强各环节的管理，国家颁布实施了一系列药品质量管理规范。

药物非临床研究质量管理规范（Good Laboratory Practice，简称 GLP），其目的是为提高药物非临床研究的质量，确保实验资料的真实性、完整性和可靠性，保障人民用药安全，并与国际上的新药管理相接轨。

药物临床研究质量管理规范（Good Clinical Practice，简称 GCP），其目的是保证药物临床试验过程的规范，结果科学可靠，保护受试者的权益并保障其安全。

药品生产质量管理规范（Good Manufacturing Practice，简称 GMP），它是药品生产和质量管理的基本准则。其目的是指导药品生产企业规范生产，保证生产合格产品。

药品经营质量管理规范（Good Supply Practice，简称 GSP），它是药品经营企业质量管理的基本准则，适用范围是中国境内经营药品的专营或兼营企业。其目的是保证经营环节药品质量，杜绝假药、劣药进入流通领域，按质、按量、按时、按品种、以合理的价格满足公众防病治病的需要。

中药材生产质量管理规范（Good Agrioulture Practice，简称 GAP），它是对中药材生产全过程进行规范化的质量管理制度。

三、药品质量标准

（一）药品标准的定义

药品标准是国家为保证药品质量所制定的质量指标、检验方法以及生产工艺等的技术要求。它是药品生产、供应、使用、检验和管理部门共同遵守的法定依据。药品标准属于强制性标准。

（二）药品标准的分类

《中华人民共和国药品管理法》规定，药品必须符合国家药品标准。我国现行的国家药品标准包括《中华人民共和国药典》和局（部）颁药品标准。

1.《中华人民共和国药典》（简称《中国药典》） 是由国家药典委员会组织编写和修订的，它是国家药品质量标准的最高法典，与其他的药品法规一样，具有法律的约束力。药典收载的品种主要是疗效确切、副作用小、质量水平较高、能批量生产、被广泛使用，并有合理的质量控制方法的药品。

根据《中华人民共和国标准化法》，《中国药典》属强制标准，须每 5 年修订一次，自颁布新版药典执行之日起，生产企业生产的药典品种就按新版药品质量标准组织生产。

1953 年，卫生部编印发行了《中华人民共和国药典》，截至目前，共颁布了 11 版，分别为 1953 年版、1963 年版、1977 年版、1985 年版、1990 年版、1995 年版、2000 年版、2005 年版、2010 年版、2015 年版、2020 年版。2015 年版《中国药典》分四部，收载品种共计 5608 个，自 2015 年 12 月 1 日起实施。最大的变化是将 2010 版中药、化学药、生物制品三部分别收载的附录（凡例、制剂通则、分析方法指导原则、药用辅料等）三合一，独立成卷作为第四部，制定了统一的技术要求。2020 年 6 月，《中国药典》（2020 年版）正式发布，标志着中国的药品标准水平再上一个新台阶。

2. 局（部）颁标准 我国的国家药品标准除《中国药典》外，还有原国家食品药品监督管理局颁布的药品标准（简称局颁标准），以及原卫生部颁布的药品标准（简称部颁标准）。由于《中国药典》

需隔5年或10年颁布一次，在此期间新增品种由国家药品监督管理局颁布局（部）颁标准。局（部）颁标准主要有中成药部颁标准（170种，1989年2月）、中药成方制剂（20册，1990年12月～1998年12月）、卫生部药品标准《中药材第一册》（1992年）、《国家中成药标准汇编》（地方标准升国家标准，共13个分册，2002年）、新药转正标准（已发行76册，1993年2月至今）。局（部）颁标准的有关规定均按《中国药典》执行。

药品生产企业为控制或提高产品质量往往制定企业药品标准，作为内控标准。企业药品标准一般高于法定标准要求，通过增加检测项目、提高检测限度等优化药品质量，提升企业竞争力。

3. 其他标准 其他标准包括药品注册标准以及与药品质量指标、生产工艺和检验方法相关的技术指导原则和规范。药品注册标准是指国家药品监督管理部门批准给申请人特定药品的标准，生产该药品的药品生产企业必须执行该注册标准。药品注册标准不得低于中国药典的规定。药品注册标准的项目及其检验方法的设定，应当符合中国药典的基本要求、国家药品监督管理部门发布的技术指导原则及国家药品标准编写原则。

我国非常重视国家药品标准的制定和修订，中药是我国特有的，中药标准的制定要充分反映中医临床用药的需要和特点，坚持突出特色，立足提高。化学药品等标准的制定，注重高标准、严要求，向国外先进标准看齐，注意吸收国外先进经验，结合国情，切实加强药品内在质量的控制，使国家药品标准的检测技术逐步达到国际先进水平。

任务三 药品分类认知

在实际工作中，为了管理需要，可以根据药品的不同特点进行分类。

一、传统药与现代药

从药物的历史发展的角度来分类，将药品分为传统药与现代药。

传统药又称民族药，是指按照传统医学理论指导用于预防和治疗疾病的物质，包括中药、藏药、蒙药等。其主要来源为天然药物及其加工品，包括植物药、动物药、矿物药及部分化学、生物发酵制品。我国传统医药学是一个不断发展的开放体系，精深的理论、丰富的实践、对异域文化择优吸收、对现代科学的充分利用和不断的自我更新，使我国传统医药永葆青春，显示了旺盛的生命力。我国传统药历史悠久，疗效确切，具有成分多样、毒性较低等特点，它不仅在治疗常见病和康复保健方面发挥着巨大作用，享有很高声誉，而且在心脑血管疾病以及肿瘤、艾滋病、疫情等重大疑难病症的防治方面，显示了巨大潜力，且以毒副作用低受到世界医药界的瞩目。

现代药一般是指按现代医学理论指导用于治病的有机无机化学物质及动植物制品，一般通过化学合成、生物发酵、分离提取以及生物或者基因工程等现代科学技术手段获得。1935年磺胺药的问世，1941年青霉素用于临床，以二者为代表的现代药，在治疗和预防疾病方面产生了划时代的作用，开创了现代药的新纪元。20世纪后半期，随着科学技术的高速发展，新的化学合成药物以及生物工程和基因工程在内的高科技手段制成的新药不断问世，在治疗和预防人的疾病，增进人的健康方面发挥着非常关键和重要的作用。在20世纪50年代初，我国的现代医药工业几乎是空白的，在党和政府的关心支持下，我们自力更生、艰苦奋斗，使我国现代医药工业得到了巨大的发展。许多原料药和制剂品种不但满足国内需要，还大量出口，进入了国际市场，为保证人民身体健康和医药事业的发展，作出了巨大贡献。

传统药和现代药的发展是相互促进、相辅相成的，也是我们国家医药产业的特色。努力发展现代药和传统药，对保障人民身体健康，满足人们对健康水平日益增长的需求，促进经济发展，将发挥重要的作用。

二、新药与仿制药

从国家对药品注册管理的角度（创新程度）分类，将药品分为新药与仿制药。

新药是指未在中国境内外上市销售的药品。根据物质基础的原创性和新颖性，将新药分为创新药和改良型新药。

仿制药是指与商品名药在剂量、安全性和效力、质量、作用以及适应证上相同的一种仿制品。

三、国家基本药物

国家基本药物系指从国家目前临床应用的各类药物中，经过科学评价而遴选出来的适应基本医疗卫生需求，剂型适宜，价格合理，能够保障供应，公众可公平获得的药品。

四、基本医疗保险用药

为了保障公众基本医疗用药，合理控制药品费用，规范基本医疗保险用药范围，国家通过制定基本医疗保险药品目录进行管理。药品目录所列药品包括西药、中成药（含民族药）、中药饮片。

五、处方药与非处方药

从药品使用者的获取途径与安全管理角度分类，将药品分为处方药与非处方药。

处方药是指必须凭执业医师或执业助理医师处方方可调配、购买和使用的药品。

非处方药是指由国务院药品监督管理部门公布的，不需要凭执业医师和执业助理医师处方，消费者可以自行判断、购买和使用的药品。国外称为“柜台药”（over the counter，简称 OTC）。根据药品的安全性，非处方药又分为甲、乙两类。

六、特殊管理药品

特殊管理的药品是从药品的安全性及其容易引起滥用而造成危害的角度而实施特殊管理的处方药品，《药品管理法》第 112 条规定：“国务院对麻醉药品、精神药品、医疗用毒性药品、放射性药品、药品类易制毒化学品等有其他特殊管理规定的，依照其规定。”

七、中药与天然药物、化学药品、生物制品三大类

按照药品的生产工艺不同进行分类，可分为中药与天然药物、化学药物、生物制品三大类。

中药与天然药物是指植物、动物、矿物药物（药材），或其有效成分、有效部位的单、复方制剂。

化学药品是指通过化学合成、半合成、拆分或纯化制得的通常是结构明确的小分子的原料药及其制

剂；天然物质中提取或者通过发酵提取的有效单体及其制剂；用拆分或者合成等方法制得的已知药物中的光学异构体及其制剂。

生物制品是应用普通的或以基因工程、细胞工程、蛋白质工程、发酵工程等生物技术获得的微生物、细胞及各种动物和人源的组织和液体等生物材料制备，用于人类疾病预防、治疗和诊断的药品。以微生物、寄生虫、动物毒素、生物组织作为起始材料，采用生物学工艺或分离纯化技术制备，并以生物学技术和分析技术控制中间产物和成品质量制成的生物活性制剂，包括菌苗、疫苗、毒素、类毒素、免疫血清、血液制品、免疫球蛋白、抗原、变态反应原、细胞因子、激素、酶、发酵产品、单克隆抗体、DNA 重组产品、体外免疫诊断制品等。

项目三　药事管理法律法规

学习导航

2018年7月5日，国家药品监督管理局对某科技有限责任公司进行了飞行检查；7月15日，国家药监局会调查组进驻企业全面开展调查，同日，国家药监局发布了《关于××生生物科技有限责任公司违法违规生产冻干人用狂犬病疫苗的通告》。经查明，企业编造生产记录和产品检验记录，随意变更工艺参数和设备，严重违反了《中华人民共和国药品管理法》《药品生产质量管理规范》等有关规定，国家药监局责令企业停止生产，收回药品GMP证书，召回尚未使用的狂犬病疫苗。国家药监局会同省局已对企业立案调查，吊销长春长生公司狂犬病疫苗（国家药品标准）药品批准证书；吊销该批涉案生物制品出具的证明，并处以1203万元罚款。该省局撤销其《药品生产许可证》；没收非法生产的疫苗和违法所得18.9亿元，对非法生产、销售价值三倍罚款72.1亿元，罚款、罚金合计91亿元；此外，涉案的14名直接负责的主管人员和其他直接责任人员依法被给予不得从事药品生产经营活动的行政处分。涉嫌犯罪的，由司法机关依法追究刑事责任。为避免出现类似的事件再发生，保证药品质量，在药品监管的各环节应遵守哪些法律法规呢?

本项目主要介绍我国药事管理的法制建设发展过程、药事管理法律体系以及药品管理法的主要规定。

学习目标

知识目标

1. 掌握　《药品管理法》的主要规定。
2. 熟悉　药事管理的法律体系。
3. 了解　我国药事管理法制建设情况。

能力目标

1. 能熟知药事管理法律法规，并自觉遵守。
2. 能明辨药品生产、销售假劣药等违法现象。
3. 能依法解决药学实践中遇到的问题。

素质目标

1. 树立“人民至上、生命至上”思想和药品管理的法治意识，加强药品监督管理，保障人民群众用药安全和合法权益，保护和促进公众健康。

2. 严格遵循国家法律法规要求，时刻“牢记药品质量无小事，责任安全记心中”，将药品安全意识贯彻工作全过程。

药事管理法律法规是药事管理学的主要研究内容，同时又是药事管理的重要组成部分。随着我国法制建设的不断完善，药事法律法规已成为我国法律体系的重要组成部分，它既是依法管药的依据，也是药品研制、生产、经营和使用者的行为准则。

任务一　我国药事管理的法制建设

一、药事管理法制建设发展过程

1. 我国古代药事管理的立法　我国是世界上的文明古国，也是世界医药文化发源地之一。据《周礼·天官·冢宰》记载，“医师掌医之政令，聚毒药以供医事……岁终则稽其医事……”，朝廷设置医师，收藏药品供应医疗，年终还有严格的考核制度，这说明在两千多年前祖国医药学管理已达到一定水平。

中国古代的历代政府虽无完整的药事管理法规，但史书上记载有一些有关刑律。公元前 213 年秦始皇焚诗书百家，但医书不在禁书之内，可见医药书籍受到当时的法令保护。唐政府组织编写的《新修本草》，作为全国药品标准。清政府颁布有关刑律来处罚失职的医药人员。《新刑律》规定：凡庸医为人有药针刺，不如本方，因而致死者，责令别医辨验药饵穴道，如无故害之情者，以过失杀人论，不许行医；若故违本方，诈疗疾病，而取财物者，计赃准窃盗论，等。清代，朝廷曾为保护“同仁堂”，对“于大、于二冒充字号”给予严惩，并出告示：“如再有知法故纵仍蹈前辙……定将该犯加重治罪，决不宽容。”可以说是一次药事管理的“打假”。

2. 现代药事管理的立法　辛亥革命后，政府先后发布的主要药事管理法律法规有：《药师暂行条例》《管理药商规则》《修正麻醉药品管理条例》《修正管理成药规则》《药师法》等。但军阀混战，内外交困，民不聊生，法律形同虚设。

中华人民共和国成立后，药事管理的法制建设逐步走上正轨。1949 年至 1957 年，主要配合戒烟禁毒工作，相继制定了《关于严禁鸦片烟毒的通令》《关于麻醉药品临时登记处理办法的通令》等规定。

1958 年至 1965 年，随着我国医药工业的迅速发展，总结过去的经验教训，制定发布了《关于药政管理的若干规定》等法规和规章。

1966 年至 1983 年，经历 10 年艰难探索，人们更加认识到依法治国的重要性。1978 年 7 月，国务院批转卫生部发布了《药政管理条例（试行）》等法规。

1984 年 9 月 20 日，《中华人民共和国药品管理法》颁布，自 1985 年 7 月 1 日起实施。该法是第一部通过立法程序颁布的药品管理法律。它的实施，表明药品管理法律规范已成为我国法律体系中的一个重要组成部分，为建设我国药品管理法规体系奠定了法律基础，标志着我国药品管理工作进入法制化新阶段。《中华人民共和国药品管理法》经历 2001 年和 2019 年二次修订，新修订的《药品管理法》于 2019 年 12 月 1 日正式实施。

国家药品监督管理部门又先后发布了《中华人民共和国药品管理法实施条例》《医疗用毒性药品管理办法》《中药品种保护条例》等行政法规，以及《药品生产质量管理规范》《药品经营质量管理规范》《药品注册管理办法》等诸多部门规章。同时，各省、自治区、直辖市也相应制定了一系列有关药品管理的地方性法规和规章，逐渐形成了具有中国特色的药品管理法律体系。

实践证明，药事管理的法律、法规、规章，为保证药品安全、有效，维护公众身体健康，发挥了重大作用。

二、我国药事管理的法律体系

1. 宪法 宪法是我国的根本大法。它规定了我国国家生活和社会生活最根本的原则性问题，规定了国家的根本制度和根本任务。宪法第21条明确规定："国家发展医疗卫生事业，发展现代医药和我国传统医药，鼓励和支持农村集体经济组织、国家企业事业组织和街道组织举办各种医疗卫生设施，开展群众性的卫生活动，保护人民健康。"宪法是药事管理立法的依据。

2. 法律 法律是由全国人民代表大会及其常委会，经一定的立法程序制定的规范性文件。法律具有仅次于宪法的法律效力，是制定法规、规章的依据。

《中华人民共和国药品管理法》依据宪法，总结历史上药事管理的经验，借鉴发达国家的药事管理的办法，立足于我国的实际情况，在广泛征求各方面意见的基础上制定，是制定药事管理法规和行政规章的"基本法"，为建立和完善我国药事管理法律体系提供了法律依据。

涉及药事管理的法律，主要有《中华人民共和国中医药法》《中华人民共和国疫苗管理法》《中华人民共和国刑法》《中华人民共和国行政处罚法》《中华人民共和国行政复议法》《中华人民共和国产品质量法》《中华人民共和国广告法》《中华人民共和国价格法》《中华人民共和国专利法》《中华人民共和国商标法》《中华人民共和国野生动物保护法》《中华人民共和国消费者权益保护法》等。

3. 行政法规 国务院根据宪法和法律，制定行政法规。行政法规由总理签署国务院令公布。党中央和国务院联合发布的某种决议和指示，既是党中央的指示，也是政府的法规。法规的法律效力仅次于法律。

国务院颁布的与药品相关的行政法规主要包括：《中华人民共和国药品管理法实施条例》《麻醉药品和精神药品管理条例》《放射性药品管理办法》《医疗用毒性药品管理办法》《血液制品管理条例》《疫苗流通和预防接种管理条例》《反兴奋剂条例》《易制毒化学品管理条例》《中药品种保护条例》《野生药材资源保护条例》等。

4. 地方性法规 地方性法规是省、自治区、直辖市以及省级人民政府所在地的市和国务院批准的较大的市的人民代表大会及其常务委员会，根据宪法、法律和行政法规，结合本地区的实际情况制定的，不得与宪法、法律、行政法规相抵触的规范性文件，并报全国人大常委会备案。例如《山东省药品使用条例》，是由山东省十届人大常委会第二十四次会议通过的。

5. 行政规章 国务院各部委和具有行政管理职能的直属机构，可以根据法律和国务院的行政法规、决定、命令，在本部门的权限内，制定规章。国家颁布《药品管理法》及其《药品管理法实施条例》以来，国务院有关部委、局相继制定和公布了药品监督和药品研制、生产、经营、使用、广告各环节各方面配套的药事管理行政规章。

（1）行政监督管理 《药品监督行政处罚程序规定》《国家药品监督管理局行政复议暂行办法》《国家药品监督管理局行政立法程序规定》《药品生产监督管理办法》《药品流通监督管理办法》《药品行政保护条例实施细则》等。

（2）药品管理 《药品注册管理办法》《处方药与非处方药分类管理办法》(试行)、《药品说明书和标签管理规定》《生物制品批签发管理办法》《药品不良反应报告和监测管理办法》《药品进口管理办法》《药品召回管理办法》《蛋白同化制剂、肽类激素进出口管理办法》（暂行）等。

（3）药物研究　《药物非临床研究质量管理规范》《药物临床试验质量管理规范》等。

（4）药品生产管理　《药品生产质量管理规范》《药品生产监督管理办法》《直接接触药品的包装材料和容器管理办法》等。

（5）药品经营管理　《药品经营质量管理规范》《药品经营许可证管理办法》等。

（6）医疗机构药事管理　《医疗机构药事管理规定》、《医疗机构制剂配制质量管理规范》（试行）、《医疗机构制剂配制监督管理办法》（试行）等。

（7）医疗器械管理　《医疗器械生产质量管理规范》《医疗器械注册管理办法》《医疗器械说明书和标签管理规定》《医疗器械生产监督管理办法》等。

（8）中药管理　《中药材生产质量管理规范》（试行）、《进口药材管理办法》等。

（9）广告和价格管理　《药品广告审查办法》《药品价格管理暂行办法》等。

6. 国际条约　具有规范性内容的国际条约也是法律规范的一种形式。我国签订或加入条约生效后，对于国家机关、社会团体、企事业单位和公民也有约束力。如1985年我国加入《1961年麻醉品单一公约》，它对我国及国内的机关、社会团体等具有约束力，我国在国际交往中必须信守麻醉品公约原则。我国加入了濒危动物国际保护条约，含有濒危动物器官的中成药，如犀牛角、虎骨等已不能药用。

目前，我国初步形成了以《药品管理法》为核心，以《实施条例》等法规、规章相配套的药事管理法律法规体系，使药事管理的各环节有法可依。

任务二　《中华人民共和国药品管理法》认知

一、概述

1984年9月20日第六届全国人民代表大会第七次会议通过《中华人民共和国药品管理法》（以下简称为《药品管理法》或本法），1985年7月1日施行。2001年2月28日，第九届全国人大常委会第二十次会议审议通过了第一次全面修订后的《药品管理法》，2002年8月14日，国务院颁布《中华人民共和国药品管理法实施条例》。2013年和2015年，我国对《药品管理法》做了两次修正，对部分内容进行了一定的修改完善。2019年8月26日第十三届全国人民代表大会常务委员会第十二次会议对《药品管理法》第二次全面修订，于2019年12月1日正式实施。

《药品管理法》是调整药品研制、生产、经营、使用和管理过程中所发生的关系的法律规范的总称。它是药品管理活动的行为准则。

二、主要内容

《药品管理法》共有12章155条。章节包括：总则、药品研制和注册、药品上市许可持有人、药品生产、药品经营、医疗机构药事管理、药品上市后管理、药品价格和广告、药品储备和供应、监督管理、法律责任及附则等。

（一）总则

1. 立法宗旨　《药品管理法》是为了加强药品管理，保证药品质量，保障公众用药安全和合法权益，保护和促进公众健康而制定的。

药品是与公众的健康和生命密切相关的特殊商品，必须采取强制性手段监督管理。保证药品质量是药品管理法的核心问题。药品立法就是要对药品研制、生产、经营和使用全过程进行监督管理，以保证药品质量，保障公众用药安全，其根本目的是保护人民健康。要求用药安全是消费者的合法权益，用药安全与否直接涉及公众的健康和生命安全。通过完善法律制度和规范，有效地维护人民身体健康和用药安全的合法权益。

2. 调整范围 《药品管理法》调整的地域范围是中华人民共和国境内，凡在我国境内从事药品的研制、生产、经营、使用和监督管理的，无论是中国企业还是中外合资企业、合作企业、外资企业，无论是中国人还是外国人，必须遵守本法。

《药品管理法》调整的对象包括药品研制者、药品生产者、药品经营者、药品使用者和具有监督管理职能的责任者。

3. 药品管理的原则及目的 药品管理应当以人民健康为中心，坚持风险管理、全程管控、社会共治的原则，建立科学、严格的监督管理制度，全面提升药品质量，保障药品的安全、有效、可及。

4. 我国发展药品的方针政策

（1）国家发展现代药和传统药，充分发挥其在预防、医疗和保健中的作用。

（2）国家保护野生药材资源和中药品种，鼓励培育道地中药材。

（3）国家鼓励研究和创制新药，保护公民、法人和其他组织研究、开发新药的合法权益。

5. 强化药品全过程信息管理 从事药品研制、生产、经营、使用活动，应当遵守法律、法规、规章、标准和规范，保证全过程信息真实、准确、完整和可追溯。

6. 药品监督管理体制

（1）国务院药品监督管理部门主管全国药品监督管理工作。国务院有关部门在各自职责范围内负责与药品有关的监督管理工作。国务院药品监督管理部门配合国务院有关部门，执行国家药品行业发展规划和产业政策。

（2）省、自治区、直辖市人民政府药品监督管理部门负责本行政区域内的药品监督管理工作。设区的市级、县级人民政府承担药品监督管理职责的部门（以下称药品监督管理部门）负责本行政区域内的药品监督管理工作。县级以上地方人民政府有关部门在各自职责范围内负责与药品有关的监督管理工作。

（3）县级以上地方人民政府对本行政区域内的药品监督管理工作负责，统一领导、组织、协调本行政区域内的药品监督管理工作以及药品安全突发事件应对工作，建立健全药品监督管理工作机制和信息共享机制。

（4）县级以上人民政府应当将药品安全工作纳入本级国民经济和社会发展规划，将药品安全工作经费列入本级政府预算，加强药品监督管理能力建设，为药品安全工作提供保障。

7. 药品检验机构及检验范围 药品监督管理部门设置或者指定的药品专业技术机构，承担依法实施药品监督管理所需的审评、检验、核查、监测与评价等工作。

8. 建立健全药品追溯制度，建立药物警戒制度

（1）国家建立健全药品追溯制度 国家建立健全药品追溯制度。国务院药品监督管理部门应当制定统一的药品追溯标准和规范，推进药品追溯信息互通互享，实现药品可追溯。

药品上市许可持有人、生产企业、经营企业、使用单位是药品质量安全的责任主体，各负其责，负有追溯义务，应通过信息化手段建立药品追溯系统，及时准确记录、保存药品追溯数据，形成互联互通药品追溯数据链，实现药品生产、流通和使用全过程来源可查、去向可追。

（2）国家建立药物警戒制度 国家建立药物警戒制度，对药品不良反应及其他与用药有关的有害反应进行监测、识别、评估和控制。

9. 强化药品安全“社会共治”的理念

（1）各级人民政府及其有关部门、药品行业协会等应当加强药品安全宣传教育，开展药品安全法律法规等知识的普及工作。

（2）新闻媒体应当开展药品安全法律法规等知识的公益宣传，并对药品违法行为进行舆论监督。有关药品的宣传报道应当全面、科学、客观、公正。

（3）药品行业协会应当加强行业自律，建立健全行业规范，推动行业诚信体系建设，引导和督促会员依法开展药品生产经营等活动。

（4）县级以上人民政府及其有关部门对在药品研制、生产、经营、使用和监督管理工作中做出突出贡献的单位和个人，按照国家有关规定给予表彰、奖励。

（二）药品研制和注册

1. 药品的研制　从事药品研制活动，应当遵守药物非临床研究质量管理规范、药物临床试验质量管理规范，保证药品研制全过程持续符合法定要求。

2. 药品注册的管理　在中国境内上市的药品，应当经国务院药品监督管理部门批准，取得药品注册证书；但是，未实施审批管理的中药材和中药饮片除外。

国务院药品监督管理部门在审批药品时，对化学原料药一并审评审批，对相关辅料、直接接触药品的包装材料和容器一并审评，对药品的质量标准、生产工艺、标签和说明书一并核准。

3. 国家药品标准　药品应当符合国家药品标准。经国务院药品监督管理部门核准的药品质量标准高于国家药品标准的，按照经核准的药品质量标准执行；没有国家药品标准的，应当符合经核准的药品质量标准。

国务院药品监督管理部门颁布的《中华人民共和国药典》和局（部）颁标准为国家药品标准。

4. 药品通用名称　列入国家药品标准的药品名称为药品通用名称。已经作为药品通用名称的，该名称不得作为药品商标使用。

（三）药品上市许可持有人

国家对药品管理实行药品上市许可持有人制度。药品上市许可持有人依法对药品研制、生产、经营、使用全过程中药品的安全性、有效性和质量可控性负责。

1. 药品上市持有人　药品上市许可持有人是指取得药品注册证书的企业或者药品研制机构等。

药品上市许可持有人为境外企业的，应当由其指定的在中国境内的企业法人履行药品上市许可持有人义务，与药品上市许可持有人承担连带责任。

2. 药品上市持有人的责任

（1）药品上市许可持有人应当依照本法规定，对药品的非临床研究、临床试验、生产经营、上市后研究、不良反应监测及报告与处理等承担责任。其他从事药品研制、生产、经营、储存、运输、使用等活动的单位和个人依法承担相应责任。

（2）药品上市许可持有人的法定代表人、主要负责人对药品质量全面负责。

3. 药品上市持有人应当建立药品质量保证体系

（1）药品上市许可持有人应当建立药品质量保证体系，配备专门人员独立负责药品质量管理。

（2）药品上市许可持有人应当对受托药品生产企业、药品经营企业的质量管理体系进行定期审核，监督其持续具备质量保证和控制能力。

4. 药品上市持有人生产药品的管理

（1）药品上市许可持有人可以自行生产药品，也可以委托药品生产企业生产。

（2）药品上市许可持有人自行生产药品的，应当依照本法规定取得药品生产许可证；委托生产的，应当委托符合条件的药品生产企业。药品上市许可持有人和受托生产企业应当签订委托协议和质量协议，并严格履行协议约定的义务。

（3）国务院药品监督管理部门制定药品委托生产质量协议指南，指导、监督药品上市许可持有人和受托生产企业履行药品质量保证义务。

血液制品、麻醉药品、精神药品、医疗用毒性药品、药品类易制毒化学品不得委托生产；但是，国务院药品监督管理部门另有规定的除外。

（4）药品上市许可持有人应当建立药品上市放行规程，对药品生产企业出厂放行的药品进行审核，经质量授权人签字后方可放行。不符合国家药品标准的，不得放行。

5. 药品上市持有人经营药品的管理

（1）药品上市许可持有人可以自行销售其取得药品注册证书的药品，也可以委托药品经营企业销售。药品上市许可持有人从事药品零售活动的，应当取得药品经营许可证。

（2）药品上市许可持有人自行销售药品的，应当具备本法第 52 条规定的条件；委托销售的，应当委托符合条件的药品经营企业。药品上市许可持有人和受托经营企业应当签订委托协议，并严格履行协议约定的义务。

（3）药品上市许可持有人、药品生产企业、药品经营企业委托储存、运输药品的，应当对受托方的质量保证能力和风险管理能力进行评估，与其签订委托协议，约定药品质量责任、操作规程等内容，并对受托方进行监督。

6. 药品上市持有人应当建立并实施药品追溯制度 药品上市许可持有人、药品生产企业、药品经营企业和医疗机构应当建立并实施药品追溯制度，按照规定提供追溯信息，保证药品可追溯。

中药饮片生产企业履行药品上市许可持有人的相关义务，对中药饮片生产、销售实行全过程管理，建立中药饮片追溯体系，保证中药饮片安全、有效、可追溯。

7. 药品上市持有人应当建立年度报告制度 药品上市许可持有人应当建立年度报告制度，每年将药品生产销售、上市后研究、风险管理等情况按照规定向省、自治区、直辖市人民政府药品监督管理部门报告。

8. 药品上市持有人可以转让药品上市许可 经国务院药品监督管理部门批准，药品上市许可持有人可以转让药品上市许可。受让方应当具备保障药品安全性、有效性和质量可控性的质量管理、风险防控和责任赔偿等能力，履行药品上市许可持有人义务。

（四）药品生产

1. 开办药品生产企业的法定程序 从事药品生产活动，应当经所在地省、自治区、直辖市人民政府药品监督管理部门批准，取得药品生产许可证。无药品生产许可证的，不得生产药品。

2. 规定了开办药品生产企业的条件

（1）有依法经过资格认定的药学技术人员、工程技术人员及相应的技术工人。

（2）有与药品生产相适应的厂房、设施和卫生环境。

（3）有能对所生产药品进行质量管理和质量检验的机构、人员及必要的仪器设备。

（4）有保证药品质量的规章制度，并符合国务院药品监督管理部门依据本法制定的药品生产质量管理规范要求。

3. 药品生产应当遵守药品生产质量管理规范　药品生产过程的要求应当遵守药品生产质量管理规范，建立健全药品生产质量管理体系，保证药品生产全过程持续符合法定要求。

4. 药品生产的相关规定　按照国家药品标准和经药品监督管理部门核准的生产工艺进行生产；生产、检验记录应当完整准确，不得编造；生产药品所需的原料、辅料，应当符合药用要求、药品生产质量管理规范的有关要求；生产药品，应当按照规定对供应原料、辅料等的供应商进行审核，保证购进、使用的原料、辅料等符合前款规定要求；药品生产企业应当对药品进行质量检验，不符合国家药品标准的，不得出厂；药品生产企业应当建立药品出厂放行规程，明确出厂放行的标准、条件，符合标准、条件的，经质量授权人签字后方可放行。

直接接触药品的包装材料和容器，应当符合药用要求，符合保障人体健康、安全的标准；药品包装应当适合药品质量的要求，方便储存、运输和医疗使用；药品包装应当按照规定印有或者贴有标签并附有说明书；麻醉药品、精神药品、医疗用毒性药品、放射性药品、外用药品和非处方药的标签、说明书，应当印有规定的标志。

（五）药品经营

1. 开办药品经营企业的法定程序　从事药品批发活动，应当经所在地省、自治区、直辖市人民政府药品监督管理部门批准，取得药品经营许可证。从事药品零售活动，应当经所在地县级以上地方人民政府药品监督管理部门批准，取得药品经营许可证。无药品经营许可证的，不得经营药品。

2. 开办药品经营企业的条件

（1）有依法经过资格认定的药师或者其他药学技术人员；

（2）有与所经营药品相适应的营业场所、设备、仓储设施和卫生环境；

（3）有与所经营药品相适应的质量管理机构或者人员；

（4）有保证药品质量的规章制度，并符合国务院药品监督管理部门依据本法制定的药品经营质量管理规范要求。

3. 药品经营应当遵守药品经营质量管理规范　从事药品经营活动，应当遵守药品经营质量管理规范，建立健全药品经营质量管理体系，保证药品经营全过程持续符合法定要求。

4. 药品经营企业购销药品的管理规定　从事药品经营活动，应当遵守药品经营质量管理规范，建立健全药品经营质量管理体系，保证药品经营全过程持续符合法定要求；从事药品零售连锁经营活动的企业总部，应当建立统一的质量管理制度，对所属零售企业的经营活动履行管理责任；药品上市许可持有人、药品生产企业、药品经营企业和医疗机构应当从药品上市许可持有人或者具有药品生产、经营资格的企业购进药品；药品经营企业购进药品，应当建立并执行进货检查验收制度，验明药品合格证明和其他标识；不符合规定要求的，不得购进和销售。

药品经营企业零售药品应当准确无误，并正确说明用法、用量和注意事项；调配处方应当经过核对，对处方所列药品不得擅自更改或者代用。对有配伍禁忌或者超剂量的处方，应当拒绝调配；必要时，经处方医师更正或者重新签字，方可调配；依法经过资格认定的药师或者其他药学技术人员负责本企业的药品管理、处方审核和调配、合理用药指导等工作。

城乡集市贸易市场可以出售中药材，国务院另有规定的除外。

5. 网络销售药品的管理规定 药品网络交易第三方平台提供者应当按照国务院药品监督管理部门的规定，向所在地省、自治区、直辖市人民政府药品监督管理部门备案；疫苗、血液制品、麻醉药品、精神药品、医疗用毒性药品、放射性药品、药品类易制毒化学品等国家实行特殊管理的药品不得在网络上销售。

6. 药品进出口的管理规定

（1）药品应当从允许药品进口的口岸进口，并由进口药品的企业向口岸所在地药品监督管理部门备案。海关凭药品监督管理部门出具的进口药品通关单办理通关手续。无进口药品通关单的，海关不得放行。

口岸所在地药品监督管理部门应当通知药品检验机构按照国务院药品监督管理部门的规定对进口药品进行抽查检验。

允许药品进口的口岸由国务院药品监督管理部门会同海关总署提出，报国务院批准。

（2）医疗机构因临床急需进口少量药品的，经国务院药品监督管理部门或者国务院授权的省、自治区、直辖市人民政府批准，可以进口。进口的药品应当在指定医疗机构内用于特定医疗目的。

个人自用携带入境少量药品，按照国家有关规定办理。

（3）进口、出口麻醉药品和国家规定范围内的精神药品，应当持有国务院药品监督管理部门颁发的进口准许证、出口准许证。

（4）禁止进口疗效不确切、不良反应大或者因其他原因危害人体健康的药品。

7. 药品指定性检验 国务院药品监督管理部门对下列药品在销售前或者进口时，应当指定药品检验机构进行检验；未经检验或者检验不合格的，不得销售或者进口。

（1）首次在中国境内销售的药品。

（2）国务院药品监督管理部门规定的生物制品。

（3）国务院规定的其他药品。

疫苗类制品、血液制品、用于血源筛查的体外诊断试剂以及国务院药品监督管理部门规定的其他生物制品在销售前或者进口时，应当按照国务院药品监督管理部门的规定进行检验或者审核批准；检验不合格或者未获批准的，不得销售或者进口。

（六）医疗机构药事管理

1. 医疗机构制剂许可证的申报审批 医疗机构配制制剂，须经所在地省、自治区、直辖市人民政府卫生行政部门审核同意，由省、自治区、直辖市人民政府药品监督管理部门批准，发给医疗机构制剂许可证。无医疗机构制剂许可证的，不得配制制剂。

2. 医疗机构配制制剂的规定 医疗机构配制的制剂，应当是本单位临床需要而市场上没有供应的品种，并应当经所在地省、自治区、直辖市人民政府药品监督管理部门批准；但是，法律对配制中药制剂另有规定的除外。

医疗机构配制的制剂应当按照规定进行质量检验；合格的，凭医师处方在本单位使用。经国务院药品监督管理部门或者省、自治区、直辖市人民政府药品监督管理部门批准，医疗机构配制的制剂可以在指定的医疗机构之间调剂使用。

医疗机构配制的制剂不得在市场上销售。

（七）药品上市后管理

1. 药品上市后风险管理

（1）药品上市许可持有人应当制定药品上市后风险管理计划，主动开展药品上市后研究，对药品的安全性、有效性和质量可控性进行进一步确证，加强对已上市药品的持续管理。

（2）对附条件批准的药品，药品上市许可持有人应当采取相应风险管理措施，并在规定期限内按照要求完成相关研究；逾期未按照要求完成研究或者不能证明其获益大于风险的，国务院药品监督管理部门应当依法处理，直至注销药品注册证书。

（3）对药品生产过程中的变更，按照其对药品安全性、有效性和质量可控性的风险和产生影响的程度，实行分类管理。属于重大变更的，应当经国务院药品监督管理部门批准，其他变更应当按照国务院药品监督管理部门的规定备案或者报告。

药品上市许可持有人应当按照国务院药品监督管理部门的规定，全面评估、验证变更事项对药品安全性、有效性和质量可控性的影响。

2. 药品上市后不良反应监测管理 药品上市许可持有人应当开展药品上市后不良反应监测，主动收集、跟踪分析疑似药品不良反应信息，对已识别风险的药品及时采取风险控制措施。对已确认发生严重不良反应的药品，由国务院药品监督管理部门或者省、自治区、直辖市人民政府药品监督管理部门根据实际情况采取停止生产、销售、使用等紧急控制措施，并应当在五日内组织鉴定，自鉴定结论作出之日起十五日内依法作出行政处理决定。

3. 药品召回管理 药品存在质量问题或者其他安全隐患的，药品上市许可持有人应当立即停止销售，告知相关药品经营企业和医疗机构停止销售和使用，召回已销售的药品，及时公开召回信息，必要时应当立即停止生产，并将药品召回和处理情况向省、自治区、直辖市人民政府药品监督管理部门和卫生健康主管部门报告。

4. 已上市药品的再评价 药品上市许可持有人应当对已上市药品的安全性、有效性和质量可控性定期开展上市后评价。必要时，国务院药品监督管理部门可以责令药品上市许可持有人开展上市后评价或者直接组织开展上市后评价。

经评价，对疗效不确切、不良反应大或者因其他原因危害人体健康的药品，应当注销药品注册证书。

已被注销药品注册证书的药品，不得生产或者进口、销售和使用。

已被注销药品注册证书、超过有效期等的药品，应当由药品监督管理部门监督销毁或者依法采取其他无害化处理等措施。

（八）药品价格和广告

1. 药品价格管理 依法实行市场调节价的药品，药品上市许可持有人、药品生产企业、药品经营企业和医疗机构应当按照公平、合理和诚实信用、质价相符的原则制定价格，为用药者提供价格合理的药品。

药品上市许可持有人、药品生产企业、药品经营企业和医疗机构应当依法向药品价格主管部门提供其药品的实际购销价格和购销数量等资料。

医疗机构应当向患者提供所用药品的价格清单，按照规定如实公布其常用药品的价格，加强合理用药管理。具体办法由国务院卫生健康主管部门制定。

2. 禁止在药品购销中的行为 禁止药品上市许可持有人、药品生产企业、药品经营企业和医疗机构在药品购销中给予、收受回扣或者其他不正当利益。

禁止药品上市许可持有人、药品生产企业、药品经营企业或者代理人以任何名义给予使用其药品的医疗机构的负责人、药品采购人员、医师、药师等有关人员财物或者其他不正当利益。禁止医疗机构的负责人、药品采购人员、医师、药师等有关人员以任何名义收受药品上市许可持有人、药品生产企业、药品经营企业或者代理人给予的财物或者其他不正当利益。

3. 药品广告管理 药品广告应当经广告主所在地省、自治区、直辖市人民政府确定的广告审查机关批准；核发药品广告批准文号，未经批准的，不得发布。药品广告的内容应当真实、合法，以国务院药品监督管理部门核准的药品说明书为准，不得含有虚假的内容。对违法发布药品广告，情节严重的，省、自治区、直辖市人民政府药品监督管理部门可以予以公告。

（九）药品储备和供应

1. 药品储备管理

（1）国家实行药品储备制度，建立中央和地方两级药品储备。

（2）发生重大灾情、疫情或者其他突发事件时，依照《中华人民共和国突发事件应对法》的规定，可以紧急调用药品。

2. 国家实行基本药物制度 国家实行基本药物制度，遴选适当数量的基本药物品种，加强组织生产和储备，提高基本药物的供给能力，满足疾病防治基本用药需求。

3. 短缺药品的管理

（1）国家建立药品供求监测体系，及时收集和汇总分析短缺药品供求信息，对短缺药品实行预警，采取应对措施。

（2）国家实行短缺药品清单管理制度。具体办法由国务院卫生健康主管部门会同国务院药品监督管理部门等部门制定。

药品上市许可持有人停止生产短缺药品的，应当按照规定向国务院药品监督管理部门或者省、自治区、直辖市人民政府药品监督管理部门报告。

（3）国家鼓励短缺药品的研制和生产，对临床急需的短缺药品、防治重大传染病和罕见病等疾病的新药予以优先审评审批。

（4）对短缺药品，国务院可以限制或者禁止出口。必要时，国务院有关部门可以采取组织生产、价格干预和扩大进口等措施，保障药品供应。

药品上市许可持有人、药品生产企业、药品经营企业应当按照规定保障药品的生产和供应。

（十）监督管理

1. 禁止生产（包括配制，下同）、销售、使用假药、劣药。

有下列情形之一的，为假药：

（1）药品所含成分与国家药品标准规定的成分不符；

（2）以非药品冒充药品或者以他种药品冒充此种药品；

（3）变质的药品；

（4）药品所标明的适应证或者功能主治超出规定范围。

有下列情形之一的，为劣药：

(1) 药品成分的含量不符合国家药品标准；

(2) 被污染的药品；

(3) 未标明或者更改有效期的药品；

(4) 未注明或者更改产品批号的药品；

(5) 超过有效期的药品；

(6) 擅自添加防腐剂、辅料的药品；

(7) 其他不符合药品标准的药品。

禁止未取得药品批准证明文件生产、进口药品；禁止使用未按照规定审评、审批的原料药、包装材料和容器生产药品。

2. 药品监督检查管理　药品监督管理部门应当依照法律、法规的规定对药品研制、生产、经营和药品使用单位使用药品等活动进行监督检查，必要时可以对为药品研制、生产、经营、使用提供产品或者服务的单位和个人进行延伸检查，有关单位和个人应当予以配合，不得拒绝和隐瞒。

3. 药品质量抽查检验管理　药品监督管理部门根据监督管理的需要，可以对药品质量进行抽查检验。国务院和省、自治区、直辖市人民政府的药品监督管理部门应当定期公告药品质量抽查检验结果；当事人对药品检验结果有异议的，可以自收到药品检验结果之日起七日内向原药品检验机构或者上一级药品监督管理部门设置或者指定的药品检验机构申请复验，也可以直接向国务院药品监督管理部门设置或者指定的药品检验机构申请复验。

4. 药品安全管理

(1) 药品安全信用档案　药品监督管理部门建立药品上市许可持有人、药品生产企业、药品经营企业、药物非临床安全性评价研究机构、药物临床试验机构和医疗机构药品安全信用档案，记录许可颁发、日常监督检查结果、违法行为查处等情况，依法向社会公布并及时更新；对有不良信用记录的，增加监督检查频次，并可以按照国家规定实施联合惩戒。

(2) 药品安全信息管理　国家实行药品安全信息统一公布制度。国家药品安全总体情况、药品安全风险警示信息、重大药品安全事件及其调查处理信息和国务院确定需要统一公布的其他信息由国务院药品监督管理部门统一公布。药品安全风险警示信息和重大药品安全事件及其调查处理信息的影响限于特定区域的，也可以由有关省、自治区、直辖市人民政府药品监督管理部门公布。未经授权不得发布上述信息。

公布药品安全信息，应当及时、准确、全面，并进行必要的说明，避免误导。任何单位和个人不得编造、散布虚假药品安全信息。

(3) 药品安全事件管理　县级以上人民政府应当制定药品安全事件应急预案。药品上市许可持有人、药品生产企业、药品经营企业和医疗机构等应当制定本单位的药品安全事件处置方案，并组织开展培训和应急演练。

发生药品安全事件，县级以上人民政府应当按照应急预案立即组织开展应对工作；有关单位应当立即采取有效措施进行处置，防止危害扩大。

5. 对举报人的奖励及保护措施　药品监督管理部门应当公布本部门的电子邮件地址、电话，接受咨询、投诉、举报，并依法及时答复、核实、处理。对查证属实的举报，按照有关规定给予举报人奖励。

药品监督管理部门应当对举报人的信息予以保密，保护举报人的合法权益。举报人举报所在单位的，该单位不得以解除、变更劳动合同或者其他方式对举报人进行打击报复。

6. 实行负责任人约谈制

（1）药品监督管理部门未及时发现药品安全系统性风险，未及时消除监督管理区域内药品安全隐患的，本级人民政府或者上级人民政府药品监督管理部门应当对其主要负责人进行约谈。

（2）地方人民政府未履行药品安全职责，未及时消除区域性重大药品安全隐患的，上级人民政府或者上级人民政府药品监督管理部门应当对其主要负责人进行约谈。

（3）被约谈的部门和地方人民政府应当立即采取措施，对药品监督管理工作进行整改。

约谈情况和整改情况应当纳入有关部门和地方人民政府药品监督管理工作评议、考核记录。

7. 多部门协同进行药品监管 药品监督管理部门发现药品违法行为涉嫌犯罪的，应当及时将案件移送公安机关。

对依法不需要追究刑事责任或者免予刑事处罚，但应当追究行政责任的，公安机关、人民检察院、人民法院应当及时将案件移送药品监督管理部门。

公安机关、人民检察院、人民法院商请药品监督管理部门、生态环境主管部门等部门提供检验结论、认定意见以及对涉案药品进行无害化处理等协助的，有关部门应当及时提供，予以协助。

8. 特殊管理药品 国务院对麻醉药品、精神药品、医疗用毒性药品、放射性药品、药品类易制毒化学品等有其他特殊管理规定的，依照其规定。

（十一）法律责任

1. 未取得许可证生产、销售药品应承担的法律责任 未取得药品生产许可证、药品经营许可证或者医疗机构制剂许可证生产、销售药品的，责令关闭，没收违法生产、销售的药品和违法所得，并处违法生产、销售的药品（包括已售出和未售出的药品，下同）货值金额十五倍以上三十倍以下的罚款；货值金额不足十万元的，按十万元计算。

货值金额以违法生产、销售药品的标价计算；没有标价的，按照同类药品的市场价格计算。

2. 生产、销售假药应承担的法律责任 生产、销售假药的，没收违法生产、销售的药品和违法所得，责令停产停业整顿，吊销药品批准证明文件，并处违法生产、销售的药品货值金额十五倍以上三十倍以下的罚款；货值金额不足十万元的，按十万元计算；情节严重的，吊销药品生产许可证、药品经营许可证或者医疗机构制剂许可证，十年内不受理其相应申请；药品上市许可持有人为境外企业的，十年内禁止其药品进口。

3. 生产、销售劣药应承担的法律责任 生产、销售劣药的，没收违法生产、销售的药品和违法所得，并处违法生产、销售的药品货值金额十倍以上二十倍以下的罚款；违法生产、批发的药品货值金额不足十万元的，按十万元计算，违法零售的药品货值金额不足一万元的，按一万元计算；情节严重的，责令停产停业整顿直至吊销药品批准证明文件、药品生产许可证、药品经营许可证或者医疗机构制剂许可证。

生产、销售的中药饮片不符合药品标准，尚不影响安全性、有效性的，责令限期改正，给予警告；可以处十万元以上五十万元以下的罚款。

4. 生产、销售假劣药相关人员应承担的法律责任 生产、销售假药，或者生产、销售劣药且情节严重的，对法定代表人、主要负责人、直接负责的主管人员和其他责任人员，没收违法行为发生期间自本单位所获收入，并处所获收入百分之三十以上三倍以下的罚款，终身禁止从事药品生产经营活动，并可以由公安机关处五日以上十五日以下的拘留。

对生产者专门用于生产假药、劣药的原料、辅料、包装材料、生产设备予以没收。

药品使用单位使用假药、劣药的，按照销售假药、零售劣药的规定处罚；情节严重的，法定代表人、主要负责人、直接负责的主管人员和其他责任人员有医疗卫生人员执业证书的，还应当吊销执业证书。

5. 伪造、变造等许可证或者药品批准证明文件应承担的法律责任　伪造、变造、出租、出借、非法买卖许可证或者药品批准证明文件的，没收违法所得，并处违法所得一倍以上五倍以下的罚款；情节严重的，并处违法所得五倍以上十五倍以下的罚款，吊销药品生产许可证、药品经营许可证、医疗机构制剂许可证或者药品批准证明文件，对法定代表人、主要负责人、直接负责的主管人员和其他责任人员，处二万元以上二十万元以下的罚款，十年内禁止从事药品生产经营活动，并可以由公安机关处五日以上十五日以下的拘留；违法所得不足十万元的，按十万元计算。

6. 未遵守药品质量管理规范应承担的法律责任　除本法另有规定的情形外，药品上市许可持有人、药品生产企业、药品经营企业、药物非临床安全性评价研究机构、药物临床试验机构等未遵守药品生产质量管理规范、药品经营质量管理规范、药物非临床研究质量管理规范、药物临床试验质量管理规范等的，责令限期改正，给予警告；逾期不改正的，处十万元以上五十万元以下的罚款；情节严重的，处五十万元以上二百万元以下的罚款，责令停产停业整顿直至吊销药品批准证明文件、药品生产许可证、药品经营许可证等，药物非临床安全性评价研究机构、药物临床试验机构等五年内不得开展药物非临床安全性评价研究、药物临床试验，对法定代表人、主要负责人、直接负责的主管人员和其他责任人员，没收违法行为发生期间自本单位所获收入，并处所获收入百分之十以上百分之五十以下的罚款，十年直至终身禁止从事药品生产经营等活动。

7. 未按照规定印有、贴有标签或者附有说明书应承担的法律责任　除依法应当按照假药、劣药处罚的外，药品包装未按照规定印有、贴有标签或者附有说明书，标签、说明书未按照规定注明相关信息或者印有规定标志的，责令改正，给予警告；情节严重的，吊销药品注册证书。

8. 从未取得资格企业购进药品应承担的法律责任　违反本法规定，药品上市许可持有人、药品生产企业、药品经营企业或者医疗机构未从药品上市许可持有人或者具有药品生产、经营资格的企业购进药品的，责令改正，没收违法购进的药品和违法所得，并处违法购进药品货值金额二倍以上十倍以下的罚款；情节严重的，并处货值金额十倍以上三十倍以下的罚款，吊销药品批准证明文件、药品生产许可证、药品经营许可证或者医疗机构执业许可证；货值金额不足五万元的，按五万元计算。

9. 从重处罚的情形　有下列行为之一的，在本法规定的处罚幅度内从重处罚：

（1）以麻醉药品、精神药品、医疗用毒性药品、放射性药品、药品类易制毒化学品冒充其他药品，或者以其他药品冒充上述药品；

（2）生产、销售以孕产妇、儿童为主要使用对象的假药、劣药；

（3）生产、销售的生物制品属于假药、劣药；

（4）生产、销售假药、劣药，造成人身伤害后果；

（5）生产、销售假药、劣药，经处理后再犯；

（6）拒绝、逃避监督检查，伪造、销毁、隐匿有关证据材料，或者擅自动用查封、扣押物品。

（十二）附则

1. 中药材种植、采集和饲养的管理，依照有关法律、法规的规定执行。

2. 本法自 2019 年 12 月 1 日起施行。

项目四　药事管理体制及药事组织

学习导航

2006 年 4 月 22 日和 4 月 24 日，广东省某医院的重症肝炎病人中先后出现 2 例急性肾功能衰竭症状，29、30 日又出现多例相同病症的患者，该情况引起院方高度重视及时组织专家会诊。分析原因，怀疑可能是患者新近使用齐齐哈尔第二制药公司（简称齐二药）生产的“亮菌甲素注射液”引起。2006 年 5 月 3 日，广东省食品药品监督管理局向国家食品药品监督管理局（简称 SFDA）报告，SFDA 责成该制药公司暂停该企业“亮菌甲素注射液”的生产，封存了库存药品，同时要求相关省食品药品监督管理局暂控了相关批号药品。此案件，是在我国药事管理体制下，由药事组织及相关人员进行的依法管理药的过程。

本项目主要介绍我国药事管理体制的演变、现行药事管理体制、药事组织的设置及药学技术人员的管理。

学习目标

知识目标

1. **掌握**　我国药事管理体制及药事组织的主要机构；药师、执业药师的职业道德；
2. **熟悉**　药品监督管理组织、药品生产经营和使用管理组织的概况；药学技术人员的职责和执业资格制度；
3. **了解**　世界卫生组织及外国药事管理体制。

能力目标

1. 能熟知目前我国药事组织机构及相关职责。
2. 能遵守职业道德，忠于职守，保证药品质量。

素质目标

1. 培养将法律规范作为行为准则的能力。
2. 培养药学人员良好的行为规范和职业素养。
3. 培养扎实、严谨的工作态度。

任务一　我国药事管理体制认知

药事管理体制是指在一定社会制度下药事工作的组织方式、管理制度和管理方法。它是国家关于医药行政管理机构设置及职能的确定，是医药企业、事业组织的建立及职责权限的规定，是药事组织运行机制及行为规范等方面的制度。不同的历史时期、不同的国家有不同的药事管理体制。药事管理体制属于宏观范畴的药事组织工作，它对发挥微观药事单位的作用有直接的影响。

目前，在我国药事管理体制一般可分为药品监督管理体制、药品生产管理体制、药品经营管理体制、药品使用管理体制、药学教育和科技管理体制。药事管理体制随着社会、政治、经济等体制的发展改革而变化，不断地向现代化、科学化和国际化的方向发展、完善。

一、中华人民共和国成立以前的药事管理体制概况

我国药事管理体制的演变是一个漫长的历史过程，据《周礼》记载，早在周朝已设置上士、下士、府、史、徒等各级医官，从事医务工作，并掌管医药行政事务。秦汉三国设置了太医令丞、尚药监及药丞等机构和人员。隋唐时期以太医署作为国家最高医药行政机构，并设有专职人员负责药品收发、储存工作。唐高宗显庆四年（公元659年）颁布的《新修本草》是世界上最早的一部国家级药典。宋、金、元时期专设有掌药局和御药院。明代，从中央到地方都有各级药政管理人员。1505年，明太医院组织撰写《本草品汇精要》。清代大体上承袭明代体制，由生药库收藏药材，官办药房供应民间药品。

辛亥革命后，国民党政府照搬美国模式，药政管理由卫生署内医政科办理。1932年设置了中央卫生设施实验处。国民党政府也曾采用欧美和日本的药事管理体制，颁发了一些药政管理法规，颁布了《中华药典》，但药政管理机构十分薄弱，许多省都没有药政机构，药检机构也很少。

解放区的医药工作则主要为军队服务，由中共中央军委卫生部统一领导。

二、我国药事管理体制的演变

1949年中华人民共和国成立后，国家制定了保障人民健康，发展医药卫生事业的方针。药事管理工作开始受到重视。我国的药事管理体制不断完善并逐步向法制化、科学化方向变革。

（一）1949—1966年新中国药事管理体制的形成与发展时期

1. 制定发展药学事业的方针、政策和药政法规　1950年8月召开了第一届全国卫生工作会议，1952年召开了第二届全国卫生工作会议，制定了卫生工作四项基本方针，即面向工农兵，预防为主，团结中西医，卫生工作与群众运动相结合。1950年召开全国制药工业会议，明确提出药政工作要紧密地为卫生工作服务的方针，并要求发展本国制药工业，确定了制药工业暂以制造原料药为主的方针。为了加强对药品的严格管理，中央人民政府先后颁布了《关于严禁鸦片烟毒的通令》《关于管理麻醉品暂行条例的公布令》《关于麻醉药品临时登记处理办法的通令》《中华人民共和国药典》（1953年版）及其增补本等。1963年由卫生部、化工部、商业部联合发布了《关于药政管理的若干规定》，这是1949年后有关药政管理的第一个综合性法规。

2. 药事管理机构的建立　建立药政管理机构。1949年中华人民共和国成立时，便设立了卫生部和地方政府卫生行政部门。1950年卫生部设置了药政处，1953年改为药政司，各省相应设置药政处，各级药政机构负责药品质量监督管理。1950年卫生部成立了卫生部药典委员会。

（1）建立药检管理机构　1950年，卫生部接管原设置在上海的药品、食品检验局，建立卫生部药品检验所，并新设立生物制品检定所。1954年各省、自治区、直辖市卫生厅局均已设立省级药检所。1961年，卫生部药品检验所与生物制品检定所合并，成立卫生部药品生物品检定所。

（2）建立药品生产管理机构 1952年9月，政务院财经委批准医药工业由轻工业部管理，同年11月轻工业部成立医药工业管理局，负责管理化学制药工业（包括中成药工业）。1956年医药工业管理局由轻工业部划归化工部。1958年，化工部负责管理化学制药工业的医药工业管理局改为医药司，后又改为医药处，直属企业全部下放。1959年化工部重建医药司，1962年回收下放企业。60年代初期，党中央和国务院决定在工业系统行业试办专业公司。1964年，经国家经委批准，化工部成立中国医药工业公司，接管了全国187家生产厂，对全国化学制药工业产、供、销、人、财、物实行集中统一管理。

（3）建立中药材管理机构 从1950年到1954年，只有土产公司和供销合作社经营部分大宗药材的收购和批发业务，私营商业仍然起着主要作用。1955年3月，商业部成立中国药材公司，中国土产公司、中国医药公司和全国供销合作社的中药业务同时移交中国药材公司，地方各级相应成立药材公司，对中药材实现统一管理、统一经营和统一核算。1957年，为便于医和药相结合，中药管理由商业部划归卫生部，实行政企合一，中国药材公司与药政局合并为药政管理局。1963年，中国药材公司恢复，隶属商业部。

（4）建立药品经营机构 1950年，卫生部成立中国医药公司，随之在沈阳、北京、上海等地建立了5个一级医药采购供应站和省市县二、三级医药站，统一管理全国医药商业。1952年，中国医药公司及其分支机构划归贸易部，卫生部在业务上仍保持指导关系。1958年，归属商业部的中国医药公司改为医药贸易局，负责管理所属医药采购供应站，不再对地方医药商业机构实行领导，仅保持业务指导关系。1962年5月又恢复了中国医药公司编制。

3. 建立发展了药学教育管理机构 药学教育由教育部、卫生部共同管理。具体业务管理由卫生部负责。从1949年至1953年，卫生部在医政局下设医学教育处。1954年成立医学教育司，各省、自治区、直辖市也相应地设置了医学教育处。药学教育由医学教育司主管，全国形成了药学教育管理体系。1952年高等学校院系调整时，对原有的药学教育机构也进行了调整、合并。1953年根据全国第一届高等医学教育会议精神，对药学专业设置按照一定比例标准和要求进行了调整，为药学科技人才的培养打下了基础。

（二）1966—1976年遭受严重破坏时期

这十年期间，医药事业遭到严重破坏，正常工作秩序被打破。药政管理机构，处于瘫痪状态，药政法规和管理制度被废止。药品的产、供、销受到破坏。药学教育与科研受到严重干扰，甚至一度被迫停顿，药事管理体制遭到极大破坏。

（三）1976—1998年走向改革和法制的时期

十年动乱结束，尤其在十一届三中全会以后，药事管理工作在恢复、改革、发展中，不断加强并走向法制化，药学事业取得了前所未有的好成绩。

1. 国家医药管理总局的建立 1978年，国务院总结了过去我国医药管理由于缺乏统一管理的体制和强有力的领导，造成中西药品、医疗器械生产数量不足，供应紧缺，科研落后的经验教训，决定成立国家医药管理总局，直属国务院，由卫生部代管。原属化工、商业、卫生三个部门有关中西药品、医疗器械的生产供应等管理职能及机构人员分别划给国家医药管理总局和省级医药管理部门。1979年，总局成立了中国药材公司、中国医药工业公司、中国医疗器械工业公司和中国医药公司。从1978年至1980年，各省、自治区、直辖市相继建立了医药管理局或总公司（行政性公司）。从此，医药事业从中央到地方实现了统一管理的体制，结束了长期分散多头管理的局面。1982年，国家医药管理总局改名为国家医药管理局，由卫生部代管改为国家经贸委领导。1988 年，经国务院批准成立了国家中医药管理局，由卫生部归口管理，将中药（包括中药材、中药饮片、中成药）生产经营行业管理的职能从国家医药管理局划归国家中医药管理局。

2. 颁布了《中华人民共和国药品管理法》 1984 年颁布了《中华人民共和国药品管理法》，自 1985 年 7 月 1 日起实施，标志着我国的药事管理进入了法制化的新阶段。

3. 科技教育体制改革 国家医药管理局建立后，中国药科大学、沈阳药科大学和上海医疗器械专科学校归国家医药管理局直接领导。

（四）1998 年至今法制化、规范化不断健全和完善时期

随着我国各项事业改革的进程，在总结药事管理经验和教训的基础上，借鉴发达国家的药事管理经验，以组建国家药品监督管理局为标志，我国药事管理体制的改革取得了重大进展，依法管药、政企分开、政事分开、行业管理、国家宏观调控及生产、经营、科研、教育投资主体的多元化等，我国的药事管理出现了一个崭新的局面。

1998 年 4 月，根据第九届全国人民代表大会第一次会议《关于国务院机构改革方案的决定》和《国务院关于机构设置的通知》（国发〔1998〕5 号）的有关规定，为加强执法监督，组建了国家药品监督管理局，主管全国的药品监督管理工作，并于 1998 年 8 月 19 日正式办公。2000 年，国务院又决定药品监督管理系统实行省以下垂直管理体制。按照精简、统一、效能的原则，改革现行药品监督管理体制，加大药品监督管理工作力度，促进医药事业健康发展。

2001 年，《中华人民共和国药品管理法》的重新修订，从法律上确认了新的药事管理体制。

2003 年，根据第十届人大会议通过的《国务院机构改革方案》，国务院决定在国家药品监督管理局基础上组建国家食品药品监督管理局（State Food and Drug Administration，简称 SFDA）。

2008 年，第十一届人大会议通过的《国务院机构改革方案》规定，国家食品药品监督管理局（副部级）归卫生部管理。

2013 年，第十二届全国人民代表大会第一次会议批准的《国务院机构改革和职能转变方案》，将食品安全办的职责、食品药品监督管理局的职责、质检总局的生产环节食品安全监督管理职责、工商总局的流通环节食品安全监督管理职责整合，组建国家食品药品监督管理总局（China Food and Drug Administration，简称 CFDA）。

2018 年 3 月 13 日，第十三届全国人大一次会议审议国务院机构改革方案，组建国家市场监督管理总局，下设国家药品监督管理局（National Medical Products Administration，简称 NMPA）。

知识拓展

美国和日本的药事管理体制和药事组织

1. 美国药品监督管理体制及药事组织

美国为联邦制、分权制国家，其药品监督管理工作的组织方式、管理制度和管理方法以及中央政府和地方政府对药品监督管理的职责权的划分等，与其他多数国家不同。美国主管药品监督管理的机构分为两级：联邦政府卫生与人类服务部、州政府卫生局。

联邦政府卫生与人类服务部下设的食品药品管理局（Food and Drug Administration，简称 FDA），负责全国食品、人用药品、兽用药品、医疗器械、化妆品等监督管理。

州药事管理委员会是州政府卫生部门的下属机构。美国各州均有药事管理委员会，并制定《药房法》。

2. 日本药品监督管理体制及药事组织

日本在厚生省（相当于我国的卫健委）下设立药事局，负责药品监督管理工作。管理范围包括人用药品、类药品、兽药、化妆品、医疗器具。药事局设有计划课、经济事务课、研究开发课、药品化妆品课、医疗器械课、安全课、督导课及麻醉药品课共 8 个课。地方的各都道府县设有卫生主管部局，内设药事主管局。

厚生省设置中央药事委员会，都道府县设地方药事委员会，作为咨询机构，负责调查、讨论有关药品（包括医疗器械）的重要事项。厚生省和都道府县设置有事业性监督检验机构——卫生研究所，负责药品质量的监督检验。

任务二　我国药事组织认知

药事组织是指为了实现药事管理的共同目标，按照不同的职责，遵照法律规定，经法定程序建立起来的各种形式的组织机构的总称。

药事组织在药事管理中具有重要作用。药事组织与历史的沿革和药事管理体制有关，它不是固定不变的，它随着社会政治、经济、科学技术、教育文化和卫生事业的发展变化而变化。药事组织和卫生组织、经济组织、国家的有关行政组织互相融合、紧密联系，共同为人类卫生保健及提高全民族健康素质服务。药事组织为了人民群众用药安全、有效、合理、经济、方便、及时这个目标，依照法律、法规和药事管理的客观规律协调运行，同时药事组织系统中因具体工作目标有所不同，可分为多个子系统，它们相互联系、相互影响、共同发展。

我国的药事组织机构主要有药品监督管理组织，药品生产、经营、使用管理组织，药学教育、科研组织和社会团体等。

一、药品监督管理组织

（一）药品监督管理机构

《中华人民共和国药品管理法》规定，国务院药品监督管理部门主管全国药品监督管理工作。国务院有关部门在各自的职责范围内负责与药品有关的监督管理工作。国务院药品监督管理部门配合国务院有关部门，执行国家药品行业发展规划和产业政策。省、自治区、直辖市人民政府药品监督管理部门负责本行政区域内的药品监督管理工作。

2018 年 3 月 13 日，根据国务院总理提请第十三届全国人民代表大会第一次会议审议的国务院机构改革方案的议案，组建国家市场监督管理总局。3 月 21 日，新组建的国家市场监督管理总局正式成立。2018 年 4 月 10 日，国家市场监督管理总局正式挂牌。组建国家药品监督管理局，由国家市场监督管理总局管理。市场监管实行分级管理，药品监管机构只设到省一级，药品经营销售等行为的监管，由市县市场监管部门统一承担。

改革市场监管体系，实行统一的市场监管，是建立统一开放竞争有序的现代市场体系的关键环节。为完善市场监管体制，推动实施质量强国战略，营造诚实守信、公平竞争的市场环境，进一步推进市场监管综合执法、加强产品质量安全监管，让人民群众买得放心、用得放心、吃得放心，将原国家工商行政管理总局的职责、国家质量监督检验检疫总局的职责、国家食品药品监督管理总局的职责、国家发展和改革委员会的价格监督检查与反垄断执法职责、商务部的经营者集中反垄断执法以及国务院反垄断委员会办公室等职责整合，组建国家市场监督管理总局，作为国务院直属机构。

国家市场监督管理总局的主要职责是，负责市场综合监督管理，统一登记市场主体并建立信息公示和共享机制，组织市场监管综合执法工作，承担反垄断统一执法，规范和维护市场秩序，组织实施质量强国战略，负责工业产品质量安全、食品安全、特种设备安全监管，统一管理计量标准、检验检测、认证认可工作等。

1. 国家药品监督管理局　组建国家药品监督管理局，由国家市场监督管理总局管理，主要职责是负责药品、化妆品、医疗器械的注册并实施监督管理。

（1）负责药品（含中药、民族药）、医疗器械和化妆品安全监督管理　拟订监督管理政策规划，组织起草法律法规草案，拟订部门规章，并监督实施。研究拟订鼓励药品、医疗器械和化妆品新技术新产品的管理与服务政策。

（2）负责药品、医疗器械和化妆品标准管理　组织制定、公布国家药典等药品、医疗器械标准，组织拟订化妆品标准，组织制定分类管理制度，并监督实施。参与制定国家基本药物目录，配合实施国家基本药物制度。

（3）负责药品、医疗器械和化妆品注册管理　制定注册管理制度，严格上市审评审批，完善审评审批服务便利化措施，并组织实施。

（4）负责药品、医疗器械和化妆品质量管理　制定研制质量管理规范并监督实施。制定生产质量管理规范并依职责监督实施。制定经营、使用质量管理规范并指导实施。

（5）负责药品、医疗器械和化妆品上市后风险管理　组织开展药品不良反应、医疗器械不良事件和化妆品不良反应的监测、评价和处置工作。依法承担药品、医疗器械和化妆品安全应急管理工作。

（6）负责执业药师资格准入管理　制定执业药师资格准入制度，指导监督执业药师注册工作。

（7）负责组织指导药品、医疗器械和化妆品监督检查　制定检查制度，依法查处药品、医疗器械和化妆品注册环节的违法行为，依职责组织指导查处生产环节的违法行为。

（8）负责药品、医疗器械和化妆品监督管理领域对外交流与合作，参与相关国际监管规则和标准的制定。

（9）负责指导省、自治区、直辖市药品监督管理部门工作。

（10）完成党中央、国务院交办的其他任务。

2. 省、自治区、直辖市药品监督管理局　主要职责如下。

（1）负责全省药品（含中药、民族药）、医疗器械和化妆品安全监督管理　贯彻执行相关法律法规和方针政策，起草相关地方性法规、政府规章草案。制定全省药品、医疗器械和化妆品安全监管制度。拟订全省药品安全规划和相关专项规划、政策并组织实施。掌握分析全省药品、医疗器械和化妆品安全形势和存在问题，提出完善管理制度和工作机制的建议。

（2）负责全省药品、医疗器械和化妆品标准管理　监督实施国家药典等药品、医疗器械、化妆品标准以及分类管理制度，组织制定医疗机构制剂标准和中药饮片炮制规范等地方标准并监督实施。配合实施国家基本药物制度。

（3）依职责承担药品、医疗器械和化妆品注册管理　组织实施药品、医疗器械和化妆品生产经营许可以及备案工作。严格有关上市审评审批，完善审评审批服务便利化措施并组织实施。制定药品生产经营、医疗器械生产经营、化妆品生产行政许可制度，并依职责组织实施。承担济南口岸药品进口通关备案工作。

（4）负责全省药品、医疗器械和化妆品质量管理　依职责监督实施药品、医疗器械和化妆品生产质量管理规范，以及药品经营质量管理规范；指导实施经营、使用质量管理规范。

（5）负责组织指导全省药品、医疗器械和化妆品监督检查　贯彻实施国家检查制度，依职责组织实施药品、医疗器械和化妆品生产环节以及药品经营环节的监督检查，指导市县开展经营、使用环节的监督检查。依职责组织查处药品、医疗器械和化妆品生产经营环节的违法行为，组织查处跨区域和重大违法案件，指导、监督市县行政执法工作。

（6）负责全省药品、医疗器械和化妆品上市后风险管理　组织开展药品不良反应、医疗器械不良事件和化妆品不良反应的监测、评价和处置工作，组织开展质量抽查检验工作。依法承担药品、医疗器械和化妆品安全应急管理工作。

（7）拟订鼓励药品、医疗器械和化妆品新技术新产品的管理与服务政策以及质量安全科技发展政策，并组织实施。推动全省药品、医疗器械和化妆品检验检测体系、追溯体系和信息化建设。

（8）贯彻执行执业药师资格准入制度，监督全省执业药师注册工作。负责药品监督管理系统教育培训工作。组织开展药品、医疗器械和化妆品安全宣传。

（9）负责指导监督设区的市药品、医疗器械和化妆品监督管理工作。

（10）完成省委、省政府交办的其他任务。

（二）药品监督检验机构

《药品管理法》规定，药品监督管理部门设置或者指定的药品专业技术机构，承担依法实施药品监督管理所需的审评、检验、核查、监测与评价等工作。

药品监督管理部门设置或者确定的药品检验机构，承担依法实施药品审批和药品质量监督检查所需的药品检验工作。各级药品检验机构在业务上垂直管理，行政隶属关系分别属于同级药品监督管理部门的直属单位。药品检验机构不是行政管理机构，没有行政管理职权。我国的药品检验机构有：中国食品药品检定研究院（医疗器械标准管理中心，中国药品检验总所）、省级药品监督检验研究院和市级食品药品检验研究院。

中国食品药品检定研究院是国家检验药品生物制品质量的法定机构和最高技术仲裁机构。该院最初由成立于1950年的卫生部药物食品检验所和生物制品检定所于1961年合并而成，命名为卫生部药品生物制品检定所，1986年改名为中国药品生物制品检定所，2010年更名为中国食品药品检定研究院。主要职责如下。

（1）承担食品、药品、医疗器械、化妆品及有关药用辅料、包装材料与容器（以下统称为食品药品）的检验检测工作。组织开展药品、医疗器械、化妆品抽验和质量分析工作。负责相关复验、技术仲裁。组织开展进口药品注册检验以及上市后有关数据收集分析等工作。

（2）承担药品、医疗器械、化妆品质量标准、技术规范、技术要求、检验检测方法的制定、修订以及技术复核工作。组织开展检验检测新技术新方法新标准研究。承担相关产品严重不良反应、严重不良事件原因的实验研究工作。

（3）负责医疗器械标准管理相关工作。

（4）承担生物制品批签发相关工作。

（5）承担化妆品安全技术评价工作。

（6）组织开展有关国家标准物质的规划、计划、研究、制备、标定、分发和管理工作。

（7）负责生产用菌毒种、细胞株的检定工作。承担医用标准菌毒种、细胞株的收集、鉴定、保存、分发和管理工作。

（8）承担实验动物饲育、保种、供应和实验动物及相关产品的质量检测工作。

（9）承担食品药品检验检测机构实验室间比对以及能力验证、考核与评价等技术工作。

（10）负责研究生教育培养工作。组织开展对食品药品相关单位质量检验检测工作的培训和技术指导。

（11）开展食品药品检验检测国际（地区）交流与合作。

（12）完成国家局交办的其他事项。

（三）国家药品监督管理局直属单位

国家药品监督管理局的直属单位包括：中国食品药品检定研究院（国家药品监督管理局医疗器械标准管理中心，中国药品检验总所）、国家药典委员会、国家药品监督管理局药品审评中心、国家药品监督管理局药品评价中心、中国药学会等单位。

1. 中国食品药品检定研究院　中国食品药品检定研究院的前身是1950年成立的中央人民政府卫生部药物食品检验所和生物制品检定所。1961年，两所合并为卫生部药品生物制品检定所。1998年，由卫生部成建制划转为国家药品监督管理局直属事业单位。2010年，经中央编办批准更名为中国食品药品检定研究院，加挂牌国家食品药品监督管理局医疗器械标准管理中心。

2. 国家药典委员会　国家药典委员会成立于1950年，原名为卫生部药典委员会。1998年9月，根据国务院机构改革的部署，从卫生部划转到国家药品监督管理局管理，并正式更名为国家药典委员会。现为国家药监局直属司（局）级事业单位。

主要职责：组织编制、修订和编译《中华人民共和国药典》（以下简称《中国药典》）及配套标准；组织制定修订国家药品标准；参与拟订有关药品标准管理制度和工作机制；组织《中国药典》收载品种的医学和药学遴选工作；负责药品通用名称命名；组织评估《中国药典》和国家药品标准执行情况；组织开展《中国药典》和国家药品标准宣传培训与技术咨询，负责《中国药品标准》等刊物编辑出版工作等。

3. 国家药品监督管理局药品审评中心　国家药品监督管理局药品审评中心是国家药品监督管理局药品注册技术审评机构，负责对药品注册申请进行技术审评。

主要职责：负责药物临床试验、药品上市许可申请的受理和技术审评；负责仿制药质量和疗效一致性评价的技术审评；承担再生医学与组织工程等新兴医疗产品涉及药品的技术审评；参与拟订药品注册管理相关法律法规和规范性文件，组织拟订药品审评规范和技术指导原则并组织实施；协调药品审评相关检查、检验等工作；组织开展相关业务咨询服务及学术交流，开展药品审评相关的国际（地区）交流与合作等。

4. 国家药品监督管理局药品评价中心（国家药品不良反应监测中心）　主要职责：组织制定修订药品不良反应、医疗器械不良事件、化妆品不良反应监测与上市后安全性评价以及药物滥用监测的技术标准和规范；组织开展药品不良反应、医疗器械不良事件、化妆品不良反应、药物滥用监测工作；开展药品、医疗器械、化妆品的上市后安全性评价工作；指导地方相关监测与上市后安全性评价工作。组织开展相关监测与上市后安全性评价的方法研究、技术咨询和国际（地区）交流合作；参与拟订、调整国家基本药物目录；参与拟订、调整非处方药目录等。

5. 中国药学会 中国药学会成立于1907年，是中国最早成立的学术团体之一，是由全国药学科学技术工作者自愿组成依法登记成立的学术性、公益性、非营利性的法人社会团体，是党和政府联系我国药学科学技术工作者的桥梁和纽带，是国家推动药学科学技术和民族医药事业健康发展，为公共健康服务的重要力量。中国药学会是国际药学联合会和亚洲药物化学联合会成员，现为国家药品监督管理局的直属单位。现有普通会员12万余人，高级会员4000余人，单位会员80余家。学会下设13个工作委员会，35个专业委员会，主办《中国药学》《药物分析》等25种学术期刊。

中国药学会的宗旨是高举中国特色社会主义伟大旗帜，坚持以马克思列宁主义、毛泽东思想、邓小平理论、“三个代表”重要思想、科学发展观、习近平新时代中国特色社会主义思想为指导，坚持科学技术是第一生产力，坚持把创新作为引领发展的第一动力，把人才作为支撑发展的第一资源，团结和凝聚广大药学工作者，认真履行为科学技术工作者服务、为创新驱动发展服务、为提高全民科学素质服务、为党和政府科学决策服务的职责定位，促进药学科学技术事业的繁荣和发展，促进药学科技的普及和推广，促进药学人才的成长与提高，反映药学工作者的意见建议，维护药学工作者的合法权益，推动开放型、枢纽型、平台型组织建设。

二、药品生产、经营、使用管理组织

（一）药品生产企业

药品生产企业是指生产药品的专营企业或者兼营企业。药品生产企业是从事药品生产活动，给社会提供药品，并独立核算、自主经营、照章纳税、具有法人资格的经济组织。一般称为药厂。

我国药品生产企业的类型，从企业的性质上划分，可分为国有、集体所有、私营企业、中外合资、股份制等类型；从所生产的药品类型来划分可分为中药厂、化学药品厂和生物制品厂；从规模来划分，可分为大型、中型和小型企业。

国家对建立药品生产企业有严格的限制。药品生产企业必须符合一定的条件，并依法取得药品生产许可证。药品生产企业必须依法实施《药品生产质量管理规范》，保证生产药品的质量。

（二）药品经营企业

药品经营企业是指经营药品的专营企业或者兼营企业，包括药品批发企业和药品零售企业。药品批发企业是指将购进的药品销售给药品生产企业、药品经营企业、医疗机构的药品经营企业。药品零售企业是指将购进的药品直接销售给消费者的药品经营企业。药品零售企业根据其管理形式、作用不同，又分为普通药品零售、药品零售连锁、基本医疗保险定点零售药店和普通商业企业药品零售等。

（三）药品使用单位及其管理组织

目前，我国药品使用单位主要是医疗机构。药品使用管理组织主要是各级卫生行政机构和医疗预防保健机构。卫生行政机构是医疗单位的管理者，其职责主要是运用法律法规、方针政策、规划指导、行政方法和经济手段等进行管理。医疗单位的工作对象是患者，患者到医疗单位接受治疗，用药品治病是治疗手段的一种。在对患者的治疗过程中，医务人员根据患者的病情对症下药，从用药情况看，医疗机构对药品的性能、作用等应当是知情了解的；而用药者在法律上没有对药品性能等必须了解的义务，也不可能都具有药学知识并承担这些义务，看病是出于对医疗机构的信任，因此用药者无法决定用什么药，决定权主要在医疗机构。药品使用是否安全、有效、经济、合理，主要取决于医疗机构的医疗水平、管理水平、工作人员职业道德。

三、药学教育、科研组织

（一）药学教育组织

我国现代药学教育始于1906年（光绪三十二年）的清朝陆军医学堂的药科。1911年至1949年全国先后创办的高等药学学校、系共二十余所。在一些大城市还开办了一些中等药学职业学校，培养药剂士。新中国成立初期，人民政府接管了全部医药教育机构，逐步慎重地进行了改革。1952年开始进行院系调整，1955年全国高等医学学府有南京药学院、沈阳药学院两所独立的院校，北京医学院、上海第一医学院、四川医学院的3个药学系，华东化工学院的化学制药专业、抗菌素专业和原第二军医大学药学系以及部分中等药科学校。并由教育部颁布了统一的教学计划，组织翻译和编写教材，实行统一招生和分配。

我国高等药学教育发展迅速，现有300多所本科院校设置药学类专业，有药学类专科院校40所。300多所中等职业学校设置有制药、中药、医药贸易等药学类专业。高等院校和药物科研机构招收药学各专业研究生、博士生数量不断增多。药学继续教育主要由设有药学类专业的本科、药学专科院校和药学会承担。

（二）药学科研组织

我国的药学科研组织有独立的药物研究院所以及附设在高等院校、大型制药企业、大型医院的药物研究所、室两种类型。全国有独立的药物研究院所共130个，行政管理隶属关系分别为中国科学院、中国医学科学院、中国中医科究院、军事医学科学院等国家和地方科学院系统以及中央、地方政府药品监督管理部门和地方卫生行政部门。著名的药物研究单位有中国科学院药物研究所、中国科学院上海药物研究所、中国中医科究院中药研究所、军事医学科学院药物毒理研究所、上海医药工业研究院、天津药物研究院等。随着科研体制的改革，出现了一批投资主体不同、所有制成分不同的研究机构。

国家为了规范药品研制工作，坚持从源头监管，药品研究监督、药品注册制度改革迈出新步伐，制定并实施了《药物非临床研究质量管理规范》《药物临床试验质量管理规范》。建立了药品研究监管制度，并对药物临床试验机构进行资格认定，保证新药研究的质量。

四、药学社会团体

1. 中国医药企业管理协会　中国医药企业管理协会成立于1985年，是我国医药工商企业界的社会团体。该协会采取团体会员制的组织形式，只吸收团体会员。协会主要从事人员培训、企业咨询、理论研究等工作。编辑出版了《医药企业管理简讯》《医药企业》杂志。中国医药企业管理协会在业务上受中国企业管理协会的指导。

2. 中国非处方药协会　前身为中国大众药物协会（CPMA），成立于1988年，并加入了世界大众药物协会。该协会也采取团体会员制的组织形式。1996年4月，在协会举行的第二届一次会员代表大会上，决定协会更名为中国非处方药物协会。

3. 中国化学制药工业协会　成立于1989年，它是化学制药工业全行业的社会经济团体，是政府与企业之间的桥梁和纽带，承担政府部门委托的行业管理任务。该协会的宗旨是为企业服务，维护会员单位的合法权益，依靠技术进步，提供信息服务，提高全行业经济效益。

4. 中国医药商业协会　中国医药商业协会成立于1989年，是医药商业系统的行业组织，它遵循资源平等、互助协商的原则。协会作为政府药品主管的助手和参谋，协助政府搞好医药商业的行业管理工作，积极为企业服务，促进医药商业的发展。

5. 中国执业药师协会 成立于2003年2月，其宗旨是：遵守我国宪法、法律、法规和国家政策；遵守社会道德；维护执业药师的合法权益，不断增强执业药师的法律、职业道德和专业素质，不断提高执业药师依法履行职责的水平，保证药品质量和药学服务质量，保证人民用药安全、有效、经济、合理；促进药品终端市场的健康发展，提高医药经济的持续发展能力。

任务三　药学技术人员管理

一、药学技术人员概述

（一）药学技术人员的概念

药学技术人员是指：依法通过认定、考试、评审方式取得药学（中药学）专业技术资格或职业资格，从事药品研制、生产、经营和使用等技术工作的药学工作者。包括药师系列的（中）药士、（中）药师、主管（中）药师、副主任（中）药师、主任（中）药师专业技术资格；制药工程系列的技术员、制药助理工程师、制药工程师、制药高级工程师专业技术资格；属于执业资格的执业药师；属于职业资格的医药商品购销员、中药调剂员、药物制剂工等。

（二）药学技术人员职责

药学作为社会中的一种职业，肩负着为人类健康服务的社会任务。其主要职责如下。

1. 研制新药 包括设计、筛选和制备新产品；通过临床前和临床研究，确保药品有效性和安全性；研究确定新药质量标准等。

2. 生产供应合格药品 按照《药品管理法》及相关法律法规，制定药品生产、经营操作规程、质量制度及文件，并严格实施，保证生产经营合格药品。

3. 收集药物信息，提供用药咨询与指导 收集药物治疗信息，分析治疗方案；审核处方，配制、发放药物，向患者提供用药咨询；结合临床药物治疗实践，进行用药调查，开展合理用药、药物评价和药物经济学研究等。

4. 保证药品质量 依据药品标准，检验原料、中间品、半成品、成品，杜绝不合格产品流入下道工序，杜绝假、劣药品进入市场。

5. 培养药学人才 根据社会对药学技术人员的需求，培养药学人才，提高药学服务的质量。

（三）药学技术人员职业资格制度

专业技术人员职业资格制度是国际上通行的一种对技术技能人才的资格认证制度。职业资格证书是持有者具备某种职业所需要的专门知识和技能的证明，是持有者求职、任职、开业的资格凭证，是用人单位招聘、录用员工的主要依据。1995年实施的《中华人民共和国劳动法》第69条规定：“国家确定职业分类，对规定的职业制定职业标准，实行职业资格证书制度，由经过政府批准的考核鉴定机构负责对劳动者实施职业技能鉴定。”1996年实施的《职业教育法》第8条规定：“实施职业教育应当根据实际需要，同国家制定的职业分类和职业标准相适应，实行学历证书、培训证书和职业资格证书制度。”2000年3月劳动和社会保障部第6号令关于招用技术工种从业人员规定，国家实行职业资格证书制度，实行先培训后上岗的就业制度。同时规定了用人单位招用医用商品购销员、中药调剂员等90个技术复杂以及涉及到国家财产、人民生命安全和消费者利益的工种（职业）的劳动者，必须从取得相应职业资格证书的人员中录用。

专业技术人员职业资格包括从业资格和执业资格。从业资格是政府规定专业技术人员从事某种专业技术性工作的学识、技术和能力的起点标准；执业资格是政府对某些责任较大，社会通用性强，关系公共利益的专业技术工作实行的准入控制，是专业技术人员依法独立开业或独立从事某种专业技术工作学识、技术和能力的必备标准。执业资格考试由国家定期举行。考试实行全国统一大纲、统一命题、统一组织、统一时间，所取得的执业资格经注册后，全国范围有效。

1994年3月，国家人事部和国家医药管理局联合颁布了《执业药师资格制度暂行规定》。1995年我国开始实施执业药师资格考试与注册，从而使我国药师管理走向与国际接轨的道路。

（四）药师

我国现行对药学技术人员的管理分两种形式，一是技术职称系列，二是执业药师资格。根据职称职务政策，按照卫生部1978年颁发的《卫生技术人员职称及晋级暂行条例》，药学技术人员的职称分为：主任（中）药师、副主任（中）药师、主管（中）药师、（中）药师、（中）药剂士。执业药师是指经全国统一考试合格，取得《执业药师职业资格证书》并经注册，在药品生产、经营、使用和其他需要提供药学服务的单位中执业的药学技术人员。

在过去药学专业技术职称系列和执业药师资格是两种独立的管理形式。2019年3月，为深入推进职称制度与职业资格制度的有效衔接、进一步减少重复评价，国家药品监督管理局、人力资源与社会保障部联合发布《关于印发执业药师职业资格制度规定和执业药师职业资格考试实施办法的通知》，通知提出："专业技术人员取得执业药师执业资格，可认定其具备主管药师或主管中药师职称，并可作为申报高一级职称的条件。单位根据工作需要择优聘任。"截至2022年4月，全国27个省市相继发布相关文件证明执业药师与主管药师的对应关系，执业药师对应中级职称，符合条件的，还可申报高级职称。

我国《辞海》中药师的定义是"指受过高等药学教育或在医疗预防机构、药事机构和制药企业从事药品调剂、制备、检定和生产等工作并经卫生部门审查合格的高级药学人员。"广义的药师是泛指受过高等药学专业教育，从事药学专业技术工作的人员。药师是医药卫生保健体系中不可或缺的重要组成部分，是保障人们用药合理、安全、有效的关键人员，因此大多数国家通过立法对药师的资格、药师的职责和权利进行规范。

药师的数量及分布情况，可以从一个侧面反映一个国家医药卫生事业的发展水平。药师的数量与分布通常是指一个国家药师与人口总数、与其他卫生专业人员的比例，以及不同岗位的药师数量的比例等。

来自国家药品监督管理局执业药师资格认证中心的数据显示，截至2023年3月底，全国执业药师注册人数为725998人，环比增加9791人。每万人口执业药师人数为5.1人。注册于药品零售企业的执业药师659998人，占注册总数的90.9%。注册于药品批发企业、药品生产企业、医疗机构和其他领域的执业药师分别为41222、5001、19642、135人。虽然总体呈现良性有序发展态势，但还远低于世界药学联合会公布的每万人口累计拥有执业药师6.2人的标准。

二、我国药师立法工作进展

19世纪末叶，随着西方世界科学技术、社会文化在我国的逐渐渗入，我国药师才作为一个独立的职业崭露头角。

1911 年辛亥革命后，国民党政府采用欧美和日本管理体制，制定了一些药政管理法规。1929 年，国民党政府颁布了《药师暂行条例》。1944 年，国民党政府颁布了《药师法》，规定了药师的资格、职责等。

1949 年新中国成立后，开始构建新的药事管理体制。50 年代初期，经政务院批准，卫生部颁布了《药师暂行条例》，作为对药学人员监督管理的主要法规。60 年代后，颁布了一系列有关医药卫生人员的行政法规和规章，如《卫生技术人员职称及晋升条例（试行）》《医院工作人员职责》等，对药学人员，尤其是医疗卫生系统的药学人员的资格、职称、职责等作了具体规定。

1984 年颁布的《中华人民共和国药品管理法》，明确规定在药品生产、经营、使用部门必须配备药学人员，并对药学人员条件作了规定。

1994 年，中共中央发布《关于建立社会主义市场经济若干问题的决定》，指出要在我国实行职业资格证书制度。1994 年 2 月，劳动部、人事部联合发文颁布《职业资格证书规定》。

1994 年 3 月，人事部和国家医药管理局联合颁布了《执业药师资格制度暂行规定》。1995 年我国开始实施执业药师资格考试与注册，从而使我国药师管理走向与国际接轨的道路。1999 年，修订颁布了《执业药师资格制度暂行规定》，进一步扩大了执业药师的管理范围。2019 年 3 月，国家在原执业药师资格制度基础上，制定了《执业药师职业资格制度规定》和《执业药师职业资格考试实施办法》。

2019 年修订的《药品管理法》规定，开办药品生产企业，有依法经过资格认定的药学技术人员、工程技术人员及相应的技术工人；有依法经过资格认定的药师或者其他药学技术人员；医疗机构应当配备依法经过资格认定的药师或者其他药学技术人员。非药学技术人员不得直接从事药剂技术工作。随后相继颁布的《药品生产质量管理规范》《药品经营质量管理规范》《医疗机构药事管理暂行规定》等行政规章中，均详细规定了不同岗位药学人员的专业、学历、技能的要求及职责，为我国药师制度的建立打下基础。目前，我国有关部门正在积极筹备药师立法工作。

三、执业药师资格制度

国家药监局与人力资源社会保障部共同负责全国执业药师资格制度的政策制定，并按照职责分工对该制度的实施进行指导、监督和检查。

各省、自治区、直辖市负责药品监督管理的部门和人力资源社会保障行政主管部门，按照职责分工负责本行政区域内执业药师职业资格制度的实施与监督管理。

（一）执业药师职业资格考试

执业药师职业资格实行全国统一大纲、统一命题、统一组织的考试制度。原则上每年举行一次。

国家药监局负责组织拟定考试科目和考试大纲、建立试题库、组织命审题工作，提出考试合格标准建议。人力资源社会保障部负责组织审定考试科目、考试大纲，会同国家药监局对考试工作进行监督、指导并确定合格标准。

1. 凡中华人民共和国公民和获准在我国境内就业的外籍人员，具备以下条件之一者，均可申请参加执业药师职业资格考试。

（1）取得药学类、中药学类专业大专学历，在药学或中药学岗位工作满 4 年。

（2）取得药学类、中药学类专业大学本科学历或学士学位，在药学或中药学岗位工作满 2 年。

（3）取得药学类、中药学类专业第二学士学位、研究生班毕业或硕士学位，在药学或中药学岗位工作满 1 年。

（4）取得药学类、中药学类专业博士学位。

（5）取得药学类、中药学类相关专业相应学历或学位的人员，在药学或中药学岗位工作的年限相应增加 1 年。

执业药师职业资格考试合格者，由各省、自治区、直辖市人力资源社会保障部门颁发由人力资源社会保障部统一印制、国家药监局与人力资源社会保障部用印的《执业药师职业资格证书》。该证书在全国范围内有效。

2. 执业药师职业资格考试日期原则上为每年 10 月。

3. 执业药师职业资格考试分为药学、中药学两个专业类别。

药学类考试科目为：药学专业知识（一）、药学专业知识（二）、药事管理与法规、药学综合知识与技能四个科目。

中药学类考试科目为：中药学专业知识（一）、中药学专业知识（二）、药事管理与法规、中药学综合知识与技能四个科目。

4. 考试以四年为一个周期，参加全部科目考试的人员须在连续四个考试年度内通过全部科目的考试。

（二）执业药师注册

1. 执业药师实行注册制度。国家药监局负责执业药师注册的政策制定和组织实施，指导全国执业药师注册管理工作。各省、自治区、直辖市药品监督管理部门负责本行政区域内的执业药师注册管理工作。

2. 取得《执业药师职业资格证书》者，应当通过全国执业药师注册管理信息系统向所在地注册管理机构申请注册。经批准注册者，由执业药师注册管理机构核发国家药监局统一样式的《执业药师注册证》。经注册后，方可从事相应的执业活动。未经注册者，不得以执业药师身份执业。

执业药师变更执业单位、执业范围等应当及时办理变更注册手续。

3. 执业药师注册有效期为五年。需要延续的，应当在有效期届满三十日前，向所在地注册管理机构提出延续注册申请。

（三）执业药师职责

从事药品生产、经营、使用和其他需要提供药学服务的单位，应当按规定配备相应的执业药师。国家药监局负责对需由执业药师担任的岗位作出明确规定。

1. 执业药师应当遵守执业标准和业务规范，以保障和促进公众用药安全有效为基本准则。

2. 执业药师必须严格遵守《药品管理法》及国家有关药品研制、生产、经营、使用的各项法规及政策。执业药师对违反《药品管理法》及有关法规、规章的行为或决定，有责任提出劝告、制止、拒绝执行，并向当地负责药品监督管理的部门报告。

3. 执业药师在执业范围内负责对药品质量的监督和管理，参与制定和实施药品全面质量管理制度，参与单位对内部违反规定行为的处理工作。

4. 执业药师负责处方的审核及调配，提供用药咨询与信息，指导合理用药，开展治疗药物监测及药品疗效评价等临床药学工作。

5. 药品零售企业应当在醒目位置公示《执业药师注册证》，并对在岗执业的执业药师挂牌明示。执业药师不在岗时，应当以醒目方式公示，并停止销售处方药和甲类非处方药。

执业药师执业时应当按照有关规定佩戴工作牌。

6. 执业药师应当按照国家专业技术人员继续教育的有关规定接受继续教育，更新专业知识，提高业务水平。国家鼓励执业药师参加实训培养。

（四）执业药师继续教育

执业药师参加继续教育并达到规定要求是执业药师注册和保留其资格的必备条件。

执业药师继续教育实行学分制。执业药师每年应当参加中国药师协会或省级（执业）药师协会组织的继续教育学习。经考核合格，由中国药师协会备案的施教机构负责学分授予。

省级（执业）药师协会负责确认参加本辖区执业药师继续教育的学分信息，中国药师协会负责汇总参加全国示范性网络培训的学分信息，并分别与全国执业药师注册管理信息系统相衔接。

（五）执业药师业务规范

为更好地贯彻落实中共中央、国务院印发的《“健康中国2030”规划纲要》以及《国务院办公厅关于促进医药产业健康发展的指导意见》提出的“加强药学队伍建设，提升执业药师服务能力，促进安全合理用药”等相关规定，原国家食品药品监督管理总局执业药师资格认证中心立足于“管理、研究、协调、指导”的工作原则，全面推进执业药师制度建设和队伍发展，力求构建工作团队并发挥好团队作用，联合中国药学会、中国医药物资协会、中国非处方药物协会和中国医药商业协会，及时修订并完善《执业药师业务规范》，以利于我国社会管理与公众健康对社会药店和执业药师的需要，推动我国规范有序地开展优良药学服务，支持健康中国建设。

《执业药师业务规范》（以下简称《规范》）共七章四十二条，于2016年12月4日在“2016年中国执业药师发展论坛”上发布，自2017年1月1日起正式施行。

《规范》总章指出执业药师的业务活动包括处方调剂、用药指导、药物治疗管理、药品不良反应监测、健康宣教等。执业药师应当遵纪守法、爱岗敬业、遵从伦理、服务健康、自觉学习、提升能力，达到本规范的基本要求。执业药师应当佩戴执业药师徽章上岗，以示身份。执业药师应当掌握获取医药卫生信息资源的技能，通过各种方式与工具收集、整理、归纳分析各类有价值的信息，用于开展各项业务活动。

《规范》中处方调剂部分明确处方调剂包括处方审核、处方调配、复核交付和用药交代。执业药师应当凭医师处方调剂药品，无医师处方不得调剂。处方调剂应当遵守国家有关法律、法规与规章，以及基本医疗保险制度等各项规定。处方审核包括处方的合法性审核、规范性审核和适宜性审核。对于不能判定其合法性的处方，不得调剂。对于不规范处方，不得调剂。对于存在用药不适宜情形的处方，应当告知处方医师，要求确认或者重新开具处方；不得擅自更改或者自行配发代用药品。

《规范》中用药指导部分规定执业药师应当主动对患者提供个性化的合理用药指导。内容包括药品名称及数量、用药适应证、用药剂量、用药方法、预期药品产生药效的时间及药效维持的时间、忘服或漏服药品的处理办法，关注患者的用药依从性、药品常见的不良反应，如何避免及应对方法、自我监测药品疗效的方法、提示不能同时使用的其他药品或饮食等。

《规范》药物治疗管理部分提出执业药师应当主动参与患者的药物治疗管理，为患者合理用药、优化药物疗效提供专业服务。开展药物治疗管理的执业药师应当掌握沟通技能和药物治疗评估的实践技能。执业药师应当在与患者建立互信关系的基础上，采集患者相关信息，建立药历。患者的个人隐私在交流与记录中应当予以保护。执业药师采集患者信息后，应当对患者药物治疗的适宜性、有效性、安全性及用药依从性方面进行用药评估。药物治疗管理的重点对象包括就医或变更治疗方案频繁者、多科就诊或多名医师处方者、患有2种以上慢性疾病者、服用5种以上药品者、正在服用高危药品或依从性差者、药品治疗费用较高者六类人群。

同时《规范》还对执业药师应承担的药品不良反应监测责任以及向公众宣传疾病预防和药品使用

的知识，积极倡导健康生活方式，促进合理用药的责任和义务做了相应规定。

四、药师的职业道德

药师的职业道德是指在药品研制、生产、经营和使用过程中与职业活动紧密联系的符合职业特点所要求的道德准则、道德情操、道德品质的总和。药师职业宗旨是以人为本，全力维护人民健康。

（一）药师的职业特点

1. 特殊性 医药职工的服务对象是有生命的人，其工作直接关系到病患者个人的生命安危，还往往牵动患者的家庭、亲朋、邻里和单位，因而要求医药职工在从事职业活动时一定要严肃、认真、仔细、负责。

2. 技术性 药品这一特殊商品，它的研制、开发和生产需要许多学科技术人员利用先进技术、设备和材料合作才能进行。药品要发挥预防、治疗、诊断人们的疾病，维护人们的健康作用，必须通过合格的医师和药师指导才能实现。药品经营和使用过程中，须有药师参与审核、调配处方，消费者须在药师指导下购买和使用非处方药。

3. 严谨性 药师的工作直接关系到用药的安全性和有效性，稍有差错，可能会导致严重后果，因此药师在工作中必须具有全心全意为人民服务的态度和严格谨慎的工作作风。

4. 政策性 药品的生产、经营、使用管理政策性非常强，药师必须按照法律、法规的规定履行职责。

（二）药师的职业道德原则

药师职业道德原则是药师在医药领域活动和实践中应遵循的根本原则，是评价与衡量每个人的行为和思想品质的最高道德标准。医药领域的实践都与人们的健康紧密联系，这决定了药师职业道德的基本原则。

1. 救死扶伤，实行人道主义 这是药师职业道德的一个基本原则。人道主义是古今中外医药道德的精华所在，它的核心是尊重人的生命，一视同仁，治病救人，关心和同情患者。实行人道主义也是社会主义道德建设的基本要求。

2. 以患者利益为最高标准，提供安全、有效、经济的药品 药师的职责是保障人民健康。为此必须以患者的利益为重，从治愈疾病和提高患者的生活质量出发，做好各项工作。药品是人们防病治病、与疾病斗争的武器，药品的质量直接关系人民群众的健康和生命。药师一定要牢固树立质量第一的思想，为患者提供安全有效且经济的药品。

3. 全心全意为人民服务 为人民服务是对社会主义各种职业的共同要求，是所有职业都应该遵守的根本宗旨。药师更应该把为人民服务作为职业活动的出发点，真正把患者的利益放在首位，待患者如亲人，急患者之所急，痛患者之所痛，竭尽全力为患者服务。药师要做到全心全意为人民防病治病服务，既要有良好的职业道德，又要有精湛的医药技术，二者缺一不可。

（三）药师的宗旨、承诺、誓言和职业道德

2005 年，中国药学会举办的药师周，确立了药师宗旨、承诺等。

药师的宗旨：药师以人为本，全力维护人民健康。

药师的承诺：关爱人民健康，药师在您身边。

药师的誓言：实事求是，忠实于科学；全心全意，服务于社会；忠于职守，献身于药学；尽职尽责，承诺于人民。

药师的职业道德：以人为本，一视同仁；尊重患者，保护权益；廉洁自律，诚实守信；崇尚科学，

开拓创新。

（四）药师的职业道德准则

2006年10月中国执业药师协会发布了中国执业药师道德准则，2009年6月进行了修订，内容如下：

1. 救死扶伤，不辱使命 执业药师应当将患者及公众的身体健康和生命安全放在首位，以我们的专业知识、技能和良知，尽心、尽职、尽责为患者及公众提供药品和药学服务。

2. 尊重患者，平等相待 执业药师应当尊重患者或消费者的价值观、知情权、自主权、隐私权，对待患者或消费者应不分年龄、性别、民族、信仰、职业、地位、贫富，一视同仁。

3. 依法执业，质量第一 执业药师应当遵守药品管理法律、法规，恪守职业道德，依法独立执业，确保药品质量和药学服务质量，科学指导用药，保证公众用药安全、有效、经济、适当。

4. 进德修业，珍视声誉 执业药师应当不断学习新知识、新技术，加强道德修养，提高专业水平和执业能力；知荣明耻，正直清廉，自觉抵制不道德行为和违法行为，努力维护职业声誉。

5. 尊重同仁，密切协作 执业药师应当与同仁和医护人员相互理解，相互信任，以诚相待，密切配合，建立和谐的工作关系，共同为药学事业的发展和人类的健康奉献力量。

以案学法

“齐二药”事件

2006年5月9日凌晨，通过广东省药检所的反复验证，确证齐二药生产的亮菌甲素注射液含有不应该有的二甘醇是引起这起事件的直接原因。二甘醇在体内氧化成草酸而引起肾脏损害，导致病人肾功能急性衰竭，从而酿成多人死伤的惨剧。此外，齐二药生产的小儿对乙酰氨基酚灌肠液、葛根素注射液、盐酸萘福泮注射液、倍他米松磷酸钠注射液（舒其松）等4种药品也使用了假冒丙二醇。

5月11日，SFDA再次发出紧急通知，要求各级药品监督管理部门对本辖区内每个药品经营企业和医疗机构销售、使用齐二药生产药品的情况进行全面检查，并做好相关药品的控制和追查工作。

据调查，齐二药采购员违规购入的假冒丙二醇，是由江苏省不法商人王某伪造产品注册证等证件，于2005年10月将工业原料二甘醇假冒药用辅料丙二醇出售给齐二药的。假冒原料进厂后，该厂化验室主任陈某等人严重违反操作规程，未将检测图谱与药用标准丙二醇图谱进行对比鉴别，并在发现检验样品相对密度值与标准严重不符的情况下，将其改为正常值，签发合格证。当班的质量检验人员根本不懂红外光谱，据当事人讲，进厂时只参加了初中化学考试就上岗了，分不清真假就在检验报告上签字。

5月11日，SFDA再次发出紧急通知，要求各级药品监督管理部门对本辖区内每个药品经营企业和医疗机构销售、使用齐二药生产药品的情况进行全面检查，并做好相关药品的控制和追查工作。

思考： 1. 亮菌甲素注射液应如何定性，并说明定性依据？

2. 该案例中涉及哪些药品监督管理机构？

3. 该案例中药学技术人员应履行哪些职责及职业道德？

项目五　药品监督管理

学习导航

福建某医药有限公司销售的瓜蒌（生产企业：安徽省某中药饮片科技有限公司；剂型：中药饮片；包装规格：0.5kg；批号：180101），经市药品检验所检验［性状］外表面为“未成熟的暗绿色”，不与种子黏结成团，可见多数种子，检验结论为不合格。在收到检验报告书后，即告诉当事人业务员刘某，且刘某于2019年11月25日将从抽样单位领回的检验报告书转交当事人采购部，但当事人未采取停止销售等措施，仍然继续销售并在市场流通。福建省市场监督管理局依法进行了相应的处罚。此案例涉及到药品监督管理及行政处罚。那么，什么是药品监督管理？药品监督管理有哪些方法呢？

本项目主要介绍药品监督管理的概念、依据、原则和方法。

学习目标

知识目标

1. 掌握　药品监督管理的原则、特点和方法。
2. 熟悉　药品监督检验的类型。
3. 了解　药品安全突发事件应急管理。

能力目标

1. 能依据相关的法律法规，主动配合药品监督管理部门的工作。
2. 能够对药品质量进行监督与检验。

素质目标

培养以人为本、健康第一、执政为民的思想。

任务一　药品监督管理认知

一、药品监督管理的概念

药品监督管理是指药品监督管理部门根据国家权力机关授权，由国家行政机关依法对药品的研究、生产、流通、使用全过程实施的监督管理的活动。

二、药品监督管理的作用

药品监督管理部门依据法律规定和法定程序，按照法定标准，对药品实施监督管理。药品监督管理的作用如下。

1. 保证药品质量 药品是防病治病的必需物品。为保证公众的安全用药，需要加强对药品的监督管理，对生产或销售假药的行为进行严惩，规范药品的生产、经营和使用，保证药品的质量，从而保障公众的用药安全。

2. 促进新药研究开发 新药的研发经历时间长，在研发的不同环节和阶段要求也不同，需要全面的管理，制定新药的评审标准以及临床试验要求，目的是尽量减少新药可能带来的危害，保证新药的质量以及公众的用药安全。同时，对新药研发的监督管理，可以保证新药产业的健康有序发展。

3. 规范药品市场，保证药品供应 国家通过制定《药品经营质量管理规范》等制度性文件，规范药品交易市场，杜绝市场上不正当交易竞争手段和违法犯罪活动，保证药品供应的质量，同时也保障药品的及时供应。

4. 提高制药工业的竞争力 药品质量水平是药品生产企业生存竞争的基础。在药品生产过程中，影响药品质量的因素有很多，除技术因素、环境因素以外，社会因素也很重要。政府通过制定有关的生产管理制度，督促药品生产企业保证生产药品的质量，提高药品生产企业的竞争力。

三、药品监督管理的依据

药品监督管理部门必须得到授权，依据法律规定和法定程序，按照法定标准，对药品实施监督管理。

1. 国家权力机关的决定及法律规定赋予的职责 全国人民代表大会可以决定药品监督管理部门的设置、职责、归属。

《药品管理法》第 8 条规定，国务院药品监督管理部门主管全国药品监督管理工作。国务院有关部门在各自职责范围内负责与药品有关的监督管理工作。省、自治区、直辖市人民政府药品监督管理部门负责本行政区域内的药品监督管理工作。第 9 条规定，县级以上地方人民政府对本行政区域内的药品监督管理工作负责，统一领导、组织、协调本行政区域内的药品监督管理工作以及药品安全突发事件应对工作，建立健全药品监督管理工作机制和信息共享机制。第 99 条规定，药品监督管理部门应当依照法律、法规的规定对药品研制、生产、经营和药品使用单位使用药品等活动进行监督检查，必要时可以对为药品研制、生产、经营、使用提供产品或者服务的单位和个人进行延伸检查，有关单位和个人应当予以配合，不得拒绝和隐瞒。这些条文从法律上赋予了药品监督管理部门实施药品监督管理的权利和职责。

2. 药事管理的法律、法规和规章 药事管理的法律、法规和规章是药品监督管理部门实施药品监督时的依据，药品监督管理部门必须依法行政，有法必依，执法必严，违法必究。我国有关的法律法规包括《中华人民共和国药品管理法》《中华人民共和国行政处罚法》《中华人民共和国行政复议法》《中华人民共和国价格法》《中华人民共和国产品质量法》《中华人民共和国专利法》《中华人民共和国广告法》《中华人民共和国药品管理法实施条例》等。

3. 药品标准　药品监督依据的药品标准主要是指国家药品标准。国务院药品监督管理部门颁布的《中华人民共和国药典》和局（部）颁标准为国家药品标准。国家药品标准是我国药品生产、经营和使用单位及监督管理部门共同遵循的法定依据。

任务二　药品监督管理的原则、特点和方法认知

一、药品监督管理的原则

1. 以人为本，健康第一　人的需要和全面发展是经济社会发展的起点和归宿。在人的多层次需求中，生命安全需要和身体健康需要是人的最基本需要。以人为本，就是要把人民的利益作为一切工作的出发点和落脚点。药品直接关系公众身体健康和生命安全，药品监督管理要确保行业发展和企业获益不以牺牲公共利益和群众健康为代价，必须维护人民用药安全有效的基本权益，不断满足人民日益增长的健康需要，真正体现以人为本，健康第一，执政为民。

2. 以社会效益为最高准则　药品是防病治病的物质基础，保证人民群众用药安全有效，维护人民身体健康，是药品监督管理工作的宗旨。药品监督管理部门实施药品监督，药事组织依法规范地研制、生产、经营和使用药品，目的就是为了实践这一最高准则。

3. 质量第一的原则　药品的特殊性决定了必须最大限度地保证药品质量，药品的质量问题不是水平问题，而是一个严肃的原则问题。为了最大限度地实现保证作用，就必须实行全面的监督管理。

4. 法制化与科学化的高度统一的原则　药品质量监督管理的社会职责，决定了药品管理工作必须立法。而药品质量监督管理工作对药品安全和有效提供最大限度的保证，必须依靠科学的管理方法和现代先进科学技术的应用。从一定意义上讲，《药品管理法》是把药品的严格、科学的监督管理手段，赋予法定的性质。

5. 专业性监督管理和群众性监督管理相结合的原则　国家为加强对药品监督管理，设置了药品监督管理机构，实行了专业的药品监督管理。在药品生产企业、药品经营企业和医疗机构设立药品质检室，开展自检活动。同时，对人民群众开展药品质量监督管理的宣传，对药品质量实行群众性监督。这三支力量相结合，发挥着越来越大的作用。

二、药品监督管理的特点

1. 权威性　药品监督管理是国家行政机关，依据法律的授权，遵照法律的规定，对药品的研制、生产、流通、使用等环节全过程监督，其行为产生相应的法律责任，因而具有权威性。

2. 专业性　药品的研制、标准制定、审批、生产、经营、使用及药品质量监督管理，过程严谨，涉及多部门、多学科，技术强，具有非常严格的专业性。

3. 实践性　药品监督管理的行政规定和技术标准是以药学专业知识和相关知识为基础，应用于药品监督管理工作中，总结出一般原理和法则，反过来又用于指导药品监督管理实践。实践中科技的进步和管理标准的提高，总结的经验和出现的新问题，成为进一步严格行政规定和提高技术标准，更新原理

和法则的依据。

4. 预防性 药品监督管理是在药品的研制、生产、经营和使用过程中，监督、监测药品质量，防止药品出现或重复出现药害事件，整顿和淘汰不良反应大的药品，同时预防和遏制假劣药品。

5. 综合性 药品监督涉及医学、药学、管理学、法学、生物学、化学工程学、经济学、社会学、伦理学等众多科学，药品监督须综合多学科知识应用于管理工作。

三、药品监督管理的方法

药品监督管理是药品监督管理部门的行政执法过程。它是通过抽象行政行为和具体行政行为完成的。

（一）抽象行政行为

药品监督管理的抽象行政行为，主要是按照法律法规的规定，以保证人们用药安全、有效、合理、经济、方便、及时为目的，结合药品研制、生产、流通、使用的实际情况，借鉴国际先进药品监督管理的经验，制定有关规范，如《药品生产质量管理规范》《药品经营质量管理规范》等。

（二）具体行政行为

药品监督管理的具体行政行为是指药品监督管理部门在日常工作中，针对特定的对象，就特定事项作出的处理决定。

1. 行政许可 行政许可是指具有许可职权的行政机关根据相对人的申请，以颁发书面证照的形式依法赋予其从事某种活动的权利或资格的行为。如药品监督管理部门根据相对人的申请，依法发给《药品生产许可证》《药品经营许可证》的行为等。

2. 注册管理 药品注册是指药品监督管理部门依照法定程序，对拟上市销售的药品的安全性、有效性、质量可控性等进行系统评价，并作出是否同意进行药物临床研究、生产药品或者进口药品决定的审批过程。药品注册管理是法定的控制药品市场准入的前置性药品管理制度。其目的是通过这种“事前管理”，确保公众用药安全、有效。

3. 监督抽验 药品监督抽查检验是指药品监督管理部门在药品生产、经营和使用监督检查活动中根据检查需要，按规定抽取样品，按照国家药品标准进行检验，以确定其质量是否合格的活动。药品质量监督抽查检验是一种强制性检验。药品监督管理部门根据质量抽验结果，定期发布质量公告。

4. 行政强制措施 行政强制措施是行政机关为了预防、制止或控制某种正在发生或可能发生的违法行为，或者为保全证据、确保案件查处顺利，而依法采取的暂时性强制限制。如《药品管理法》规定，对有证据证明可能危害人体健康的药品及其有关材料，药品监督管理部门可以查封、扣押。

5. 行政处罚 行政处罚是指行政机关或其他行政主体依法对违反法律或行政法规尚未构成犯罪的行政管理相对人实施的制裁。

6. 行政复议 行政复议是指公民、法人或其它药事组织，不服药品监督管理行政机关所作出的具体行政行为，依照法定程序，向承担复议职责的行政机关提出行政复议申请，由该行政机关对有争议的具体行政行为进行审查并作出行政复议决定的法律制度。

任务三　药品监督检验认知

一、药品监督检验的含义

药品监督检验是指国家设置的法定机构，依据国家的法律法规和法定标准，对研制、生产、经营、使用及进出口药品、医疗单位自制的制剂质量依法进行的检验。药品监督检验与药品生产企业的产品检验和药品经营企业的验收检验性质不同，不以营利为目的。药品监督检验是根据国家法律授予的权力进行检验，是代表国家对研制、生产、经营、使用的药品进行检验，是买卖双方以外的第三方进行检验。因此药品监督检验具有权威性、仲裁性、公正性。

药品监督检验的结果能反映药品质量情况和倾向，为药品质量监督及查处不合格和违法药品提供事实，药品监督检验结果是药品监督管理的重要依据。药品监督检验是提高药品质量、保证医药事业健康发展的重要技术手段。药品监督检验的依据是药品标准。

知识拓展

药品监督检验的法律规定

依据《药品管理法》第100条规定，药品监督管理部门根据监督管理的需要，可以对药品质量进行抽查检验。抽查检验应当按照规定抽样，并不得收取任何费用；抽样应当购买样品。所需费用按照国务院规定列支。

对有证据证明可能危害人体健康的药品及其有关材料，药品监督管理部门可以查封、扣押，并在七日内作出行政处理决定；药品需要检验的，应当自检验报告书发出之日起十五日内作出行政处理决定。

二、药品监督检验的类型

药品监督检验根据其目的和处理方法不同，可分为抽查检验、注册检验、指定检验和复验等四种类型。

（一）抽查检验

药品监督抽查检验是指药品检验机构对生产、经营和使用的药品质量进行抽查检验，可分为评价抽验和监督抽验。评价抽验是通过抽验方式，依据科学的方式评价抽验药品种类的质量状况；监督抽验是药品监督管理部门在药品监督管理工作中，对监督检查中发现的质量可疑药品进行有针对性的抽验。评价抽验的抽样工作可由药品检验机构承担，监督抽验的抽样工作由药品监督管理部门承担。

药品抽查检验分为国家和省（自治区、直辖市）两级。国家药品抽验以评价抽验为主，省级药品抽验以监督抽验为主。抽查检验结果由国家和省级药品监督管理部门发布药品质量公告。

（二）注册检验

药品注册检验分为两个方面，一是药品样品检验，即对样品进行检验，看检验出来的结果是否符合申请人申报或国家药品监督管理部门核定的标准；二是药品标准复核，是药品检验机构对申报的药品标准中检验方法进行的科学性、可行性的检验和审核。

药品注册检验由国家或省、市各级药品检验机构承担。进口药品的注册检验必须由国家级药品检定机构组织实施。

（三）指定检验

指定检验是国家对一些可能存在安全性隐患、需要加强管理的药品，在销售前或者进口时，指定药品检验机构进行强制性检验的行为。它与抽查检验不同，抽查检验是药品检验机构主动到药品生产、经营、使用单位抽取样品实施检验。抽检对象可能是上市前的药品，也可能是已经上市的药品，属药品监督管理部门日常性监督。

《中华人民共和国药品管理法》规定下列药品在销售前或者进口时，应当指定药品检验机构进行检验，未经检验或者检验不合格的，不得销售或者进口：①首次在中国境内销售的药品；②国务院药品监督管理部门规定的生物制品；③国务院规定的其他药品。

（四）复验

复验是公正判定、裁决有质量争议的药品质量检验，保护当事人的合法权益。

如果当事人对药品检验所的检验结果有异议的，可以自收到药品检验结果之日起 7 日内提出复验申请，逾期不再接受复验。复验申请应向原药品检验所或原药品检验所的上一级药品检验所提出，也可以直接向国家级药品检定机构提出申请。

以案学法

云南某检验检测技术有限公司违法案

2022 年 4 月 13 日，云南省药品监督管理局公开发布的“云南省药品监督管理局关于印发行政处罚典型案例的通知”附件中，公布了云南某检验检测技术有限公司违法案例。该公司以实验室数据造假的方式，伪造虚假药品检验报告书 119 份，涉案金额 22.6709 万元。

思考：1. 药品检验报告书应由哪些部门出具？

2. 依据《药品管理法》的相关规定，对该公司及直接负责的主管人员和其他直接责任人应如何处罚？

模块二　技能模块

项目六　药品研发与注册管理

学习导航

1935 年磺胺问世后，各种剂型的磺胺药物大量上市。可当时尚无严格的新药审批制度。1937 年美国一家药厂上市一种治喉痛的磺胺口服液体制剂，用二甘醇配制，称磺胺酏剂，上市前未作临床试验，此产品造成107 人死亡，后经试验证明，磺胺虽有毒副作用但不至于致人死亡，其毒性主要是来自工业用二甘醇。磺胺酏剂事件发生后，1938 年美国国会修改了《食品、药品、化妆品法》，要求上市药品必须有足够材料证明其安全性。我国药品研发与注册有哪些相关规定，又是如何保证药品质量的呢?

本项目主要介绍我国新药管理、新药研发的内容及药品注册管理的相关规定。

学习目标

知识目标

1. 掌握　新药的定义及分类，药品注册的定义及分类，药品批准文号的格式。
2. 熟悉　新药的研发、药品注册程序和要求、仿制药一致性评价的内容。
3. 了解　药品注册管理的重要性。

能力目标

1. 能严格遵守我国药品注册管理相关的法律法规。
2. 能对药品按类别及流程进行注册申请。

素质目标

培养药品的安全、有效、质量可控意识，最大限度地保证药品质量。

任务一　药品研发管理

一、加强新药管理的重要性

新药的研制与开发为人类健康起到了积极的作用。二十世纪以来，新药品种层出不穷，制药工业飞速发展，其工业产值增长率持久不衰。研制新药的竞争日益加剧，如何保证新药的质量和确证其安全、有效，成为新药研制的核心问题。人类新药研发史上，不断出现的药害事件使人们付出生命和鲜血的惨痛代价。如1956年上市的反应停（沙利度胺）造成1万余名畸形儿，成为20世纪人类重大灾难性事件之一；20世纪60年代发生的斯蒙事件，据统计，数年间斯蒙症患者为7800多人，死亡350多人。这些药害事件的发生，其根本原因是新药没确证其安全性便使用于人体，轻则毒害人体健康，重则致人死亡。因此，必须通过法律等强制性手段规范药品的研究过程，对药品进行注册监管。

二、我国对新药管理的有关规定

新药管理的中心内容，就是保证新药的安全和有效。自20世纪60年代以来，我国相继发布了一系列新药管理的法律法规，依法管理新药，保证新药质量。

1963年，卫生部、化工部、商业部颁发了《关于加强药政管理的若干规定》。对新药的定义、报批程序、新药临床和生产审批作了明确规定。

1965年，卫生部、化工部颁发了《药品新产品管理办法》（试行）。

1984年，全国人大通过并颁发了《药品管理法》，规定了新药的定义和审批原则。

1985年，卫生部颁发了《新药审批办法》等规章。

1999年，国务院药品监督管理部门修订了《新药审批办法》；颁布了《药物非临床研究质量管理规范》、《药物临床试验质量管理规范》等规章。

2001年，全国人大常委会修订了《药品管理法》，依法加强新药的审批管理。

2002年，国务院颁布了《药品管理法实施条例》，对新药的概念进行了修订。

2005年，国务院药品监督管理部门发布了《药品注册管理办法》。2007年进行了修订。实施药品注册管理，将会提高我国新药研制水平和新药质量，提高药品信誉，增强我国药品在国际贸易中的竞争力。

2015年，国务院制定了《关于改革药品医疗器械审评审批制度的意见》。

2017年，中共中央办公厅、国务院办公厅印发了《关于深化审评审批制度改革鼓励药品医疗器械创新的意见》。

2020年1月15日，新修订的《药品注册管理办法》经国家市场监督管理总局2020年第1次局务会议审议通过，于2020年3月30日公布，自2020年7月1日起施行。

三、新药的定义及分类

2015年8月，国务院发布的《关于改革药品医疗器械审评审批制度的意见》中，将药品分为新药和仿制药。将新药由现行的“未曾在中国境内上市销售的药品”调整为“未在中国境内外上市销售的药品”。根据物质基础的原创性和新颖性，将新药分为创新药和改良型新药。

2016年，国家食品药品监督管理总局发布的《化学药品注册分类改革工作方案》中提出，创新药指含有新的结构明确的、具有药理作用的化合物，且具有临床价值的药品。改良型新药指在已知活性成分的基础上，对其结构、剂型、处方工艺、给药途径、适应证等进行优化，且具有明显临床优势的药品。

四、新药研发的内容及管理

《药品管理法》第5条规定："国家鼓励研究和创制新药，保护公民、法人和其他组织研究、开发新药的合法权益"。

药物研究大致可分为临床前研究和临床试验两个阶段。

（一）药物临床前研究

1. 临床前研究的内容　临床前研究又称非临床安全性评价研究，指为评价药物安全性，在实验室条件下用实验系统进行的试验，包括安全药理学试验、单次给药毒性试验、重复给药毒性试验、生殖毒性试验、遗传毒性试验、致癌性试验、局部毒性试验、免疫原性试验、依赖性试验、毒代动力学试验以及与评价药物安全性有关的其他试验。实验系统指用于非临床安全性评价研究的动物、植物、微生物以及器官、组织、细胞、基因等。这一阶段试验研究对象虽然是动植物，但它是为下一步人体临床试验所做的基础性研究工作，必须非常慎重。

药物的非临床安全性评价研究包括药物的合成工艺、提取方法、理化性质及纯度、剂型选择、处方筛选、制备工艺、检验方法、质量指标、稳定性、药理、毒理、动物药代动力学研究等。中药制剂还包括原药材的来源、加工及炮制等的研究；生物制品还包括菌毒种、细胞株、生物组织等起始原材料的来源、质量标准、保存条件、生物学特征、遗传稳定性及免疫学的研究等。

2. 药物非临床研究质量管理规范　《药品注册管理办法》规定，药物非临床安全性评价研究应当在经过药物非临床研究质量管理规范认证的机构开展，并遵守《药物非临床研究质量管理规范》（Good Laboratory Practice，简称GLP）。我国目前执行的是2017年的GLP修订版。

GLP是对有关非临床安全性评价研究机构运行管理和非临床安全性评价研究项目试验方案设计、组织实施、执行、检查、记录、存档和报告等全过程的质量管理要求。包括总则、术语及其定义、组织机构和人员、设施、仪器设备和实验材料、实验系统、标准操作规程、研究工作的实施、质量保证、资料档案、委托方、附则等。其目的是通过全过程的管理，提高药品非临床安全性评价研究的质量，确保实验资料的真实性、完整性和可靠性，保障人民用药安全。

（二）药物临床试验

1. 临床试验的内容　临床试验，指以人体（患者或健康受试者）为对象的试验，意在发现或验证某种试验药物的临床医学、药理学以及其他药效学作用、不良反应，或者试验药物的吸收、分布、代谢和排泄，以确定药物的疗效与安全性的系统性试验。由于人类和动物对新药的药效学及药代动力学等存在种族差异，而且，动物的病理模型与人类的疾病有差别，以致对某些动物试验有效、耐受性良好的药物，在人体应用时与动物实验结果相反，产生无效或不耐受。因此，只有经过临床试验后，才能确证该药是否有实际应用价值。临床试验的结论，是药监部门批准新药的主要依据。

药物临床试验应当经药品审评中心批准，其中生物等效性试验应当备案。

药物临床试验分为Ⅰ期临床试验、Ⅱ期临床试验、Ⅲ期临床试验、Ⅳ期临床试验以及生物等效性试验。根据药物特点和研究目的，研究内容包括临床药理学研究、探索性临床试验、确证性临床试验和上市后研究。申请新药注册一般应当进行Ⅰ、Ⅱ、Ⅲ期临床试验。

Ⅰ期临床试验　初步的临床药理学及人体安全性评价试验。观察人体对于新药的耐受程度和药代动力学，为制定给药方案提供依据。化学药品最低病例数要求为20～30例。

Ⅱ期临床试验　治疗作用初步评价阶段。其目的是初步评价药物对目标适应证患者的治疗作用和安全性，也包括为Ⅲ期临床试验研究设计和给药剂量方案的确定提供依据。此阶段的研究设计可以根据具体的研究目的，采用多种形式，包括随机盲法对照临床试验。化学药品最低病例数要求为100例。

Ⅲ期临床试验　治疗作用确证阶段。其目的是进一步验证药物对目标适应证患者的治疗作用和安全性，评价利益与风险关系，最终为药物注册申请的审查提供充分的依据。试验一般应为具有足够样本量的随机盲法对照试验。化学药品最低病例数要求为300例。

Ⅳ期临床试验　新药上市后由持有人自主进行的应用研究阶段。其目的是对药品的安全性、有效性和质量可控性进行进一步确证，加强对已上市药品的持续管理。病例数一般为2000例。

生物等效性试验，是指用生物利用度研究的方法，以药代动力学参数为指标，比较同一种药物的相同或者不同剂型的制剂，在相同的试验条件下，其活性成分吸收程度和速度有无统计学差异的人体试验。

2. 药物临床试验质量管理规范　《药品注册管理办法》规定，药物临床试验应当在符合相关规定的药物临床试验机构开展，并遵守《药物临床试验质量管理规范》（good clinical practice，简称GCP）。新修订的GCP于2020年7月1日施行。

GCP是药物临床试验全过程的质量标准，包括方案设计、组织实施、监查、稽查、记录、分析、总结和报告。GCP对保证药品临床试验过程规范，结果科学可靠，保护受试者的权益并保障其安全，起到了很好的作用。

（1）受试者的权益保障　药物临床试验应当符合《世界医学大会赫尔辛基宣言》原则及相关伦理要求，受试者的权益和安全是考虑的首要因素，优先于对科学和社会的获益。伦理审查与知情同意是保障受试者权益的重要措施。伦理委员会的职责是保护受试者的权益和安全，应当特别关注弱势受试者。

（2）临床试验的实施条件　药物临床试验应当有充分的科学依据。临床试验应当权衡受试者和社会的预期风险和获益，只有当预期的获益大于风险时，方可实施或者继续临床试验。临床试验的实施应当遵守利益冲突回避原则。

（3）试验方案　试验方案应当清晰、详细、可操作。试验方案在获得伦理委员会同意后方可执行。研究者在临床试验过程中应当遵守试验方案，凡涉及医学判断或临床决策应当由临床医生做出。

所有临床试验的纸质或电子资料应当被妥善地记录、处理和保存，能够准确地报告、解释和确认。应当保护受试者的隐私和其相关信息的保密性。

（4）质量保证　临床试验的质量管理体系应当覆盖临床试验的全过程，重点是受试者保护、试验结果可靠以及遵守相关法律法规。

任务二　药品注册管理

药品注册管理是法定的控制药品市场准入的前置性药品管理制度。在国外一般称为药品的上市许可管理，它是国际通用的药品管理模式之一。其目的是通过这种“事前管理”，确保公众用药安全、有效。药品注册工作是国家对药品实施监督管理的第一个环节，是保证药品安全有效的关键措施。我国的药品注册管理制度，是在多年药品监督管理的工作实践中不断总结经验，并借鉴国外先进的管理方式，结合我国国情，逐步发展和完善的。

一、药品注册的定义及分类

（一）药品注册的定义

药品注册是指药品注册申请人依照法定程序和相关要求提出药物临床试验、药品上市许可、再注册等申请以及补充申请，药品监督管理部门基于法律法规和现有科学认知进行安全性、有效性和质量可控性等审查，决定是否同意其申请的活动。

申请人应当为能够承担相应法律责任的企业或者药品研制机构等。境外申请人应当指定中国境内的企业法人办理相关药品注册事项。

申请人取得药品注册证书后，为药品上市许可持有人。

（二）药品注册的分类

药品注册按照中药、化学药和生物制品等进行分类注册管理。

中药注册按照中药创新药、中药改良型新药、古代经典名方中药复方制剂、同名同方药等进行分类。

化学药注册按照化学药创新药、化学药改良型新药、仿制药等进行分类。

生物制品注册按照生物制品创新药、生物制品改良型新药、已上市生物制品（含生物类似药）等进行分类。

二、药品注册管理

国家药品监督管理局主管全国药品注册管理工作，负责建立药品注册管理工作体系和制度，制定药品注册管理规范，依法组织药品注册审评审批以及相关的监督管理工作。国家药品监督管理局药品审评中心负责药物临床试验申请、药品上市许可申请、补充申请和境外生产药品再注册申请等的审评。中国食品药品检定研究院、国家药典委员会、国家药品监督管理局食品药品审核查验中心、国家药品监督管理局药品评价中心、国家药品监督管理局行政事项受理服务和投诉举报中心、国家药品监督管理局信息中心等药品专业技术机构，承担依法实施药品注册管理所需的药品注册检验、通用名称核准、核查、监测与评价、制证送达以及相应的信息化建设与管理等相关工作。

药品注册管理遵循公开、公平、公正原则，以临床价值为导向，鼓励研究和创制新药，积极推动仿制药发展。

国家药品监督管理局持续推进审评审批制度改革，优化审评审批程序，提高审评审批效率，建立以审评为主导，检验、核查、监测与评价等为支撑的药品注册管理体系。

知识拓展

国内外官方网站药品注册信息查询链接

一、国内官方网站药品注册信息查询

1. 国家药品监督管理局网站 http：//www. nmpa. gov. cn/

药品注册进度查询、药品注册批件发送信息、药品注册补充申请备案情况公示、药品注册相关专利信息公开公示、中药提取物备案公示、药物临床试验机构名单等在国家药品监督管理局网站查询。

2. 国家药品监督管理局药品审评中心网站 http：//www. cde. org. cn/

临床试验通知书查询、原料药、药用辅料和药包材登记信息公示、上市药品目录集、仿制药质量与疗效一致性评价专栏、优先审评公示、常用药用辅料数据库、临床试验数据库、已有批准文号与在审品种信息等均可在以上网站进行查询。

二、国外官方网站药品注册信息查询

1. 美国食品药品管理局（FDA）网址：http：//www. fda. gov/

2. 欧盟药监局：http：//www. ema. europa. eu/ema/

三、药品上市许可

（一）药品上市许可审批程序

申请人在完成支持药品上市注册的药学、药理毒理学和药物临床试验等研究，确定质量标准，完成商业规模生产工艺验证，并做好接受药品注册核查检验的准备后，可向药品审评中心提出药品上市许可申请，按照申报资料要求提交相关研究资料。经对申报资料进行形式审查，符合要求的，予以受理。

药品审评中心应当组织药学、医学和其他技术人员，按要求对已受理的药品上市许可申请进行审评。审评过程中基于风险启动药品注册核查、检验，相关技术机构应当在规定时限内完成核查、检验工作。药品审评中心根据药品注册申报资料、核查结果、检验结果等，对药品的安全性、有效性和质量可控性等进行综合审评，非处方药还应当转药品评价中心进行非处方药适宜性审查。

综合审评结论通过的，批准药品上市，发给药品注册证书。综合审评结论不通过的，作出不予批准决定。药品注册证书载明药品批准文号、持有人、生产企业等信息。非处方药的药品注册证书还应当注明非处方药类别。

境内生产药品批准文号格式为：国药准字 H（Z、S）＋四位年号＋四位顺序号。中国香港、澳门和台湾地区生产药品批准文号格式为：国药准字 H（Z、S）C＋四位年号＋四位顺序号。

境外生产药品批准文号格式为：国药准字 H（Z、S）J＋四位年号＋四位顺序号。

其中，H 代表化学药，Z 代表中药，S 代表生物制品。

（二）关联审评审批

国家药品监督管理局建立化学原料药、辅料及直接接触药品的包装材料和容器关联审评审批制度。在审批药品制剂时，对化学原料药一并审评审批，对相关辅料、直接接触药品的包装材料和容器一并审评。

（三）药品加快上市注册

1. 突破性治疗药物 药物临床试验期间，用于防治严重危及生命或者严重影响生存质量的疾病，且尚无有效防治手段或者与现有治疗手段相比有足够证据表明具有明显临床优势的创新药或者改良型新药等，申请人可以申请适用突破性治疗药物程序。

2. 附条件批准 药物临床试验期间，符合以下情形的药品，可以申请附条件批准：治疗严重危及生命且尚无有效治疗手段的疾病的药品，药物临床试验已有数据证实疗效并能预测其临床价值的；公共卫生方面急需的药品，药物临床试验已有数据显示疗效并能预测其临床价值的；应对重大突发公共卫生事件急需的疫苗或者国家卫生健康委员会认定急需的其他疫苗，经评估获益大于风险的。

3. 优先审评审批 药品上市许可申请时，以下具有明显临床价值的药品，可以申请适用优先审评审批程序：临床急需的短缺药品、防治重大传染病和罕见病等疾病的创新药和改良型新药；符合儿童生理特征的儿童用药品新品种、剂型和规格；疾病预防、控制急需的疫苗和创新疫苗；纳入突破性治疗药物程序的药品；符合附条件批准的药品；国家药品监督管理局规定其他优先审评审批的情形。

4. 特别审批 在发生突发公共卫生事件的威胁时以及突发公共卫生事件发生后，国家药品监督管理局可以依法决定对突发公共卫生事件应急所需防治药品实行特别审批。对实施特别审批的药品注册申请，国家药品监督管理局按照统一指挥、早期介入、快速高效、科学审批的原则，组织加快并同步开展药品注册受理、审评、核查、检验工作。

自2019年底新型冠状病毒感染疫情发生以来，药品监管部门遵照习近平总书记重要讲话精神和党中央、国务院决策部署，努力发挥国家药品医疗器械应急平台作用，积极服务药品疫苗研发，加快药品医疗器械应急审评审批，强化质量安全监管，全力为做好疫情防控工作提供保障。截至2022年底，共批准上市45个核酸检测试剂、41个抗体检测试剂、50个抗原检测试剂。同时，国家药监局组织专业人员，研审联动，全力推动疫苗研发工作，对达到安全、有效、质量可控，并且符合审评要求的疫苗注册申请加快审评。截至2022年11月底，我国企业研发的新型冠状病毒疫苗有8款获批或EUA（紧急使用授权），占全球新型冠状病毒疫苗获批或EUA的40%。

四、仿制药一致性评价

目前，我国仿制药的用量在临床使用上占了多数，但其价格远低于原研药。我国批准上市的药品中，95%是仿制药。美国2018年平均每100个处方中，就有90个处方是仿制药。开展仿制药一致性评价，保障仿制药在质量和疗效上与原研药一致，在临床上实现与原研药相互替代，不仅可以节约医疗费用，也有助于提升我国仿制药质量和制药行业的整体发展水平，保证公众用药安全有效。

（一）仿制药一致性评价的定义

仿制药一致性评价是指对已经批准上市的仿制药，按与原研药品质量和疗效一致的原则，分期分批进行质量一致性评价。

仿制药是指与被仿制药具有相同的活性成分、剂型、给药途径和治疗作用的替代药品。原研药品是指境内外首个获准上市、且具有完整和充分的安全性、有效性数据作为上市依据的药品。

（二）仿制药一致性评价的进展

仿制药一致性评价是药品审评审批改革的一项重要内容。2015年8月，根据国务院44号文件《关于改革药品医疗器械审评审批制度的意见》精神，国家药监局着手开展仿制药质量和疗效一致性评价实施工作。2016年3月，国家药监局又根据国务院《关于开展仿制药质量和疗效一致性评价的意见》指示，深化仿制药一致性评价工作进展，组织开展了一系列相关专业性培训，提高队伍专业技能，进一步完善相关制度规范，并为鼓励企业参与出台多项配套政策。截至2022年7月，国家药监局共审评通过2555个品规的一致性评价申请，涉及513个品种；累计发布参比制剂目录55批，共5378个品规，涉及2125个品种。已上市仿制药的质量得到持续提升，为深化医药卫生体制改革提供了有力支撑。

（三）仿制药一致性评价的时限

化学药品新注册分类实施前，批准上市的含基本药物品种在内的仿制药，自第一家生产企业的品种通过一致性评价后，其他药品生产企业生产的与其相同的品种原则上应在3年内完成一致性评价。逾期未完成的，企业经评估认为属于临床必需、市场短缺品种的，可向所在地省级药品监管部门提出延期评价申请，经省级药品监管部门会同卫生行政部门组织研究认定后，可予适当延期。逾期再未完成的不予再注册。

以案学法

某制药企业，依据清代名医吴鞠通《温病条辨》中的辛凉平剂“银翘散”为基础方，自主研发治疗小儿感冒用药。经查询，目前国内外均未见申报，临床存在明确需求。现本品研发已经完成药物非临床研究阶段，拟申请进入药物临床试验阶段。

思考：1. 依据药品注册管理办法，该药物应注册为哪类？

2. 该药物在许可上市前，临床试验应做几期，最低病例数分别为多少？

项目七 药品生产管理

学习导航

2006 年 8 月安徽某生物药业有限公司生产的“欣弗”克林霉素磷酸酯葡萄糖注射液在使用过程中发生药品不良反应，共造成十余人不幸死亡。此事件发生后，安徽省食品药品监督管理局迅速采取措施，对该生物公司生产的“欣弗”药品进行紧急召回、封存，停产彻查。国家食品药品监督管理局会同安徽省食品药品监督管理局对安徽华源生物药业有限公司进行现场检查，经分析认定，企业未按批准的生产工艺进行生产，记录不完整，未按标准的工艺参数灭菌，降低灭菌温度，缩短灭菌时间，增加灭菌柜装载量，影响了灭菌效果。经中国药品生物制品检定所对相关样品进行检验，结果表明，无菌检查和热源检查不符合规定。那么怎样才能生产出合格的药品？药品在生产质量管理过程中又有哪些相关规定呢？

本项目主要介绍药品生产及准入、药品生产企业的开办条件、药品生产质量管理规范的主要规定。

学习目标

知识目标

1. 掌握　药品生产质量管理规范的主要规定。
2. 熟悉　药品生产企业的开办条件及申请开办程序，药品生产的监督管理。
3. 了解　药品生产的概念及特点。

能力目标

1. 能根据国家现行 GMP 等要求，正确开展药品生产和质量管理工作，确保生产的药品是合格的。
2. 能按照药品生产的相关规定，熟知药品生产许可证的申请开办条件及程序。

素质目标

1. 树立药品生产全过程持续符合 GMP 的意识，提升药品生产和质量管理能力。
2. 具有药品安全意识，能够敬畏生命，将公众用药安全放在首位。

任务一　药品生产认知

药品质量关系到用药者的生命和健康，只有加强药品生产全过程的规范管理，才能保证药品的质量，保障人体用药安全。

一、药品生产及特点

（一）药品生产

药品生产是指将原料加工制备成防病治病物质的过程。药品生产分为原料药生产和制剂生产。

1. 原料药的生产 原料药有植物、动物或其他生物产品、无机物和有机化合物等。原料药的生产根据原材料性质的不同、加工制造方法的不同，大体分类如下。

（1）生药的加工制造 生药一般为来自植物、动物和矿物等，通常为植物或动物机体、器官、分泌物以及矿物。我国传统用中药进行加工处理的方法称为炮制，中药材必须经过蒸、炒、炙、煅等炮制操作制成中药饮片。

（2）药用元素和化合物的加工制造 主要包括从天然物（植物、动物）分离提取制备；用化学合成法（合成法、半合成法）制备，如维生素、甾体、激素等。

（3）用生物技术获得的生物材料的生物制品 生物技术有普通生物技术、基因工程、细胞工程、蛋白质工程、发酵工程等，生产材料有微生物、细胞、各种动物和人体的细胞及体液等。

2. 制剂的生产 制剂生产是指将原料药制成一定剂型（供临床使用的制剂）的生产。由各种来源和不同方法制得的原料药，需进一步制成适合于医疗或预防用的形式，即药物制剂（或称药物剂型），用于患者，如大输液、粉针剂、水针剂、片剂、胶囊剂、颗粒剂、丸剂、软膏剂等。各种不同的剂型有不同的加工制造方法。

（二）药品生产的特点

同其他行业相比，药品生产主要有以下特点。

1. 药品生产必须经过严格的审批 药品生产企业的开办，不同于一般的生产企业。一般企业只要资金到位，依法登记，就可以营业生产，不需要事先经过行政机关的审批。药品生产企业的建立，有严格的法定条件，《药品管理法》规定："药品上市许可持有人自行生产药品的，应当依照本法规定取得药品生产许可证""在中国境内上市的药品，应当经国务院药品监督管理部门批准，取得药品注册证书"。

2. 药品种类多、更新快、生产技术复杂 新药的研制开发，使药品种类不断增多，对药品生产企业设施设备、人员素质等要求越来越高。药品的生产技术涉及化学、药学、生物学、医学、化学工程等诸多领域，生产过程中许多问题必须综合运用多种科学知识和技术来解决。药品生产技术水平，反映了一个国家的生产技术水平。

3. 产品质量要求严格 药品的特殊性决定了药品质量的严格性。一般产品有合格品、次品和等外品之分，有些产品的次品、等外品仍具有一定使用价值。药品则不同，不合格品完全不能使用。药品出厂要经过严格的质量检验，必须符合法定的药品标准。

4. 生产管理规范化 为了保证药品质量，国家颁布和修订了《药品生产质量管理规范》(GMP)。生产企业应当遵守GMP的相关规定，加强药品生产各环节的管理。

二、药品生产管理的含义

药品生产管理可从宏观管理和微观管理两方面来理解。

宏观管理指国家按法定程序制定法律、法规，设置管理的部门或机构，通过法律的、政策的、经济的、行政的等各种手段，保证药品生产质量。同时依据国民经济计划制定产业政策，合理配置资源，满足社会对药品的需求。

微观管理有两层含义：一是药品生产企业对自身的管理，每个药品生产企业都是由相应的部门和车间构成的，每个人、每个班组、每个车间应该完成哪些工作，负有哪些责任，实现哪些目标，这些都属于企业对自身的管理问题；二是对药品生产的过程进行管理，从原料进厂至成品出厂进行合理的组织、指挥和调度，包括生产指挥系统的建立，生产过程的组织，生产计划的编制以及设备、技术、安全、质量、能源、环境保护等方面的管理工作。

2004 年 8 月 5 日经国家食品药品监督管理局审议通过，公布施行了《药品生产监督管理办法》，药品监督管理部门依法对药品生产条件和生产过程进行审查、许可、监督检查等管理活动。2017 年 11 月 7 日国家食品药品监督管理总局局务会议，对该办法的部分规章进行了修订。2020 年 1 月 15 日经国家市场监督管理总局审议通过，《药品生产监督管理办法》进行了再一次的修订，自 2020 年 7 月 1 日正式施行。

任务二　药品生产准入及监督管理

生产企业是应用现代科学技术，自主地从事商品生产、经营活动，实行独立核算，具有法人地位的经济实体。

药品生产企业，亦即制药企业，是指生产药品的专营企业或者兼营企业。

国家药品监督管理部门依法对药品生产企业进行监督管理，包括药品生产企业的开办申请与审批、药品生产许可证管理、药品生产全过程与质量管理以及日常监督检查管理等，依法进行的药品生产监督管理，可以保证药品质量，保障公众用药安全。

一、药品生产企业的开办条件

《药品管理法》规定：“从事药品生产活动，应当经所在地省、自治区、直辖市人民政府药品监督管理部门批准，取得药品生产许可证。无药品生产许可证的，不得生产药品”。药品生产企业需要以下开办条件。

1. 具有依法经过资格认定的药学技术人员、工程技术人员及相应的技术工人。人员是药品生产的首要条件。“依法经过资格认定”的药学技术人员，是指依照国家有关规定，取得药师、工程师等专业技术职称，具有药品生产所需要的专业技术的人员。

2. 具有与药品生产相适应的厂房、设施和卫生环境。为保证生产药品的质量，消除可能产生的污染、混淆、差错等质量隐患，对药品生产的厂房、设施和卫生条件必须有严格的规定，确保药品生产的“硬件”符合《药品生产质量管理规范》的要求。

3. 具有能对所生产药品进行质量管理和质量检验的机构、人员及必要的仪器设备。能够对本企业生产的药品进行质量管理和质量检验，是国家对药品生产企业最基本的要求。不符合《药品生产质量管理规范》要求的质量管理和质量检验机构、人员及必要的仪器设备，就不可能保证药品生产的质量。

4. 具有保证药品质量的规章制度。开办药品生产企业不仅“硬件”要符合要求，还需要建立健全企业规章制度、科学规范管理，使之真正起到保证药品质量的关键作用。

5. 开办药品生产企业应符合国家发布的药品行业发展规划和产业政策。

从事疫苗生产活动的，还应当具备下列条件：①具备适度规模和足够的产能储备；②具有保证生物安全的制度和设施、设备；③符合疾病预防、控制需要。

二、药品生产企业开办的法定程序

药品生产企业的申请人，应当向拟办企业所在地省、自治区、直辖市药品监督管理部门提出申请药品生产许可证，省级药品监督管理部门收到申请后，应当根据不同情况作出是否同意颁发许可证的决定。

依据《药品生产监督管理办法》（2020 年 1 月 22 日国家市场监督管理总局令第 28 号公布）的规定，药品生产许可证有效期为五年，分为正本和副本。药品生产许可证样式由国家药品监督管理局统一制定。药品生产许可证电子证书与纸质证书具有同等法律效力。

药品生产许可证应当载明许可证编号、分类码、企业名称、统一社会信用代码、住所（经营场所）、法定代表人、企业负责人、生产负责人、质量负责人、质量授权人、生产地址和生产范围、发证机关、发证日期、有效期限等项目。

三、生产药品的管理

国家药品监督管理部门对企业生产药品的申请和相关资料进行审查，符合规定条件的，发给药品批准文号。生产新药或者已有国家标准的药品，都必须经国家药品监督管理部门批准，取得药品批准文号；生产没有实施批准文号管理的中药材和中药饮片除外，对中药材、中药饮片逐步实施批准文号管理。药品生产企业在取得药品批准文号后，方可生产该药品。药品批准文号的有效期为 5 年，期满前 6 个月需再申请审批。药品生产许可证和药品批准文号是药品生产企业有权生产药品的资格证明，二者缺一不可。

四、药品质量检验的管理

药品生产企业必须对其生产的药品进行质量检验，不符合国家药品标准，不得出厂。生产药品所需的原料、辅料，必须符合药用要求。

任务三　药品生产质量管理

一、我国药品生产质量管理简介

1949 年以前，我国没有正规制药厂，只是在沿海城市有几个厂房简陋、设备简单的制剂加工厂，生产极为有限的几种制剂。1949 年 10 月以后，在党和政府的领导下，逐步建立起自己的医药工业，基本满足了人民的用药需求。我国药品生产质量管理水平是随着药品品种增加、技术水平的提高以及制药设备和检测仪器的现代化而逐步提高的，管理过程大体分为四个阶段。

1. 严格药品质量检验阶段（1953—1979 年） 这一阶段初期，随着药品生产的发展，品种逐渐增多，但由于质量管理跟不上，制剂产品和原料药品出现了一些质量问题。为了解决这些问题，1965 年 4 月中国医药工业公司在北京召开了第一次干部会议，重点讨论了提高和保证药品质量的问题。同年 6 月在上海召开片剂现场会，推广上海黄河制药厂保证质量、加强质量管理的经验，提出了“四消灭，一保证”的质量管理方针。对已生产的原料药品和制剂产品中药典不够明确或未收录项目，要求制定质量标准和检验方法。要求药品生产企业必须建立专职质量管理机构和专职质量检验人员，加强药品质量检验。这一阶段，党和国家及有关部门多次强调“质量第一”的方针，建立健全了质量管理制度，使质量管理逐步走向规范化。

2. 全面质量管理阶段（1980—1985 年） 20 世纪 80 年代后，我国实行改革开放政策，制药企业引入了全面质量管理。1980 年 3 月，国家经济委员会颁发《工业企业全面质量管理暂行办法》，强调指出：全面质量管理是现代工业企业生产中一种科学的质量管理方法，是企业管理的中心环节，是对产品从设计、试制、生产、制造到售后服务的整个过程进行的质量管理。1984 年 9 月 20 日，第六届全国人民代表大会第七次常务委员会通过了《中华人民共和国药品管理法》，1985 年 7 月 1 日正式施行。《药品管理法》及实施办法规定，国家推行《药品生产质量管理规范》。药品生产企业应按《药品生产质量管理规范》的要求，制定和执行保证药品质量的规章制度和卫生要求。

3. 推行药品生产质量管理规范阶段（1986—2000 年） 我国自 20 世纪 80 年代初引进了“药品生产质量管理规范”的概念。1986 年 5 月，国家医药管理局制定了《医药生产企业推行全面质量管理的基本要求》，作为评价医药生产企业的依据。全面质量管理推行后，生产企业把从过去的事后检验、把关转变为预防、改进为主，从原来的管结果变为管因素，发动全员参加全过程的质量管理，依靠科学管理的理论、程序和方法，使生产经营的全过程都处于受控状态，药品生产质量有了很大提高。1988 年卫生部颁布了我国《药品生产质量管理规范》，并进行了两次修订。

4. 全面实行药品生产质量管理规范阶段（2001 年至今） 《药品管理法》2001 年修订的第 9 条规定：药品生产企业必须按照《药品生产质量管理规范》组织生产。药品监督管理部门按照规定对药品生产企业是否符合《药品生产质量管理规范》的要求进行认证，对认证合格的，发给认证证书。《药品管理法》赋予了强制实施《药品生产质量管理规范》的法律依据，为提高药品质量，促进医药工业的发展奠定了法律基础。截至 2004 年 6 月，实现了所有原料药和制剂均在符合药品生产质量管理规范的条件下生产的目标。2019 年将上述条款修订至第 43 条：从事药品生产活动，应当遵守药品生产质量管理规范，建立健全药品生产质量管理体系，保证药品生产全过程持续符合法定要求。药品监督管理部门不再对药品生产企业是否符合《药品生产质量管理规范》的要求进行认证。

二、《药品生产质量管理规范》简介

《药品生产质量管理规范》最早是由美国坦普尔大学六位制药专家提出的全面质量管理方案，是专为制药工业进行质量管理制定的。它的英文全称是：Good Manufacturing Practice for Drugs，简称为药品 GMP。1963 年，美国食品药品管理局（FDA）颁布了世界上第一部药品 GMP。1969 年世界卫生组织（WHO）在第 22 届世界卫生大会上，建议各成员国的药品生产采用药品 GMP 制度。

为了对药品生产过程进行严格的管理，确保药品的质量，借鉴国外的经验，我国在 20 世纪 80 年代初期制定了《药品生产管理规范（试行本）》，1988 年由卫生部颁布了《药品生产质量管理规范》，并于 1992 年、1998 年、2010 年进行了 3 次修订，2010 年修订版于 2011 年 3 月 1 日起施行。

《药品生产质量管理规范（2019 年修订）》作为质量管理体系的一部分，是药品生产管理和质量控制的基本要求，旨在最大限度地降低药品生产过程中污染、交叉污染以及混淆、差错等风险，确保持续稳定地生产出符合预定用途和注册要求的药品。实践证明，药品 GMP 是制药企业进行质量管理的优良必备制度，是使药品安全有效、稳定均一的可靠保证。实施药品 GMP 能有效防止药物污染、混淆、差错，并能保证重复生产出始终如一的高质量药品；有利于对药品生产质量进行监督管理，为管理部门提供了监督检查药品生产质量的标准化依据；药品 GMP 也是国际贸易的“通行证”，世界卫生组织的“国际贸易中药品质量签证体制”中规定，出口药品生产企业必须按照药品 GMP 要求进行监督，是否按照药品 GMP 要求生产药品已成为药品能否进入国际市场的先决条件；实施药品 GMP 有利于我国制药企业参与国际竞争，缩小和国际的差距。和先进国家相比，我国现有药品生产企业在整体上呈现多、小、散、低的格局，生产集中度较低，自主创新能力不足。实施新版药品 GMP，是顺应国家战略性新兴产业发展和转变经济发展方式的要求，有利于促进医药行业资源向优势企业集中，淘汰落后生产力；有利于调整医药经济结构，促进产业升级；有利于培育具有国际竞争力的企业，加快医药产品进入国际市场。

三、我国 GMP 的基本要素

实施药品 GMP 主要有三要素：硬件、软件和人员。硬件系指药品生产的总体布局、生产环境及设备设施。软件系指完整的管理体系，规范企业行为的一系列标准，执行标准结果的记录，包括组织机构、组织工作、生产工艺、记录、制度、方法、文件化程序、培训等，可概括为以智力为主的投入产出。人员包括“软、硬件”系统的制定者和执行者。

1. “硬件”是基础 实行药品 GMP 管理是关系到制药企业能否发展的大事，而硬件是实施药品 GMP 的必要条件。制药企业实施 GMP 的最终目的是最大限度降低药品生产过程中污染、交叉污染，以及混淆、差错等风险，确保持续稳定地生产出符合规定用途和注册要求的药品。从药品 GMP 实施的目的就可以看出，最终是要确保持续稳定地生产出符合规定用途和注册要求的药品。没有良好的厂房设备、完善的设施，就很难生产出符合规定用途和注册要求的药品，有了这样的生产能力之后才能够谈及其他。

2. “软件”是保障 “软件”系统能准确反映出该国、该企业的管理和技术水平。但由于“软件”不如“硬件”那样直观、引人注目，所以常被忽视。众所周知，药品质量是设计和制造出来的，而药品质量是要通过遵循各种标准的操作和管理来保证。这就需要建立一套具有实用性、可行性且经过验证的软件。同其他事物一样，企业的软件管理也经历了一个形成、发展和完善的过程，技术标准、管理标准、工作标准是在长期的生产过程及各类验收检查、质量审计中逐步形成的，这一时期的各类标准是低水平的、粗线条的。

3. 人员是保证 对于制药企业来说，在药品的设计、研制、生产、质控到销售的全过程中，人员是最重要的因素，是组成药品 GMP 的第一要素。因为优良的硬件设备要由人来设计和操作，好的“软件”系统要由人来制定和执行，同时人又是造成药品污染和混淆的最大污染源和肇事者，因此，离开了具有高素质、具有药品 GMP 理念的人，再好的“硬件”和“软件”都难以发挥作用，不能保证生产出高质量的药品。

四、《药品生产质量管理规范》的主要内容

药品 GMP 吸收了国际先进经验，结合了我国国情，按照“软件硬件并重”的原则，贯彻质量风险

管理和药品生产全过程管理的理念，更加注重科学性，强调指导性和可操作性，达到了与世界卫生组织药品 GMP 的一致性。

药品 GMP 共 14 章 313 条，具有以下主要特点。一是加强了药品生产质量管理体系建设，大幅提高对企业质量管理软件方面的要求。细化了对构建实用、有效质量管理体系的要求，强化药品生产关键环节的控制和管理，以促进企业质量管理水平的提高。二是全面强化了从业人员的素质目标，增加了对从事药品生产质量管理人员素质目标的条款和内容，进一步明确职责。例如，新版药品 GMP 明确药品生产企业的关键人员包括企业负责人、生产管理负责人、质量管理负责人、质量授权人等必须具有的资质和应履行的职责。三是细化了操作规程、生产记录等文件管理规定，增加了指导性和可操作性。四是进一步完善了药品安全保障措施。引入了质量风险管理的概念，在原辅料采购、生产工艺变更、操作中的偏差处理、发现问题的调查和纠正、上市后药品质量的监控等方面，增加了供应商审计、变更控制、纠正和预防措施、产品质量回顾分析等新制度和措施，对各个环节可能出现的风险进行管理和控制，主动防范质量事故的发生。提高了无菌制剂生产环境标准，增加了生产环境在线监测要求，提高无菌药品的质量保证水平。

（一）总则

本规范为药品生产质量管理的基本要求。企业应当建立药品质量管理体系，该体系应当涵盖影响药品质量的所有因素，包括确保药品质量符合预定用途的有组织、有计划的全部活动。企业应当严格执行 GMP，坚持诚实守信，禁止任何虚假、欺骗行为。

（二）质量管理

企业应当建立符合药品质量管理要求的质量目标，将药品注册的有关安全、有效和质量可控的所有要求，系统地贯彻到药品生产、控制及产品放行、贮存、发运的全过程中，确保所生产的药品符合预定用途和注册要求。

1. 质量保证 质量保证是质量管理体系的一部分。企业必须建立质量保证系统，同时建立完整的文件体系，以保证系统有效运行。

质量保证系统包括：药品的设计与研发体现 GMP 要求；生产管理和质量控制活动符合 GMP 要求；管理职责明确；采购和使用的原辅料和包装材料正确无误；中间产品得到有效控制；确认、验证的实施；严格按照规程进行生产、检查、检验和复核；每批产品经质量授权人批准后方可放行；在贮存、发运和随后的各种操作过程中有保证药品质量的适当措施；按照自检操作规程，定期检查评估质量保证系统的有效性和适用性。

2. 质量控制 质量控制包括相应的组织机构、文件系统以及取样、检验等，确保物料或产品在放行前完成必要的检验，确认其质量符合要求。

质量控制的基本要求：应当配备适当的设施、设备、仪器和经过培训的人员，有效、可靠地完成所有质量控制的相关活动；应当有批准的操作规程，用于原辅料、包装材料、中间产品、待包装产品和成品的取样、检查、检验以及产品的稳定性考察，必要时进行环境监测，以确保符合 GMP 的要求；由经授权的人员按照规定的方法对原辅料、包装材料、中间产品、待包装产品和成品取样；检验方法应当经过验证；取样、检查、检验应当有记录，偏差应当经过调查并记录；物料、中间产品、待包装产品和成品必须按照质量标准进行检查和检验，并有记录；物料和最终包装的成品应当有足够的留样（留样是指企业按规定保存的、用于药品质量追溯或调查的物料、产品样品。用于产品稳定性考察的样品不属于留样），以备必要的检查或检验；除最终包装容器过大的成品外，成品的留样包装应当与最终包装相同。

3. 质量风险管理 产品生命周期指产品从最初的研发、上市直至退市的所有阶段。质量风险管理是在整个产品生命周期中采用前瞻或回顾的方式，对质量风险进行评估、控制、沟通、审核的系统过程。应当根据科学知识及经验对质量风险进行评估，以保证产品质量。质量风险管理过程所采用的方法、措施、形式及形成的文件应当与存在风险的级别相适应。

（三）机构与人员

企业应当建立与药品生产相适应的管理机构，并有组织机构图。应当设立独立的质量管理部门，履行质量保证和质量控制的职责。质量管理部门应当参与所有与质量有关的活动，负责审核所有与GMP有关的文件。所有人员应当明确并理解自己的职责，熟悉与其职责相关的要求，并接受必要的培训，包括上岗前培训和继续培训。

1. 关键人员 关键人员应当为企业的全职人员，至少应当包括企业负责人、生产管理负责人、质量管理负责人和质量授权人。质量管理负责人和生产管理负责人不得互相兼任，质量管理负责人和质量授权人可以兼任。应当制定操作规程确保质量授权人独立履行职责，不受企业负责人和其他人员的干扰。

企业负责人是药品质量的主要责任人，全面负责企业日常管理。为确保企业实现质量目标并按照GMP要求生产药品，企业负责人应当负责提供必要的资源，合理计划、组织和协调，保证质量管理部门独立履行其职责。

生产管理负责人应当至少具有药学或相关专业本科学历（或中级专业技术职称或执业药师资格），具有至少三年从事药品生产和质量管理的实践经验，其中至少有一年的药品生产管理经验，接受过与所生产产品相关的专业知识培训。GMP明确规定了生产管理负责人的主要职责。

质量管理负责人应当至少具有药学或相关专业本科学历（或中级专业技术职称或执业药师资格），具有至少五年从事药品生产和质量管理的实践经验，其中至少一年的药品质量管理经验，接受过与所生产产品相关的专业知识培训。GMP明确规定了质量负责人的主要职责。

生产管理负责人和质量管理负责人通常的共同职责是：审核和批准产品的工艺规程、操作规程等文件；监督厂区卫生状况；确保关键设备经过确认；确保完成生产工艺验证；确保企业所有相关人员都已经过必要的上岗前培训和继续培训，并根据实际需要调整培训内容；批准并监督委托生产；确定和监控物料和产品的贮存条件；保存记录；监督GMP执行状况；监控影响产品质量的因素。

质量授权人应当至少具有药学或相关专业本科学历（或中级专业技术职称或执业药师资格），具有至少五年从事药品生产和质量管理的实践经验，从事过药品生产过程控制和质量检验工作。质量授权人应当具有必要的专业理论知识，并经过与产品放行有关的培训，方能独立履行其职责。质量授权人的主要职责包括：一是参与企业质量体系建立、内部自检、外部质量审计、验证以及药品不良反应报告、产品召回等质量管理活动；二是承担产品放行的职责，确保每批已放行产品的生产、检验均符合相关法规、药品注册要求和质量标准；三是在产品放行前，质量授权人必须按照第二项的要求出具产品放行审核记录，并纳入批记录。

2. 培训 企业应当指定部门或专人负责培训管理工作，应当有经生产管理负责人或质量管理负责人审核或批准的培训方案或计划，培训记录应当予以保存。与药品生产、质量有关的所有人员都应当经过培训，培训的内容应当与岗位的要求相适应。除进行GMP理论和实践的培训外，还应当有相关法规、相应岗位的职责、技能的培训，并定期评估培训的实际效果。高风险操作区（如高活性、高毒性、传染性、高致敏性物料的生产区）的工作人员应当接受专门的培训。

3. 人员卫生 所有人员都应当接受卫生要求的培训，企业应当建立人员卫生操作规程，最大限度地降低人员对药品生产造成污染的风险。污染包括在生产、取样、包装或重新包装、贮存或运输等操作过程中，原辅料、中间产品、待包装产品、成品受到具有化学或微生物特性的杂质或异物的不利影响。卫生操作规程应当包括与健康、卫生习惯及人员着装相关的内容。企业应当采取措施确保人员卫生操作规程的执行，并对人员健康进行管理，并建立健康档案。直接接触药品的生产人员上岗前应当接受健康检查，以后每年至少进行一次健康检查。企业应当采取适当措施，避免体表有伤口、患有传染病或其他可能污染药品疾病的人员从事直接接触药品的生产。

参观人员和未经培训的人员不得进入生产区和质量控制区，特殊情况确需进入的，应当事先对个人卫生、更衣等事项进行指导。任何进入生产区的人员均应当按照规定更衣，工作服的选材、式样及穿戴方式应当与所从事的工作和空气洁净度级别要求相适应。进入洁净生产区的人员不得化妆和佩戴饰物。生产区、仓储区应当禁止吸烟和饮食，禁止存放食品、饮料、香烟和个人用药品等非生产用物品。操作人员应当避免裸手直接接触药品、与药品直接接触的包装材料和设备表面。

（四）厂房与设施

厂房的选址、设计、布局、建造、改造和维护必须符合药品生产要求，应当能够最大限度地避免污染、交叉污染、混淆和差错，便于清洁、操作和维护。应当根据厂房及生产防护措施综合考虑选址，厂房所处的环境应当能够最大限度地降低物料或产品遭受污染的风险。企业应当有整洁的生产环境，厂区的地面、路面及运输等不应当对药品的生产造成污染，生产、行政、生活和辅助区的总体布局应当合理，不得互相妨碍。厂区和厂房内的人、物流走向应当合理。

厂房应当有适当的照明、温度、湿度和通风，确保生产和贮存的产品质量以及相关设备性能不会直接或间接地受到影响。厂房、设施的设计和安装应当能够有效防止昆虫或其他动物进入。采取必要的措施，避免所使用的灭鼠药、杀虫剂、烟熏剂等对设备、物料、产品造成污染。防止未经批准人员的进入。生产、贮存和质量控制区不应当作为非本区工作人员的直接通道。

1. 生产区 交叉污染是指不同原料、辅料及产品之间发生的相互污染。为降低污染和交叉污染的风险，厂房、生产设施和设备应当根据所生产药品的特性、工艺流程及相应洁净度级别要求合理设计、布局和使用，并符合下列要求。

（1）应当综合考虑药品的特性、工艺和预定用途等因素，确定厂房、生产设施和设备多产品共用的可行性，并有相应评估报告。

（2）生产特殊性质的药品，如高致敏性药品（如青霉素类）或生物制品（如卡介苗或其他用活性微生物制备而成的药品），必须采用专用和独立的厂房、生产设施和设备。青霉素类药品产尘量大的操作区域应当保持相对负压，排至室外的废气应当经过净化处理并符合要求，排风口应当远离其他空气净化系统的进风口。

（3）生产β-内酰胺结构类药品、性激素类避孕药品必须使用专用设施（如独立的空气净化系统）和设备，并与其他药品生产区严格分开。

（4）生产某些激素类、细胞毒性类、高活性化学药品应当使用专用设施（如独立的空气净化系统）和设备；特殊情况下，如采取特别防护措施并经过必要的验证，上述药品制剂则可通过阶段性生产方式（阶段性生产方式是指在共用生产区内，在一段时间内集中生产某一产品，再对相应的共用生产区、设施、设备、工器具等进行彻底清洁，更换生产另一种产品的方式）共用同一生产设施和设备。

（5）用于上述第（2）、（3）、（4）项的空气净化系统，其排风应当经过净化处理。

生产区和贮存区应当有足够的空间，确保有序地存放设备、物料、中间产品、待包装产品和成品，避免不同产品或物料的混淆、交叉污染，避免生产或质量控制操作发生遗漏或差错。

洁净区是指需要对环境中尘粒及微生物数量进行控制的房间（区域），其建筑结构、装备及其使用应当能够减少该区域内污染物的引入、产生和滞留。应当根据药品品种、生产操作要求及外部环境状况等配置空调净化系统，使生产区有效通风，并有温度、湿度控制和空气净化过滤，保证药品的生产环境符合要求。洁净区与非洁净区之间、不同级别洁净区之间的压差应当不低于 10 帕斯卡。必要时，相同洁净度级别的不同功能区域（操作间）之间也应当保持适当的压差梯度。

洁净区的内表面（墙壁、地面、天棚）应当平整光滑、无裂缝、接口严密、无颗粒物脱落，避免积尘，便于有效清洁，必要时应当进行消毒。各种管道、照明设施、风口和其他公用设施的设计和安装应当避免出现不易清洁的部位，应当尽可能在生产区外部对其进行维护。排水设施应当大小适宜，并安装防止倒灌的装置。应当尽可能避免明沟排水；不可避免时，明沟宜浅，以方便清洁和消毒。

2. 仓储区 仓储区应当有足够的空间，确保有序存放待验、合格、不合格、退货或召回的原辅料、包装材料、中间产品、待包装产品和成品等各类物料和产品。仓储区的设计和建造应当确保良好的仓储条件，并有通风和照明设施。仓储区应当能够满足物料或产品的贮存条件（如温湿度、避光）和安全贮存的要求，并进行检查和监控。高活性的物料或产品以及印刷包装材料应当贮存于安全的区域。此外还对质量控制区和休息室等辅助区作出相关要求。

（五）设备

设备的设计、选型、安装、改造和维护必须符合预定用途，应当尽可能降低产生污染、交叉污染、混淆和差错的风险，便于操作、清洁、维护，以及必要时进行的消毒或灭菌。应当建立设备使用、清洁、维护和维修的操作规程，并保存相应的操作记录。应当建立并保存设备采购、安装、确认的文件和记录。

1. 设计和安装 生产设备不得对药品质量产生任何不利影响。与药品直接接触的生产设备表面应当平整、光洁、易清洗或消毒、耐腐蚀，不得与药品发生化学反应、吸附药品或向药品中释放物质。配备有适当量程和精度的衡器、量具、仪器和仪表。应当选择适当的清洗、清洁设备，并防止这类设备成为污染源。设备所用的润滑剂、冷却剂等不得对药品或容器造成污染，应当尽可能使用食用级或级别相当的润滑剂。

2. 维护和维修 设备的维护和维修不得影响产品质量。应当制定设备的预防性维护计划和操作规程，设备的维护和维修应当有相应的记录。经改造或重大维修的设备应当进行再确认，符合要求后方可用于生产。

3. 使用和清洁 主要生产和检验设备都应当有明确的操作规程。生产设备应当在确认的参数范围内使用，按照详细规定的操作规程清洁生产设备。用于药品生产或检验的设备和仪器，应当有使用日志，记录内容包括使用、清洁、维护和维修情况以及日期、时间、药品名称、规格和批号等。生产设备应当有明显的状态标识，标明设备编号和内容物（如名称、规格、批号），没有内容物的应当标明清洁状态。主要固定管道应当标明内容物名称和流向。

4. 校准 应当按照操作规程和校准计划定期对生产和检验用衡器、量具、仪表、记录和控制设备以及仪器进行校准和检查，并保存相关记录。校准的量程范围应当涵盖实际生产和检验的使用范围。确保生产和检验使用的关键衡器、量具、仪表、记录和控制设备以及仪器经过校准，所得出的数据准确、可靠。在生产、包装、仓储过程中使用自动或电子设备的，应当按照操作规程定期进行校准和检查，确保其操作功能正常。校准和检查应当有相应的记录。

5. 制药用水　制药用水应当适合其用途，并符合现行版《中华人民共和国药典》的质量标准及相关要求。制药用水至少应当采用饮用水。

水处理设备及其输送系统的设计、安装、运行和维护应当确保制药用水达到设定的质量标准。水处理设备的运行不得超出其设计能力。纯化水、注射用水储罐和输送管道所用材料应当无毒、耐腐蚀；储罐的通气口应当安装不脱落纤维的疏水性除菌滤器；管道的设计和安装应当避免死角、盲管。纯化水、注射用水的制备、贮存和分配应当能够防止微生物的滋生。纯化水可采用循环，注射用水可采用70℃以上保温循环。应当对制药用水及原水的水质进行定期监测，按照操作规程对纯化水、注射用水管道进行清洗消毒，并有相关记录。发现制药用水微生物污染达到警戒限度、纠偏限度时应当按照操作规程处理。

警戒限度是指系统的关键参数超出正常范围，但未达到纠偏限度，需要引起警觉，可能需要采取纠正措施的限度标准。纠偏限度是指系统的关键参数超出可接受标准，需要进行调查并采取纠正措施的限度标准。

（六）物料与产品

物料指原料、辅料和包装材料等。原辅料是指除包装材料之外，药品生产中使用的任何物料。药品生产所用的原辅料、与药品直接接触的包装材料应当符合相应的质量标准。药品上直接印字所用油墨应当符合食用标准要求。进口原辅料应当符合国家相关的进口管理规定。应当建立物料和产品的操作规程，确保物料和产品的正确接收、贮存、发放、使用和发运，防止污染、交叉污染、混淆和差错。

产品包括药品的中间产品、待包装产品和成品。中间产品指完成部分加工步骤的产品，尚需进一步加工方可成为待包装产品。待包装产品指尚未进行包装但已完成所有其他加工工序的产品。成品是指已完成所有生产操作步骤和最终包装的产品。原辅料、中间产品和待包装产品、包装材料、成品、特殊管理的物料和产品均应符合相应的操作规程，确保物料与产品的正确无误。

不合格的物料、中间产品、待包装产品和成品的每个包装容器上均应当有清晰醒目的标志，并在隔离区内妥善保存。产品回收需经预先批准，并对相关的质量风险进行充分评估，根据评估结论决定是否回收。

（七）确认与验证

确认是指证明厂房、设施、设备能正确运行并可达到预期结果的一系列活动。验证是指证明任何操作规程（或方法）、生产工艺或系统能够达到预期结果的一系列活动。企业应当确定需要进行的确认或验证工作，以证明有关操作的关键要素能够得到有效控制。确认或验证的范围和程度应当经过风险评估来确定。企业的厂房、设施、设备和检验仪器应当经过确认，应当采用经过验证的生产工艺、操作规程和检验方法进行生产、操作和检验，并保持持续的验证状态。

应当建立确认与验证的文件和记录，并能以文件和记录证明达到以下预定的目标：设计确认应当证明厂房、设施、设备的设计符合预定用途和GMP要求；安装确认应当证明厂房、设施、设备的建造和安装符合设计标准；运行确认应当证明厂房、设施、设备的运行符合设计标准；性能确认应当证明厂房、设施、设备在正常操作方法和工艺条件下能够持续符合标准；工艺验证应当证明一个生产工艺按照规定的工艺参数能够持续生产出符合预定用途和注册要求的产品。

采用新的生产处方或生产工艺前以及当影响产品质量的主要因素等发生变更时均应当进行确认或验证。确认和验证不是一次性的行为。首次确认或验证后，应当根据产品质量回顾分析情况进行再确认或再验证。关键的生产工艺和操作规程应当定期进行再验证，确保其能够达到预期结果。

企业应当制定验证总计划，以文件形式说明确认与验证工作的关键信息。验证总计划或其他相关文件中应当作出规定，确保厂房、设施、设备、检验仪器、生产工艺、操作规程和检验方法等能够保持持续稳定。应当根据确认或验证的对象制定确认或验证方案，并经审核、批准。确认或验证方案应当明确职责。确认或验证应当按照预先确定和批准的方案实施，并有记录。确认或验证工作完成后，应当写出报告，并经审核、批准。确认或验证的结果和结论（包括评价和建议）应当有记录并存档。应当根据验证的结果确认工艺规程和操作规程。

（八）文件管理

文件是质量保证系统的基本要素。企业必须有内容正确的书面质量标准、生产处方和工艺规程、操作规程以及记录等文件。企业应当建立文件管理的操作规程，系统地设计、制定、审核、批准和发放文件，与 GMP 有关的文件应当经质量管理部门的审核。文件的内容应当与药品生产许可、药品注册等相关要求一致，并有助于追溯每批产品的历史情况。文件的起草、修订、审核、批准、替换或撤销、复制、保管和销毁等应当按照操作规程管理，并有相应的文件分发、撤销、复制、销毁记录。文件的起草、修订、审核、批准均应当由适当的人员签名并注明日期。文件应当标明题目、种类、目的以及文件编号和版本号。文字应当确切、清晰、易懂，不能模棱两可。

文件应当分类存放、条理分明，便于查阅。原版文件复制时，不得产生任何差错；复制的文件应当清晰可辨。文件应当定期审核、修订；文件修订后，应当按照规定管理，防止旧版文件的误用。分发、使用的文件应当为批准的现行文本，已撤销的或旧版文件除留档备查外，不得在工作现场出现。

与 GMP 有关的每项活动均应当有记录，以保证产品生产、质量控制和质量保证等活动可以追溯。记录应当留有填写数据的足够空格。记录应当及时填写，内容真实，字迹清晰、易读，不易擦除。应当尽可能采用生产和检验设备自动打印的记录、图谱和曲线图等，并标明产品或样品的名称、批号和记录设备的信息，操作人应当签注姓名和日期。记录应当保持清洁，不得撕毁和任意涂改。记录填写的任何更改都应当签注姓名和日期，并使原有信息仍清晰可辨，必要时，应当说明更改的理由。记录如需重新誊写，则原有记录不得销毁，应当作为重新誊写记录的附件保存。每批药品应当有批记录，包括批生产记录、批包装记录、批检验记录和药品放行审核记录等与本批产品有关的记录。批记录应当由质量管理部门负责管理，至少保存至药品有效期后一年。

质量标准、工艺规程、操作规程、稳定性考察、确认、验证、变更等其他重要文件应当长期保存。如使用电子数据处理系统、照相技术或其他可靠方式记录数据资料，应当有所用系统的操作规程，记录的准确性应当经过核对。使用电子数据处理系统的，只有经授权的人员方可输入或更改数据，更改和删除情况应当有记录；应当使用密码或其他方式来控制系统的登录；关键数据输入后，应当由他人独立进行复核。用电子方法保存的批记录，应当采用磁带、缩微胶卷、纸质副本或其他方法进行备份，以确保记录的安全，且数据资料在保存期内便于查阅。

每种药品的每个生产批量均应当有经企业批准的工艺规程，不同药品规格的每种包装形式均应当有各自的包装操作要求。工艺规程的制定应当以注册批准的工艺为依据。工艺规程不得任意更改。如需更改，应当按照相关的操作规程修订、审核、批准。

每批产品均应当有相应的批生产记录，可追溯该批产品的生产历史以及与质量有关的情况。批生产记录应当依据现行批准的工艺规程的相关内容制定。每批产品或每批中部分产品的包装，都应当有批包装记录，以便追溯该批产品包装操作以及与质量有关的情况。批包装记录应当依据工艺规程中与包装相关的内容制定。

（九）生产管理

所有药品的生产和包装均应当按照批准的工艺规程和操作规程进行操作并有相关记录，以确保药品达到规定的质量标准，并符合药品生产许可和注册批准的要求。

批是指经一个或若干加工过程生产的、具有预期均一质量和特性的一定数量的原辅料、包装材料或成品。为完成某些生产操作步骤，可能有必要将一批产品分成若干亚批，最终合并成为一个均一的批。在连续生产情况下，批必须与生产中具有预期均一特性的确定数量的产品相对应，批量可以是固定数量或固定时间段内生产的产品量。例如：口服或外用的固体、半固体制剂在成型或分装前使用同一台混合设备一次混合所生产的均质产品为一批；口服或外用的液体制剂以灌装（封）前经最后混合的药液所生产的均质产品为一批。

批号是指用于识别一个特定批的具有唯一性的数字和（或）字母的组合。

批记录用于记述每批药品生产、质量检验和放行审核的所有文件和记录，可追溯所有与成品质量有关的历史信息。

企业应当建立划分产品生产批次的操作规程，生产批次的划分应当能够确保同一批次产品质量和特性的均一性。应当建立编制药品批号和确定生产日期的操作规程。每批药品均应当编制唯一的批号。除另有法定要求外，生产日期不得迟于产品成型或灌装（封）前经最后混合的操作开始日期，不得以产品包装日期作为生产日期。

每批产品应当检查产量和物料平衡，确保物料平衡符合设定的限度。如有差异，必须查明原因，确认无潜在质量风险后，方可按照正常产品处理。物料平衡是指产品或物料实际产量或实际用量及收集到的损耗之和与理论产量或理论用量之间的比较，并考虑可允许的偏差范围。

在生产的每一阶段，应当保护产品和物料免受微生物和其他污染。在干燥物料或产品，尤其是高活性、高毒性或高致敏性物料或产品的生产过程中，应当采取特殊措施，防止粉尘的产生和扩散。生产期间使用的所有物料、中间产品或待包装产品的容器及主要设备、必要的操作室应当贴签标识或以其他方式标明生产中的产品或物料名称、规格和批号，如有必要，还应当标明生产工序。

容器、设备或设施所用标识应当清晰明了，标识的格式应当经企业相关部门批准。除在标识上使用文字说明外，还可采用不同的颜色区分被标识物的状态（如待验、合格、不合格或已清洁等）。应当检查产品从一个区域输送至另一个区域的管道和其他设备连接，确保连接正确无误。每次生产结束后应当进行清场，确保设备和工作场所没有遗留与本次生产有关的物料、产品和文件。下次生产开始前，应当对前次清场情况进行确认。应当尽可能避免出现任何偏离工艺规程或操作规程的偏差。一旦出现偏差，应当按照偏差处理操作规程执行。

此外，对生产操作、包装操作以及如何防止生产过程中的污染和交叉污染做出了规定。

（十）质量控制与质量保证

1. 质量控制实验室管理 质量控制实验室的人员、设施、设备应当与产品性质和生产规模相适应。质量控制负责人应当具有足够的管理实验室的资质和经验，可以管理同一企业的一个或多个实验室。质量控制实验室的检验人员至少应当具有相关专业中专或高中以上学历，并经过与所从事的检验操作相关的实践培训且通过考核。质量控制实验室应当配备药典、标准图谱等必要的工具书，以及标准品或对照品等相关的标准物质。

此外，GMP 对于质量控制实验室文件、取样、物料和不同生产阶段产品的检验、留样、标准品或对照品的管理以及试剂、试液、培养基和检定菌的管理等提出了具体要求。

2. 物料和产品放行 GMP 规定应当分别建立物料和产品批准放行的操作规程，明确批准放行的标准、职责，并有相应的记录。对物料、产品的放行提出了具体要求。

3. 持续稳定性考察 持续稳定性考察的目的是在有效期内监控已上市药品的质量，以发现药品与生产相关的稳定性问题（如杂质含量或溶出度特性的变化），并确定药品能够在标示的贮存条件下，符合质量标准的各项要求。

持续稳定性考察主要针对市售包装药品，但也需兼顾待包装产品。持续稳定性考察的时间应当涵盖药品有效期。考察批次数和检验频次应当能够获得足够的数据，以供趋势分析。通常情况下，每种规格、每种内包装形式的药品，至少每年应当考察一个批次，除非当年没有生产。某些情况下，持续稳定性考察中应当额外增加批次数，如重大变更或生产和包装有重大偏差的药品应当列入稳定性考察。此外，重新加工、返工或回收的批次，也应当考虑列入考察，除非已经过验证和稳定性考察。

应当对不符合质量标准的结果或重要的异常趋势进行调查。对任何已确认的不符合质量标准的结果或重大不良趋势，企业都应当考虑是否可能对已上市药品造成影响，必要时应当实施召回，调查结果以及采取的措施应当报告当地药品监督管理部门。

应当根据所获得的全部数据资料，包括考察的阶段性结论，撰写总结报告并保存。应当定期审核总结报告。

4. 变更控制 企业应当建立变更控制系统，对所有影响产品质量的变更进行评估和管理。需要经药品监督管理部门批准的变更应当在得到批准后方可实施。

应当建立操作规程，规定原辅料、包装材料、质量标准、检验方法、操作规程、厂房、设施、设备、仪器、生产工艺和计算机软件变更的申请、评估、审核、批准和实施。质量管理部门应当指定专人负责变更控制。

变更都应当评估其对产品质量的潜在影响。变更实施时，应当确保与变更相关的文件均已修订。质量管理部门应当保存所有变更的文件和记录。

5. 偏差处理 各部门负责人应当确保所有人员正确执行生产工艺、质量标准、检验方法和操作规程，防止偏差的产生。企业应当建立偏差处理的操作规程，规定偏差的报告、记录、调查、处理以及所采取的纠正措施，并有相应的记录。

任何偏差都应当评估其对产品质量的潜在影响。任何偏离生产工艺、物料平衡限度、质量标准、检验方法、操作规程等的情况均应当有记录，并立即报告主管人员及质量管理部门，应当有清楚的说明，重大偏差应当由质量管理部门会同其他部门进行彻底调查，并有调查报告。偏差调查报告应当由质量管理部门的指定人员审核并签字。企业还应当采取预防措施有效防止类似偏差的再次发生。质量管理部门应当负责偏差的分类，保存偏差调查、处理的文件和记录。

6. 纠正措施和预防措施 企业应当建立纠正措施和预防措施系统，对投诉、召回、偏差、自检或外部检查结果、工艺性能和质量监测趋势等进行调查并采取纠正和预防措施。调查的深度和形式应当与风险的级别相适应。纠正措施和预防措施系统应当能够增进对产品和工艺的理解，改进产品和工艺。企业应当建立实施纠正和预防措施的操作规程。

7. 供应商的评估和批准 供应商指物料、设备、仪器、试剂、服务等的提供方，如生产商、经销商等。质量管理部门应当对所有生产用物料的供应商进行质量评估，会同有关部门对主要物料供应商（尤其是生产商）的质量体系进行现场质量审计，并对质量评估不符合要求的供应商行使否决权。

应当建立物料供应商评估和批准的操作规程，明确供应商的资质、选择的原则、质量评估方式、评估标准、物料供应商批准的程序。质量管理部门应当指定专人负责物料供应商质量评估和现场质量审计，分发经批准的合格供应商名单。

同时，对于质量管理部门对物料供应商的评估内容、质量管理部门应当向物料管理部门分发经批准的合格供应商名单内容以及企业对每家物料供应商建立质量档案的内容均作出相关规定。

8. 产品质量回顾分析 应当按照操作规程，每年对所有生产的药品按品种进行产品质量回顾分析，以确认工艺稳定可靠，以及原辅料、成品现行质量标准的适用性，及时发现不良趋势，确定产品及工艺改进的方向。应当考虑以往回顾分析的历史数据，还应当对产品质量回顾分析的有效性进行自检。当有合理的科学依据时，可按照产品的剂型分类进行质量回顾，如固体制剂、液体制剂和无菌制剂等，回顾分析应当有报告。GMP 同时对企业应当进行回顾分析的情形以及对回顾分析的结果进行评估的情形做出了规定。

9. 投诉与不良反应报告 企业应当建立药品不良反应报告和监测管理制度，设立专门机构并配备专职人员负责管理。主动收集药品不良反应，对不良反应应当详细记录、评价、调查和处理，及时采取措施控制可能存在的风险，并按照要求向药品监督管理部门报告。应当有专人及足够的辅助人员负责进行质量投诉的调查和处理，所有投诉、调查的信息应当向质量授权人通报。投诉调查和处理应当有记录，并注明所查相关批次产品的信息。应当定期回顾分析投诉记录，以便发现需要警觉、重复出现以及可能需要从市场召回药品的问题，并采取相应措施。

（十一）委托生产与委托检验

药品委托生产，是指已合法取得某一药品生产批准文号的企业，经国家药品监督管理部门或者省、自治区、直辖市人民政府药品监督管理部门批准，委托另一持有与该药品的生产条件相适应的《药品生产质量管理规范》认证证书的企业生产该药品的行为。委托生产目前在国际上已被普遍认可和采纳。对于委托方来说，可以在不丧失该药品批准文号的前提下组织生产，减少投入，取得一定的经济效益。对受托方来说，可以充分利用企业的生产资源，创造更多的经济效益。

1. 对委托生产双方的要求 委托方应取得委托生产药品的批准文号，负责该药品的质量和销售；应对受托方的生产条件、生产技术水平和质量管理状况进行详细考查；应向受托方提供委托生产药品的技术和质量文件，对生产全过程进行指导和监督。受托方应具备与生产该药品的生产条件相适应的 GMP 认证证书；应按照 GMP 进行生产，并按规定保存所有受托生产药品的文件和记录。

注射剂、生物制品（不含疫苗制品、血液制品）和跨省、自治区、直辖市的药品委托生产申请，由国家药品监督管理部门负责受理和审批。除以上规定之外的其他药品委托生产申请，由委托生产双方所在地省、自治区、直辖市药品监督管理部门负责受理和审批。

《药品管理法》第 32 条修订为：血液制品、麻醉药品、精神药品、医疗用毒性药品、药品类易制毒化学品不得委托生产；但国家药品监督管理部门另有规定的除外。

2. 委托生产的审批及有关规定 药品委托生产的，由委托方向国家药品监督管理部门或者省、自治区、直辖市药品监督管理部门提出申请，并提交申请材料。经审查符合规定的，予以批准，向委托方发放《药品委托生产批件》；不符合规定的，书面通知委托方并说明理由，同时告知其享有依法申请行政复议或者提起行政诉讼的权利。《药品委托生产批件》有效期不得超过 2 年，且不得超过该药品批准证明文件规定的有效期限。

委托生产药品的质量标准应执行国家药品质量标准，其处方、生产工艺、包装规格、标签、使用说明书、批准文号等应与原批准的内容相同。在委托生产的药品包装、标签和说明书上，应标明委托方企业名称和注册地址、受托方企业名称和生产地址。

3. GMP 的相关要求 为确保委托生产产品的质量和委托检验的准确性和可靠性，委托方和受托方必须签订书面合同，明确规定各方责任、委托生产或委托检验的内容及相关的技术事项。委托生产或委托检验的所有活动，包括在技术或其他方面拟采取的任何变更，均应当符合药品生产许可和注册的有关要求。

委托方应当对受托方进行评估，对受托方的条件、技术水平、质量管理情况进行现场考核，确认其具有完成受托工作的能力，并能保证符合 GMP 的要求。应当向受托方提供所有必要的资料，以使受托方能够按照药品注册和其他法定要求正确实施所委托的操作。并对受托生产或检验的全过程进行监督。委托方应当确保物料和产品符合相应的质量标准。

受托方必须具备足够的厂房、设备、知识和经验以及人员，满足委托方所委托的生产或检验工作的要求。不得从事对委托生产或检验的产品质量有不利影响的活动。

委托方与受托方之间签订的合同应当详细规定各自的产品生产和控制职责，其中的技术性条款应当由具有制药技术、检验专业知识和熟悉 GMP 的主管人员拟订。委托生产及检验的各项工作必须符合药品生产许可和药品注册的有关要求并经双方同意。合同应当详细规定质量授权人批准放行每批药品的程序，确保每批产品都已按照药品注册的要求完成生产和检验；规定何方负责物料的采购、检验、放行、生产和质量控制；规定由受托方保存的生产、检验和发运记录及样品，委托方应当能够随时调阅或检查；出现投诉、怀疑产品有质量缺陷或召回时，委托方应当能够方便地查阅所有与评价产品质量相关的记录。合同还应当明确规定委托方可以对受托方进行检查或现场质量审计，受托方有义务接受药品监督管理部门检查等内容。

（十二）产品发运与召回

企业应当建立产品召回系统，必要时可迅速、有效地从市场召回任何一批存在安全隐患的产品。因质量原因退货和召回的产品，均应当按照规定监督销毁，有证据证明退货产品质量未受影响的除外。

每批产品均应当有发运记录。根据发运记录，应当能够追查每批产品的销售情况，必要时应当能够及时全部追回。发运记录应当至少保存至药品有效期后一年。

企业应当制定召回操作规程，确保召回工作的有效性。

（十三）自检

质量管理部门应当定期组织对企业进行自检，监控 GMP 的实施情况，评估企业是否符合 GMP 要求，并提出必要的纠正和预防措施。

自检应当有计划，对机构与人员、厂房与设施、设备、物料与产品、确认与验证、文件管理、生产管理、质量控制与质量保证、委托生产与委托检验、产品发运与召回等项目定期进行检查。应当由企业指定人员进行独立、系统、全面的自检，也可由外部人员或专家进行独立的质量审计。自检应当有记录。自检完成后应当有自检报告，内容至少包括自检过程中观察到的所有情况、评价的结论以及提出纠正和预防措施的建议。自检情况应当报告企业高层管理人员。

（十四）相关概念

1. 操作规程　经批准用来指导设备操作、维护与清洁、验证、环境控制、取样和检验等药品生产活动的通用性文件，也称标准操作规程。

2. 重新加工　将某一生产工序生产的不符合质量标准的一批中间产品或待包装产品的一部分或全部，采用不同的生产工艺进行再加工，以符合预定的质量标准。

3. 返工　将某一生产工序生产的不符合质量标准的一批中间产品或待包装产品、成品的一部分或全部返回到之前的工序，采用相同的生产工艺进行再加工，以符合预定的质量标准。

4. 工艺规程　为生产特定数量的成品而制定的一个或一套文件，包括生产处方、生产操作要求和包装操作要求，规定原辅料和包装材料的数量、工艺参数和条件、加工说明（包括中间控制）、注意事项等内容。

5. 回收　在某一特定的生产阶段，将以前生产的一批或数批符合相应质量要求的产品的一部分或全部，加入到另一批次中的操作。

6. 文件　GMP 所指的文件包括质量标准、工艺规程、操作规程、记录、报告等。

任务四　药品包装管理

依法加强药品包装材料、标签和说明书的管理，保证药品质量，准确地向消费者介绍药品信息。

《药品管理法》第 46 条规定："直接接触药品的包装材料和容器，应当符合药用要求，符合保障人体健康、安全的标准。对不合格的直接接触药品的包装材料和容器，由药品监督管理部门责令停止使用"。

一、药品包装材料与容器管理

某些药品制剂是依附包装而存在的。如注射剂的玻璃瓶、胶塞等。药品包装材料长时间和药品接触，有的组分可能被所接触的药品溶出或与药品产生化学作用，或被药液长期浸泡腐蚀脱片，直接影响药品的质量。因此，加强药品包装管理，对保障药品质量至关重要。

药品包装分为内包装和外包装。内包装系指直接与药品接触的包装；外包装系指内包装以外的包装，按由里向外分为中包装和大包装。外包装应根据药品的特性选用不易破损的包装，以保证药品在运输、贮藏、使用过程中的质量。

药品包装用材料、容器（简称药包材），是指药品生产企业生产的药品和医疗机构配制的制剂所使用的直接接触药品的包装材料和容器。新型药包材是指未曾在中国境内使用的药包材。生产、进口和使用药包材，必须符合药包材国家标准。药包材国家标准由国家药品监督管理部门制定和颁布。对于不能确保药品质量的药包材，国家药品监督管理部门公布淘汰的药包材产品目录。

（一）药包材的分类

Ⅰ类药包材指直接接触药品且直接使用的药品包装用材料、容器。实施Ⅰ类管理的药包材产品包括药用丁基橡胶瓶塞；药品包装用 PTP 铝箔；药用 PVC 硬片；药用塑料复合硬片、复合膜（袋）；塑料输液瓶（袋）；固体、液体药用塑料瓶；塑料滴眼剂瓶；软膏管；气雾剂喷雾阀门；抗生素瓶铝塑组合盖；其他接触药品直接使用药包材产品。

Ⅱ类药包材指直接接触药品，但便于清洗，在实际使用过程中，经清洗后需要并可以消毒灭菌的药品包装用材料、容器。实施Ⅱ类管理的药包材产品包括药用玻璃管；玻璃输液瓶；玻璃模制抗生素瓶；玻璃管制抗生素瓶；玻璃模制口服液瓶；玻璃管制口服液瓶；玻璃（黄料、白料）药瓶；安瓿；玻璃滴眼剂瓶；气雾剂罐；瓶盖橡胶垫片（垫圈）；输液瓶涤纶膜；陶瓷药瓶；中药丸塑料球壳；其他接触药品便于清洗、消毒灭菌的药包材产品。

Ⅲ类药包材指Ⅰ、Ⅱ类以外其他可能直接影响药品质量的药品包装用材料、容器。实施Ⅲ类管理的药包材产品包括抗生素瓶铝（合金铝）盖；输液瓶铝（合金铝）、铝塑组合盖；口服液瓶铝（合金铝）、铝塑组合盖；其他可能直接影响药品质量的药包材产品。

（二）药包材的注册管理

国家药品监督管理部门制定注册药包材产品目录，并对目录中的产品实行注册管理。国家鼓励研究、生产和使用新型药包材。新型药包材应当按照规定申请注册，经批准后方可生产、进口和使用。实施注册管理的药包材产品目录包括：输液瓶（袋、膜及配件），安瓿，药用（注射剂、口服或者外用剂型）瓶（管、盖），药用胶塞，药用预灌封注射器，药用滴眼（鼻、耳）剂瓶（管），药用硬片（膜），药用铝箔，药用软膏管（盒），药用喷（气）雾剂泵（阀门、罐、筒），药用干燥剂等 11 大类。

二、药品包装具体规定

《药品管理法》第 48 条规定："药品包装应当适合药品质量的要求，方便储存、运输和医疗使用"。包装管理人员应具有中专以上或高中以上文化水平，经专业培训具备药品包装技术和管理知识。包装操作人员必须熟悉本岗位操作规程和职责，并定期进行健康检查。

包装厂房的流程布置必须防止药品的混杂和污染，厂房应有防止昆虫和其他动物进入的设施，室内表面光滑无缝隙。药品直接暴露在空气中的包装区域，要符合有关规定的洁净度的要求。药品包装必须加封口、封签、封条或使用防盗盖、瓶盖套等。标签不得与药物一起放入瓶内。凡封签、标签、包装容器等有破损的，不得出厂或销售。

药品的运输包装必须符合国家标准或行业标准；必须牢固、防震、防潮。包装用的衬垫材料、缓冲材料必须清洁卫生。凡怕冻、怕热药品，在不同季节发到不同地区，须采用相应的防寒或防暑措施。

三、药品标签、说明书的管理

《药品管理法》第 49 条规定："药品包装应当按照规定印有或者贴有标签并附有说明书"。为规范药品说明书和标签的管理，2006 年 3 月 10 日国家食品药品监督管理局发布了《药品说明书和标签管理规定》，自 2006 年 6 月 1 日起施行。

药品标签或说明书既是医师、药师和病人治疗用药的依据，也是药品生产、经营部门向医疗卫生人员和人民群众宣传介绍药品特性、指导合理用药和普及医药知识的主要媒介。药品说明书和标签由药品生产企业印制并提供，由国家药品监督管理部门核准。药品生产企业不只是对药品质量负责，而且对药品的说明书、标签内容是否符合要求和真实也要负责。药品的标签应当以说明书为依据，其内容不得超出说明书的范围。药品说明书和标签中的文字应当清晰易辨，不得有印字脱落或者粘贴不牢等现象，不得以粘贴、剪切、涂改等方式进行修改或者补充。

药品包装必须按照规定印有或者贴有标签，不得夹带其他任何资料。药品生产企业生产供上市销售的最小包装必须附有说明书。

麻醉药品、精神药品、医疗用毒性药品、放射性药品、外用药品和非处方药品等国家规定有专用标识的，其说明书和标签必须印有规定的标识。

（一）药品说明书的内容要求

药品说明书应当包含药品安全性、有效性的重要科学数据、结论和信息，用以指导安全、合理使用药品。对疾病名称、药学专业名词、药品名称、临床检验名称和结果的表述，应当采用国家统一颁布或规范的专用词汇，度量衡单位应符合国家标准。

药品说明书应列出全部活性成分或者组方中的全部中药药味。注射剂和非处方药还应列出所用的全部辅料名称。药品说明书应充分包含药品不良反应信息，详细注明药品不良反应。药品生产企业未根据药品上市后的安全性、有效性情况及时修改说明书或者未将药品不良反应在说明书中充分说明的，由此引起的不良后果由该生产企业承担。

药品说明书核准日期和修改日期应当在说明书中醒目标示。

（二）标签的分类和内容

药品的标签是指药品包装上印有或者贴有的内容，分为内标签和外标签。药品内标签指直接接触药品包装的标签。药品的内标签应当包含药品通用名称、适应证或者功能主治、规格、用法用量、生产日期、产品批号、有效期、生产企业等内容，包装尺寸过小无法全部标明上述内容的，至少应当标注药品通用名称、规格、产品批号、有效期等内容。外标签指内标签以外的其他包装的标签。药品外标签应当注明药品通用名称、成分、性状、适应证或者功能主治、规格、用法用量、不良反应、禁忌、注意事项、贮藏、生产日期、产品批号、有效期、批准文号、生产企业等内容。适应证或者功能主治、用法用量、不良反应、禁忌、注意事项不能全部注明的，应当标出主要内容并注明“详见说明书”字样。

用于运输、储藏的包装标签，至少应当注明药品通用名称、规格、贮藏、生产日期、产品批号、有效期、批准文号、生产企业，也可以根据需要注明包装数量、运输注意事项或者其他标记等必要内容。

原料药的标签应当注明药品名称、贮藏、生产日期、产品批号、有效期、执行标准、批准文号、生产企业，同时还需注明包装数量以及运输注意事项等必要内容。

同一药品生产企业生产的同一药品，药品规格和包装规格均相同的，其标签的内容、格式及颜色必须一致；药品规格或者包装规格不同的，其标签应当明显区别或者规格项明显标注。同一药品生产企业生产的同一药品，分别按处方药与非处方药管理的，两者的包装颜色应当明显区别。对贮藏有特殊要求的药品，应当在标签的醒目位置注明。

（三）有效期的表述方式

药品标签中的有效期应当按照年、月、日的顺序标注，年份用四位数字表示，月、日用两位数表示。其具体标注格式为“有效期至 XXXX 年 XX 月”或者“有效期至 XXXX 年 XX 月 XX 日”；也可用数字和其他符号表示为“有效期至 XXXX. XX.”或者“有效期至 XXXX/XX/XX”等。预防用生物制品有效期的标注按照国家药品监督管理部门批准的注册标准执行，治疗用生物制品有效期的标注自分装日期计算，其他药品有效期的标注自生产日期计算。有效期若标注到日，应当为起算日期对应年月日的前一天，若标注到月，应当为起算月份对应年月的前一月。

（四）药品名称使用要求

药品必须使用通用名称，其命名应当符合《药品通用名称命名原则》的规定。

药品商品名称不得有夸大宣传、暗示疗效作用，应当符合《药品商品名称命名原则》的规定，并得到国家药品监督管理部门批准后方可使用。

药品商品名称不得与通用名称同行书写，其字体和颜色不得比通用名称更突出和显著，其字体以单字面积计不得大于通用名称所用字体的二分之一。药品广告宣传中不得单独使用商品名称。

四、药品说明书规范细则

为规范药品说明书，国家药品监督管理部门组织制定了化学药品、治疗用生物制品和中药说明书规范细则。现以化学药品说明书为例，介绍说明书各项内容书写要求。

【核准和修改日期】核准日期为国家药品监督管理部门批准该药品注册的时间。修改日期为此后历次修改的时间。核准和修改日期应当印制在说明书首页左上角。修改日期位于核准日期下方，按时间顺序逐行书写。

【特殊药品、外用药品标识】麻醉药品、精神药品、医疗用毒性药品、放射性药品和外用药品等专用标识在说明书首页右上方标注。

【说明书标题】“XXX 说明书”中的“XXX”是指该药品的通用名称。“请仔细阅读说明书并在医师指导下使用”该内容必须标注，并印制在说明书标题下方。

【警示语】是指对药品严重不良反应及其潜在的安全性问题的警告，还可以包括药品禁忌、注意事项及剂量过量等需提示用药人群特别注意的事项。

【药品名称】按下列顺序列出：

通用名称：《中国药典》收载的品种，其通用名称应当与药典一致；药典未收载的品种，其名称应当符合药品通用名称命名原则。

商品名称：未批准使用商品名称的药品不列该项。

英文名称：无英文名称的药品不列该项。

汉语拼音：

【成分】

（1）列出活性成分的化学名称、化学结构式、分子式、分子量。并按下列方式书写：

化学名称：

化学结构式：

分子式：

分子量：

（2）复方制剂可以不列出每个活性成分化学名称、化学结构式、分子式、分子量内容。本项可以表达为“本品为复方制剂，其组分为：”。组分按一个制剂单位（如每片、粒、支、瓶等）分别列出所含的全部活性成分及其量。

（3）多组份或者化学结构尚不明确的化学药品或者治疗用生物制品，应当列出主要成分名称，简述活性成分来源。

（4）处方中含有可能引起严重不良反应的辅料的，该项下应当列出该辅料名称。

（5）注射剂应当列出全部辅料名称。

【性状】包括药品的外观、臭、味、溶解度以及物理常数等。

【适应证】应当根据该药品的用途，采用准确的表述方式，明确用于预防、治疗、诊断、缓解或者辅助治疗某种疾病（状态）或者症状。

【规格】指每支、每片或其他每一单位制剂中含有主药（或效价）的重量或含量或装量。

表示方法一般按照《中国药典》要求规范书写，有两种以上规格的应当分别列出。

【用法用量】应当包括用法和用量两部分。需按疗程用药或者规定用药期限的，必须注明疗程、期限。

应当详细列出该药品的用药方法，准确列出用药的剂量、计量方法、用药次数以及疗程期限，并应当特别注意与规格的关系。用法上有特殊要求的，应当按实际情况详细说明。

【不良反应】应当实事求是地详细列出该药品不良反应。并按不良反应的严重程度、发生的频率或症状的系统性列出。

【禁忌】应当列出禁止应用该药品的人群或者疾病情况。

【注意事项】列出使用时必须注意的问题，包括需要慎用的情况（如肝、肾功能的问题），影响药物疗效的因素（如食物、烟、酒），用药过程中需观察的情况（如过敏反应，定期检查血象、肝功、肾功）及用药对于临床检验的影响等。

滥用或者药物依赖性内容可以在该项目下列出。

【孕妇及哺乳期妇女用药】着重说明该药品对妊娠、分娩及哺乳期母婴的影响，并写明可否应用本品及用药注意事项。

未进行该项实验且无可靠参考文献的，应当在该项下予以说明。

【儿童用药】主要包括儿童由于生长发育的关系而对于该药品在药理、毒理或药代动力学方面与成人的差异，并写明可否应用本品及用药注意事项。

未进行该项实验且无可靠参考文献的，应当在该项下予以说明。

【老年用药】主要包括老年人由于机体各种功能衰退的关系而对于该药品在药理、毒理或药代动力学方面与成人的差异，并写明可否应用本品及用药注意事项。

未进行该项实验且无可靠参考文献的，应当在该项下予以说明。

【药物相互作用】列出与该药产生相互作用的药品或者药品类别，并说明相互作用的结果及合并用药的注意事项。

未进行该项实验且无可靠参考文献的，应当在该项下予以说明。

【药物过量】详细列出过量应用该药品可能发生的毒性反应、剂量及处理方法。

未进行该项实验且无可靠参考文献的，应当在该项下予以说明。

【临床试验】为本品临床试验概述，应当准确、客观地进行描述。包括临床试验的给药方法、研究对象、主要观察指标、临床试验的结果包括不良反应等。

没有进行临床试验的药品不书写该项内容。

【药理毒理】包括药理作用和毒理研究两部分内容。

药理作用为临床药理中药物对人体作用的有关信息。也可列出与临床适应证有关或有助于阐述临床药理作用的体外试验和（或）动物实验的结果。复方制剂的药理作用可以为每一组成成分的药理作用。

毒理研究所涉及的内容是指与临床应用相关，有助于判断药物临床安全性的非临床毒理研究结果。应当描述动物种属类型，给药方法（剂量、给药周期、给药途径）和主要毒性表现等重要信息。复方制剂的毒理研究内容应当尽量包括复方给药的毒理研究结果，若无该信息，应当写入单药的相关毒理内容。

未进行该项实验且无可靠参考文献的，应当在该项下予以说明。

【药代动力学】 应当包括药物在体内吸收、分布、代谢和排泄的全过程及其主要的药代动力学参数，以及特殊人群的药代动力学参数或特征。说明药物是否通过乳汁分泌、是否通过胎盘屏障及血－脑屏障等。应以人体临床试验结果为主，如缺乏人体临床试验结果，可列出非临床试验的结果，并加以说明。

未进行该项实验且无可靠参考文献的，应当在该项下予以说明。

【贮藏】 具体条件的表示方法按《中国药典》要求书写，并注明具体温度。如：阴凉处（不超过20℃）保存。

生物制品应当同时注明制品保存和运输的环境条件，特别应明确具体温度。

【包装】 包括直接接触药品的包装材料和容器及包装规格，并按该顺序表述。

【有效期】 以月为单位表述。

【执行标准】 列出执行标准的名称、版本，如《中国药典》2020 年版（二部）或者药品标准编号。

【批准文号】 指该药品的药品批准文号，进口药品注册证号或者医药产品注册证号。麻醉药品、精神药品、蛋白同化制剂和肽类激素还需注明药品准许证号。

【生产企业】 国产药品该项内容应当与药品生产许可证载明的内容一致，进口药品应当与提供的政府证明文件一致。并按下列方式列出：

企业名称：

生产地址：

邮政编码：

电话和传真号码：须标明区号。

网址：如无网址可不写，此项不保留。

以案学法

“欣弗”事件

请对本项目“学习导航”所述的“欣弗”事件进行以下分析。

思考： 1. “欣弗”在生产过程中违反了国家的哪些规定？

2. 在药品生产过程中，应怎样才能保证药品质量？

项目八 药品经营管理

学习导航

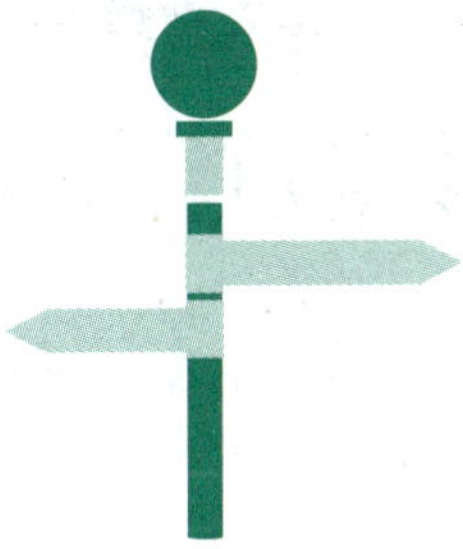

2022 年 3 月，天津市市场监督管理局在日常执法检查时发现，天津市某药品销售有限公司从事药品零售经营活动，但未办理药品经营许可证，未安装使用药品进销管理系统。该公司无证经营的药品来源有两类：一类为天津市某大药房注销后的剩余药品；另一类为该公司从河北省唐山市等药品批发公司购进。2021 年 11 月 25 日至案发时，该公司违法经营药品货值金额 61350 元，违法所得 37914 元。该公司行为已经涉嫌构成犯罪，按照《药品管理法》相关规定，责令该公司改正其违法行为，并处罚如下：没收违法销售的药品 1139 盒（瓶）；没收违法所得 37917 元；罚款 80000 元。本案中，市场监管部门聚焦药品领域安全，严肃查处未取得药品经营许可证经营药品的违法行为，依法惩戒非法经营者，起到了强大的震慑作用，达到了规范药品市场秩序、维护广大人民群众生活健康安全的目的。药品作为治病救人的特殊商品，与患者的生命安全息息相关。药品经营者在药品经营过程中，如何对药品安全性、有效性和质量可控性进行全程管理？

本项目主要讨论药品经营的特点、经营企业许可、药品经营中的禁止性规定、《药品经营质量管理规范》等内容。

学习目标

知识目标

1. 掌握　药品经营企业开办的条件；药品经营质量管理规范的基本内容和要求。
2. 熟悉　药品经营许可证申请开办程序。
3. 了解　药品经营的特点。

能力目标

1. 能依据相关规定判定药品零售企业是否可以出售该种药品。
2. 能按照 GSP 相关规定对药品批发、药品零售企业的各环节进行管理。

素质目标

1. 树立药品经营全过程持续符合 GSP 的意识，提升药品经营和质量管理能力。
2. 具有药品安全意识，能够敬畏生命，将公众用药安全放在首位。

任务一　药品经营认知

药品是一种特殊的商品。药品经营是在市场条件下，以货币为媒介，通过药品监督管理部门批准，具有一定的经营场所和经营范围，从事药品经营活动。

一、药品经营的特点

药品是特殊商品，药品经营除具有一般商品经营的共性外，还有其自身的特点。

1. 经营者的社会责任重大　药品是直接关系到人的生命安危的特殊商品，经营企业担负着治病救人的重任。俗话说“好药治病，劣药致命”，经营企业必须树立质量第一的思想，遵守职业道德，以保证公众用药安全。

2. 质量要求严，管理规范化　药品的真伪和内在质量的优劣，人的眼睛是很难分辨的。只有配备相应的仪器并按规定的检测方法，才能检测出来，并且药品质量易受外部条件变化的影响。为此，国家颁布了《药品经营质量管理规范》，要求药品经营企业必须依法按照《药品经营质量管理规范》经营药品。

3. 品种多、数量大，产品更新快　随着医药业的发展，药品种类越来越多，在为人们防病治病提供便利条件的同时，也会在药品集散过程中出现质量问题。

4. 经营专业性强，人员素质要求高　经营者应有高度的责任心，有一定的药品知识和经营管理能力。坚持问病卖药，为消费者服务。

5. 供应要及时，需求有保障　药品市场随机因素多，用药者购买药品主要从需要的角度考虑，一般不会根据所需药品价格高低决定。经营企业应搞好市场调查和预测，有计划采购和经营。遇到灾情、疫情等突发事件，供应要及时。还需加强计划调节，注意留有一定的储备，急需时要有保障。

二、药品经营管理的含义

药品经营管理是指有关组织和人员依照药事管理的法律法规，从采购、验收、储存、养护、出库、运输、配送及药品广告、价格、销售、售后服务等一系列经营活动进行管理的过程。其目的是保证药品的质量，使进入流通领域的药品保持其原有的安全性、有效性和稳定性，满足公众防病治病的需求，保护消费者用药的合法权益。

药品经营企业必须依照国家的法律法规经营药品，违反有关规定的，由药品监督管理部门依法给予相应的处理。

任务二　药品经营企业申办与监督管理

药品经营企业是指经营药品的专营企业和兼营企业，是从事药品经营活动的独立经济实体，是药品生产企业与药品使用者之间联系的重要纽带，主要分为药品批发企业和药品零售企业。药品批发企业是指将购进的药品销售给药品生产企业、药品经营企业、医疗机构的药品经营企业。药品零售企业是指将购进的药品直接销售给消费者的药品经营企业。截至 2021 年 9 月底，全国共有药品经营许可证持证企业 60.65 万家。其中，批发企业 1.34 万家，零售连锁总部 6658 家，零售连锁门店 33.5 万家，单体药店 25.12 万家。

一、开办药品经营企业的条件

（一）药品批发企业

开办药品批发企业，应符合省、自治区、直辖市药品批发企业合理布局的要求，并符合以下设置标准。

1. 具有保证所经营药品质量的规章制度。

2. 具有与经营规模相适应的一定数量的执业药师，质量管理负责人具有大学以上学历，且必须是执业药师。

3. 具有能够保证药品储存质量要求的、与其经营品种和规模相适应的常温库、阴凉库、冷库。仓库中具有适合药品储存的专用货架和实现药品入库、传送、分拣、上架、出库现代物流系统的装置和设备。

4. 具有独立的计算机管理信息系统，能覆盖企业内药品的购进、储存、销售以及经营和质量控制的全过程；能全面记录企业经营管理及实施《药品经营质量管理规范》方面的信息；符合《药品经营质量管理规范》对药品经营各环节的要求，并具有可以实现接受当地药品监督管理部门监管的条件。

5. 具有符合《药品经营质量管理规范》对药品营业场所及辅助、办公用房以及仓库管理，仓库内药品质量安全保障和进出库、在库储存与养护方面的条件。

（二）药品零售企业

开办药品零售企业，应符合当地常住人口数量、地域、交通状况和实际需要的要求，符合方便群众购药的原则，并符合以下设置规定。

1. 具有保证所经营药品质量的规章制度。

2. 具有依法经过资格认定的药学技术人员。

3. 具有与所经营药品相适应的营业场所、设备、仓储设施以及卫生环境。

4. 具有能够配备满足当地消费者所需药品的能力，并能保证 24 小时供应。

5. 开办药品零售企业验收实施标准，由各省、自治区、直辖市药品监督管理部门依据本办法和《药品经营质量管理规范》的有关内容组织制定，并报国家药品监督管理部门备案。

6. 药品经营企业经营范围的核定。

二、开办药品经营企业的程序

（一）申请

1. 申办药品批发企业，申办人向拟办企业所在地的省、自治区、直辖市药品监督管理部门提出筹建申请，并提交以下筹建申请材料。

（1）拟办企业法定代表人、企业负责人、质量负责人学历证明原件、复印件及个人简历。

（2）执业药师执业证书原件、复印件。

（3）拟经营药品的范围。

（4）拟设营业场所、设备、仓储设施及周边卫生环境等情况。

2. 申办药品零售企业，申办人向拟办企业所在地设区的药品监督管理部门提出筹建申请，并提交以下材料。

（1）拟办企业法定代表人、企业负责人、质量负责人的学历、执业资格或职称证明原件、复印件及个人简历及专业技术人员资格证书、聘书。

（2）拟经营药品的范围。

（3）拟设营业场所、仓储设施、设备情况。

（二）审查

药品监督管理部门自受理申请之日起30个工作日内，依法对申报材料进行审查，作出是否同意筹建的决定，并书面通知申办人；不同意筹建的，应当说明理由，并告知申办人享有依法申请行政复议或者提起行政诉讼的权利。

（三）筹建

按照经营企业开办的条件和各地的验收标准进行筹建。同时，开办药品经营企业必须具备以下条件：①具有依法经过资格认定的药学技术人员；②具有与所经营药品相适应的经营场所、设备、仓储设备、卫生环境；③具有与所经营药品相适应的质量管理机构或者人员；④具有保证所经营药品质量的规章制度。

（四）验收申请

申办人完成筹建后，向受理申请的药品监督管理部门提出验收申请，并提交以下材料。

1. 申请验收药品批发企业需提交的材料

（1）药品经营许可证申请表。

（2）企业营业执照。

（3）营业场所、仓库平面布置图及房屋产权或使用权证明。

（4）依法经过资格认定的药学专业技术人员资格证书及聘书。

（5）拟办企业质量管理文件及仓储设施、设备目录。

2. 申请验收药品零售企业需提交的材料

（1）药品经营许可证申请表。

（2）企业营业执照。

（3）营业场所、仓库平面布置图及房屋产权或使用权证明。

（4）依法经过资格认定的药学专业技术人员资格证书及聘书。

（5）拟办企业质量管理文件及仓储设施、设备目录。

（五）组织验收

1. 药品批发企业的组织验收 受理申请的药品监督管理部门在收到验收申请之日起30个工作日内，依据开办药品批发企业验收实施标准组织验收，作出是否发给药品经营许可证的决定。符合条件的，发给药品经营许可证；不符合条件的，应当书面通知申办人并说明理由，同时告知申办人享有依法申请行政复议或提起行政诉讼的权利。

2. 药品零售企业的组织验收 受理申请的药品监督管理部门在收到验收申请之日起15个工作日内，

依据开办药品零售企业验收实施标准组织验收，作出是否发给药品经营许可证的决定。不符合条件的，应当书面通知申办人并说明理由，同时，告知申办人享有依法申请行政复议或提起行政诉讼的权利。

（六）许可公示

对现场验收合格的拟开办药品经营企业，药品监督管理机构在其网站上进行许可公示。药品批发企业许可公示期为10天左右。药品零售企业许可公示期为3～5天。

三、药品经营许可证的管理

药品经营许可证包括正本和副本，正本、副本具有同等法律效力，是企业从事药品经营活动的法定凭证，任何单位和个人不得伪造、变造、买卖、出租和出借。

（一）药品经营许可证的换发

药品经营许可证有效期为5年。药品经营许可证有效期届满需要继续经营药品的，药品经营企业应当在有效期届满前六个月至两个月期间，向发证机关提出重新审查发证申请。经审查符合规定条件的，准予许可，药品经营许可证编号不变。不符合规定条件的，责令限期整改；整改后仍不符合规定条件的，不予许可，并书面说明理由。逾期未作出决定的，视为准予许可。

在有效期届满前两个月内提出重新审查发证申请的，药品经营许可证有效期届满后不得继续经营；药品监督管理部门准予许可后，方可继续经营。

（二）药品经营许可证的变更

药品经营许可证变更分为许可事项变更和登记事项变更。企业分立、合并、改变经营方式、跨原管辖地迁移，按照《药品经营许可证管理办法》的规定重新办理药品经营许可证。

（三）药品经营许可证的遗失

企业遗失药品经营许可证，应立即向发证机关报告，并在发证机关指定的媒体上登载遗失声明。发证机关在企业登载遗失声明之日起满1个月后，按原核准事项补发药品经营许可证。

（四）药品经营许可证的注销

经营企业有下列情形之一的，药品经营许可证由原发证机关注销：①药品经营许可证有效期届满未换证的；②药品经营企业终止经营药品或者关闭的；③药品经营许可证被依法撤销、撤回、吊销、收回、缴销或者宣布无效的；④不可抗力导致药品经营许可证的许可事项无法实施的；⑤法律、法规规定的应当注销行政许可的其他情形。

四、药品经营方式

（一）药品批发

药品批发是连接生产企业和零售企业之间的中间环节。它是药品从生产领域进入流通领域或流通领域内部之间的商业行为，处于药品流通领域的起点或中间环节。

药品批发的特点是批发的价格比零售价格低，不直接将药品销售给使用者，无须拆包、分装，而是直接销售给药品经营企业、医疗单位或生产单位，所需的销售周期短，经营规模较大，经营品种、数量较多。

（二）药品零售

药品零售是指从药品生产企业或药品批发企业购进药品直接销售给消费者，用于预防和治疗疾病的行为。它把药品从流通领域直接传递到消费领域，属于药品流通的终端环节。

1. 药品零售企业的分类 根据管理形式及作用不同，药品零售企业主要分为三种类型。

（1）普通药品零售企业 药品零售企业作为直接面向消费者销售药品、提供药品服务的药品流通的终端环节，其经营条件和经营行为，如人员素质、管理制度、购药渠道、贮藏条件、销售登记、用药咨询等，对药品质量和安全合理用药具有重大的影响。因此，开办药品零售企业必须经过药品监督管理部门批准并发给《药品经营许可证》。

（2）药品零售连锁企业 药品零售连锁企业是指经营同类药品、使用统一商号的若干个门店，在同一总部的管理下，采取统一采购配送、统一质量标准、采购同销售分离、实行规模化管理经营的组织形式。药品零售连锁企业应由总部、配送中心和若干个门店构成。总部是连锁企业经营管理的核心，配送中心是连锁企业的物流机构，门店是连锁企业的基础。跨地域开办时可设立分部。各部分职能是：总部应具备采购配送、财务管理、质量管理、教育培训等职能。总部质量管理人员及机构应符合药品批发同规模企业标准。配送中心应具备进货、验收、贮存、养护、出库复核、运输、送货等职能。质量管理人员、机构及设施设备条件，应符合药品批发同规模企业标准。配送中心是该连锁企业服务机构，只准向该企业连锁范围内的门店进行配送，不得对该企业外部进行批发、零售。门店按照总部的制度、规范要求，承担日常药品零售业务。门店的质量管理人员应符合同规模药店质量管理人员标准。门店不得自行采购药品。

药品零售连锁企业，应按程序通过省、自治区、直辖市药品监督管理部门审查，并取得《药品经营许可证》。药品零售连锁企业门店通过地市级药品监督管理部门审查，并取得《药品经营许可证》。

（3）普通商业企业 在药品零售网点数量不足、布局不合理的地区，普通商业企业可以销售乙类非处方药，但必须经过当地地市级以上药品监督管理部门审查、批准、登记，符合条件的颁发乙类非处方药准销标志。

零售乙类非处方药的商业企业必须配备专职的具有高中以上文化程度，经专业培训后，由省级药品监督管理部门或其授权的药品监督管理部门考核合格并取得上岗证的人员。普通商业企业不得销售处方药和甲类非处方药。

2. 药品零售企业不得经营的药品 药品零售的特点是将整件的药品拆包、分装、分类，直接把药品销售给消费者。为了加强药品零售的管理，保障公众用药安全，国家规定了药品零售企业不得经营以下药品。

（1）麻醉药品 如可卡因、芬太尼、美沙酮等。

（2）第一类精神药品 如丁丙诺啡、三唑仑、司可巴比妥等。

（3）终止妊娠药品 如卡前列素、卡前列甲酯、天花粉蛋白等。

（4）蛋白同化制剂 如雄烯二醇、雄烯二酮等。

（5）肽类激素品种（胰岛素除外） 如促红细胞生成素、生长因子素、垂体促性素等。

（6）药品类易制毒化学品 如麦角胺、麦角新碱、麻黄素等。

（7）放射性药品。

（8）疫苗类。

（9）我国法律法规规定的其他药品零售企业不得经营的药品。

知识拓展

山东省药品零售企业分级分类管理办法

根据企业设置条件与药品经营范围、经营规模的适应程度，核定的经营范围从小到大分为一类、二类和三类，相对应的企业分别简称为一类店、二类店和三类店。

（一）一类店经营范围限定为非处方药（甲类非处方药、乙类非处方药）。

（二）二类店经营范围限定为非处方药、处方药［麻醉药品、放射性药品、第一类精神药品等禁止类药品除外；医疗用毒性药品、第二类精神药品、含麻醉药品的复方口服溶液等限制类药品除外；生物制品（微生态活菌制品除外）、中药饮片、罂粟壳等除外］。

（三）三类店经营范围包括非处方药、处方药（麻醉药品、放射性药品、第一类精神药品、医疗用毒性药品、罂粟壳等药品除外）、生物制品、中药饮片等可在药品零售企业销售的药品。

经批准的三类店还可销售第二类精神药品，并在《药品经营许可证》的经营范围上单独列明。

（四）上述企业均应执行国家禁止药品零售企业销售麻醉药品、放射性药品、第一类精神药品、终止妊娠药品、蛋白同化制剂、肽类激素（胰岛素除外）、药品类易制毒化学品、疫苗等法律法规的规定。

（五）仅经营药食同源类或可用于保健食品的精制包装中药饮片，且不拆零销售的二类店、三类店，可不增加“中药饮片”经营范围。

五、药品电子商务管理

（一）电子商务

电子商务是指各种具有商业活动能力的实体，如生产企业、经营企业、金融机构、政府机构、个人消费者等，利用网络和先进的数字化传媒技术进行的各项商业贸易活动。

（二）药品电子商务

药品电子商务是指药品生产者、经营者或使用者信息交换的方式进行并完成各种商务活动和相关的服务活动。随着电子商务的发展，网上药品交易势头发展迅猛，互联网药品交易是一个新生事物，是未来药品经营的发展方向，它具有广域性、互动性、成本低、收效快的特点。随着人们对互联网的认知和应用程度的不断提高，互联网药品交易呈上升趋势。但网络在为消费者提供便捷的同时，同时也要求企业必须加强药品购、销、存以及配送过程的质量管理，确保药品质量；加强企业管理，不利用互联网发布虚假药品广告。

1987 年 9 月 20 日，我国成功接入国际互联网，随着电子商务的快速发展，药品电子商务也逐渐发展壮大。国家食品药品监督管理局于 2004 年 7 月 8 日颁布实施了《互联网药品信息服务审批暂行规定》，2005 年 9 月 29 日颁布了《互联网药品交易服务审批暂行规定》，并自 2005 年 12 月 1 日起施行，加强对互联网药品交易行为的监督管理。2017 年 1 月 21 日国务院发布《关于第三批取消中央指定地方实施行政许可事项的决定》国发〔2017〕7 号，取消互联网药品交易服务企业（第三方平台除外）审批。2017 年 9 月，国务院关于取消一批行政许可事项的决定中，取消了互联网药品交易服务企业（第三方）审批，2017 年 11 月，根据 2017 年 11 月，根据国家食品药品监督管理总局务会议《关于修改部分规章的决定》修正了《互联网药品信息服务管理办法》，至此，我国互联网药品销售迈入了一个新的发展时期。

（三）互联网药品信息服务管理办法

互联网药品信息服务，是指通过互联网向上网用户提供药品（含医疗器械）信息的服务活动。

互联网药品信息服务分为经营性和非经营性两类。经营性互联网药品信息服务是指通过互联网向上网用户有偿提供药品信息等服务的活动。非经营性互联网药品信息服务是指通过互联网向上网用户无偿提供公开的、共享性药品信息等服务的活动。国家药品监督管理部门对全国提供互联网药品信息服务活动的网站实施监督管理。省、自治区、直辖市药品监督管理部门对本行政区域内提供互联网药品信息服务活动的网站实施监督管理。拟提供互联网药品信息服务的网站，应当在向国务院信息产业主管部门或者省级电信管理机构申请办理经营许可证或者办理备案手续之前，按照属地监督管理的原则，向该网站主办单位所在地省、自治区、直辖市药品监督管理部门提出申请，经审核同意后取得提供互联网药品信息服务的资格。

各省、自治区、直辖市药品监督管理部门对本辖区内申请提供互联网药品信息服务的互联网站进行审核，符合条件的核发《互联网药品信息服务资格证书》。

《互联网药品信息服务资格证书》的格式由国家药品监督管理部门统一制定。提供互联网药品信息服务的网站，应当在其网站主页显著位置标注《互联网药品信息服务资格证书》的证书编号。

提供互联网药品信息服务的网站不得发布麻醉药品、精神药品、医疗用毒性药品、放射性药品、戒毒药品和医疗机构制剂的产品信息。

提供互联网药品信息服务的网站发布的药品（含医疗器械）广告，必须经过原药品监督管理部门审查批准。提供互联网药品信息服务的网站发布的药品（含医疗器械）广告要注明广告审查批准文号。

申请提供互联网药品信息服务，除应当符合《互联网信息服务管理办法》规定的要求外，还应当具备下列条件。

1. 互联网药品信息服务的提供者应当为依法设立的企事业单位或者其他组织。

2. 具有与开展互联网药品信息服务活动相适应的专业人员、设施及相关制度。

3. 有两名以上熟悉药品、医疗器械管理法律、法规和药品、医疗器械专业知识，或者依法经资格认定的药学、医疗器械技术人员。

申请提供互联网药品信息服务，应当填写国家药品监督管理部门统一制发的《互联网药品信息服务申请表》，向网站主办单位所在地省、自治区、直辖市药品监督管理部门提出申请，同时提交以下材料。

1. 企业营业执照复印件。

2. 网站域名注册的相关证书或者证明文件。从事互联网药品信息服务网站的中文名称，除与主办单位名称相同的以外，不得以“中国”“中华”“全国”等冠名；除取得药品招标代理机构资格证书的单位开办的互联网站外，其他提供互联网药品信息服务的网站名称中不得出现“电子商务”“药品招商”“药品招标”等内容。

3. 网站栏目设置说明（申请经营性互联网药品信息服务的网站需提供收费栏目及收费方式的说明）。

4. 网站对历史发布信息进行备份和查阅的相关管理制度及执行情况说明。

5. 药品监督管理部门在线浏览网站上所有栏目、内容的方法及操作说明。

6. 药品及医疗器械相关专业技术人员学历证明或者其专业技术资格证书复印件、网站负责人身份证复印件及简历。

7. 健全的网络与信息安全保障措施，包括网站安全保障措施、信息安全保密管理制度、用户信息安全管理制度。

8. 保证药品信息来源合法、真实、安全的管理措施、情况说明及相关证明。

省、自治区、直辖市药品监督管理部门在收到申请材料之日起5日内做出受理与否的决定，受理的，发给受理通知书；不受理的，书面通知申请人并说明理由，同时告知申请人享有依法申请行政复议或者提起行政诉讼的权利。对于申请材料不规范、不完整的，省、自治区、直辖市食品药品监督管理部门自申请之日起5日内一次告知申请人需要补正的全部内容；逾期不告知的，自收到材料之日起即为受理。

省、自治区、直辖市药品监督管理部门自受理之日起20日内对申请提供互联网药品信息服务的材料进行审核，并作出同意或者不同意的决定。同意的，由省、自治区、直辖市药品监督管理部门核发《互联网药品信息服务资格证书》，同时报国家药品监督管理部门备案并发布公告；不同意的，应当书面通知申请人并说明理由，同时告知申请人享有依法申请行政复议或者提起行政诉讼的权利。

《互联网药品信息服务资格证书》有效期为5年。有效期届满，需要继续提供互联网药品信息服务的，持证单位应当在有效期届满前6个月内，向原发证机关申请换发《互联网药品信息服务资格证书》。原发证机关进行审核后，认为符合条件的，予以换发新证；认为不符合条件的，发给不予换发新证的通知并说明理由，原《互联网药品信息服务资格证书》由原发证机关收回并公告注销。省、自治区、直辖市药品监督管理部门根据申请人的申请，应当在《互联网药品信息服务资格证书》有效期届满前作出是否准予其换证的决定。逾期未作出决定的，视为准予换证。

互联网药品信息服务提供者变更下列事项之一的，应当向原发证机关申请办理变更手续，填写《互联网药品信息服务项目变更申请表》，同时提供下列相关证明文件。

1. 《互联网药品信息服务资格证书》中审核批准的项目（互联网药品信息服务提供者单位名称、网站名称、IP地址等）。

2. 互联网药品信息服务提供者的基本项目（地址、法定代表人、企业负责人等）。

3. 网站提供互联网药品信息服务的基本情况（服务方式、服务项目等）。

省、自治区、直辖市药品监督管理部门自受理变更申请之日起20个工作日内作出是否同意变更的审核决定。同意变更的，将变更结果予以公告并报国家药品监督管理部门备案；不同意变更的，以书面形式通知申请人并说明理由。省、自治区、直辖市药品监督管理部门对申请人的申请进行审查时，应当公示审批过程和审批结果。申请人和利害关系人可以对直接关系其重大利益的事项提交书面意见进行陈述和申辩。依法应当听证的，按照法定程序举行听证。未取得或者超出有效期使用《互联网药品信息服务资格证书》从事互联网药品信息服务的，由国家药品监督管理部门或者省、自治区、直辖市药品监督管理部门给予警告，并责令其停止从事互联网药品信息服务；情节严重的，移送相关部门，依照有关法律、法规给予处罚。

提供互联网药品信息服务的网站不在其网站主页的显著位置标注《互联网药品信息服务资格证书》的证书编号的，国家药品监督管理部门或者省、自治区、直辖市药品监督管理部门给予警告，责令限期改正；在限定期限内拒不改正的，对提供非经营性互联网药品信息服务的网站处以500元以下罚款，对提供经营性互联网药品信息服务的网站处以5000元以上1万元以下罚款。

互联网药品信息服务提供者违反本办法，有下列情形之一的，由国家药品监督管理部门或者省、自治区、直辖市药品监督管理部门给予警告，责令限期改正；情节严重的，对提供非经营性互联网药品信息服务的网站处以1000元以下罚款，对提供经营性互联网药品信息服务的网站处以1万元以上3万元以下罚款；构成犯罪的，移送司法部门追究刑事责任。

1. 已经获得《互联网药品信息服务资格证书》，但提供的药品信息直接撮合药品网上交易的。

2. 已经获得《互联网药品信息服务资格证书》，但超出审核同意的范围提供互联网药品信息服务的。

3. 提供不真实互联网药品信息服务并造成不良社会影响的。

4. 擅自变更互联网药品信息服务项目的。

任务三　药品经营质量管理

《药品经营质量管理规范》（Good Supply Practice，GSP）意为良好的供应规范。GSP是国际通用的概念，实质意义即控制药品在流通环节所有可能发生质量事故的因素，从而防止质量事故发生的一整套管理程序。1982年，日本的GSP被介绍到我国。1984年6月，原国家医药管理局发布了该规范的试行版，这是我国医药商品流通环节第一套正式的质量管理规范，引起医药商业系统的广泛重视，收到了良好的效果。1992年，国家医药管理局正式颁布了《医药商品质量管理规范》修订版。2000年，国家药品监督管理局总结了过去几十年药品经营质量管理的经验，颁布了新版GSP及实施细则，并更名为《药品经营质量管理规范》，进一步完善了GSP制度。2012年11月，卫生部第一次修订了《药品经营质量管理规范》。2015年5月18日，国家食品药品监督管理总局局务会议审议通过《药品经营质量管理规范》（第二次修订），自公布之日起施行。2016年6月30日，国家食品药品监督管理总局会议通过《关于修改〈药品经营质量管理规范〉的决定》修正。

一、修订的思路和主要内容

修订GSP，一是依据《中华人民共和国药品管理法》《中华人民共和国药品管理法实施条例》和《行政许可法》等法律法规及有关政策开展修订工作；二是查找药品流通过程中各种影响药品质量的安全隐患，采取切实可行的管理措施加以控制，保证经营活动中的药品安全；三是调整现行药品GSP中不符合药品监管和流通发展要求的、与药品经营企业经营管理实际不相适应的内容，重点解决药品流通中存在的突出问题和难点问题；四是以促进药品经营企业整体水平提升为方向，使修订的规范具有一定的前瞻性；五是积极吸收国外药品流通管理的先进经验，促进我国药品经营质量管理与国际药品流通质量管理的逐步接轨。按照这一思路，确定了“提高标准、完善管理，强化重点、突破难点”的修订原则，明确了“全面推进一项管理手段、强化两个重点环节、突破三个难点问题”的修订目标。一项管理手段就是实施企业计算机管理信息系统，两个重点环节就是药品购销渠道和仓储温湿度控制，三个难点就是票据管理、冷链管理和药品运输。

修订的主要内容如下。

（一）全面提升软件和硬件要求

药品GSP全面提升了企业经营的软硬件标准和要求，在保障药品质量的同时，也提高了市场准入门槛，有助于抑制低水平重复，促进行业结构调整，提高市场集中度。在软件方面，GSP明确要求企业建立质量管理体系，设立质量管理部门或者配备质量管理人员，并对质量管理制度、岗位职责、操作规程、记录、凭证等一系列质量管理体系文件提出详细要求，并强调了文件的执行和实效；提高了企业负责人、质量负责人、质量管理部门负责人以及质管、验收、养护等岗位人员的资质要求。在硬件方面，全面推行计算机信息化管理；明确规定企业应当对药品仓库采用温湿度自动监测系统，对仓储环境实施持续、有效的实时监测；对储存、运输冷藏、冷冻药品要求配备特定的设施设备。

（二）针对薄弱环节增设一系列新制度

新修订药品 GSP 明确要求药品购销过程必须开具发票，出库运输药品必须有随货同行单（票）并在收货环节查验，物流活动要做到票、账、货相符。针对委托第三方运输，药品 GSP 要求委托方应当考察承运方的运输能力和相关质量保证条件，签订明确质量责任的委托协议，并要求通过记录实现运输过程的质量追踪。针对冷链管理，药品 GSP 提高了对冷藏、冷冻药品储存、运输设施设备的要求，特别规定了此类药品运输、收货等环节的交接程序和温度监测、跟踪、查验等要求。

（三）与新政策紧密衔接

《“十四五”国家药品安全及促进高质量发展规划》等一系列重要文件的发布，对药品流通改革提出了更明确的要求。为配合规划对执业药师配备的要求，GSP 规定了药品零售企业的法定代表人或企业负责人应当具备执业药师资格；企业应当按国家有关规定配备执业药师，负责处方审核，指导合理用药。

药品 GSP 的修订是我国药品流通监管政策的一次较大调整，是对药品经营活动所应具备的条件和规范要求的一次较大提升，有效增强了流通环节药品质量风险控制能力，进一步规范药品经营行为，切实保障公众用药安全、有效。

知识拓展

药品经营和使用质量监督管理办法

2023 年 9 月 27 日，国家市场监督管理总局令第 84 号公布了《药品经营和使用质量监督管理办法》，自 2024 年 1 月 1 日起施行。该办法明确了药品批发企业、零售连锁总部、零售企业的许可条件和申请材料要求，简化药品经营许可审批程序，优化药品批发企业开办标准，并明确药品批发企业、零售企业经营范围核定标准，对申请仅从事乙类非处方药零售活动的，申请人提交申请材料和承诺书后，符合条件的，当日颁发药品经营许可证。强化了药品上市许可持有人、药品经营企业的质量管理责任，细化其对药品购销人员、购销行为、储存运输等的管理要求，强调药品上市许可持有人、药品经营企业委托储存、运输活动的质量管理要求，并对药品零售连锁提出总部对所属门店统一管理的要求。

二、《药品经营质量管理规范》的主要内容

GSP 共 4 章，包括总则、药品批发的质量管理、药品零售的质量管理、附则，共计 184 条。主要内容如下。

（一）总则

为加强药品经营质量管理，规范药品经营行为，保障人体用药安全、有效，根据《中华人民共和国药品管理法》、《中华人民共和国药品管理法实施条例》，制定本规范。本规范是药品经营管理和质量控制的基本准则，企业应当在药品采购、储存、销售、运输等环节采取有效的质量控制措施，确保药品质量。

药品经营企业应当坚持诚实守信，依法经营。禁止任何虚假、欺骗行为。

（二）药品批发的质量管理

1. 质量管理体系 企业应当建立质量管理体系，确定质量方针，制定质量管理体系文件，开展质量策划、质量控制、质量保证、质量改进和质量风险管理等活动。

企业应当全员参与质量管理。各部门、岗位人员应当正确理解并履行职责，承担相应质量责任。

2. 组织机构与质量管理职责 企业应当设立与其经营活动和质量管理相适应的组织机构或者岗位，明确规定其职责、权限及相互关系。

企业负责人是药品质量的主要责任人，全面负责企业日常管理，负责提供必要的条件，保证质量管理部门和质量管理人员有效履行职责，确保企业实现质量目标并按照本规范要求经营药品。企业质量负责人应当由高层管理人员担任，全面负责药品质量管理工作，独立履行职责，在企业内部对药品质量管理具有裁决权。

企业应当设立质量管理部门，有效开展质量管理工作，职责包括：督促相关部门和岗位人员执行药品管理的法律法规及本规范；组织制订质量管理体系文件，并指导、监督文件的执行；负责药品的验收，指导并监督药品采购、储存、养护、销售、退货、运输等环节的质量管理工作；负责假劣药品的报告等。

3. 人员与培训

（1）关键岗位人员 企业负责人应当具有大学专科以上学历或者中级以上专业技术职称，经过基本的药学专业知识培训，熟悉有关药品管理的法律法规及本规范。企业质量负责人应当具有大学本科以上学历、执业药师资格和 3 年以上药品经营质量管理工作经历，在质量管理工作中具备正确判断和保障实施的能力。企业质量管理部门负责人应当具有执业药师资格和 3 年以上药品经营质量管理工作经历，能独立解决经营过程中的质量问题。企业应当配备符合要求的质量管理、验收及养护等岗位人员。

（2）培训要求 企业应当对各岗位人员进行与其职责和工作内容相关的岗前培训和继续培训。培训内容应当包括相关法律法规、药品专业知识及技能、质量管理制度、职责及岗位操作规程等。

（3）健康检查 质量管理、验收、养护、储存等直接接触药品岗位的人员应当进行岗前及年度健康检查，并建立健康档案。患有传染病或者其他可能污染药品的疾病的，不得从事直接接触药品的工作。身体条件不符合相应岗位特定要求的，不得从事相关工作。

4. 质量管理体系文件 企业制定质量管理体系文件应当符合企业实际。文件包括质量管理制度、部门及岗位职责、操作规程、档案、报告、记录和凭证等。其中质量管理制度应当包括：质量管理体系内审的规定，质量否决权的规定，质量信息的管理，药品召回的管理，药品有效期的管理等 22 项制度。

书面记录及凭证应当及时填写，并做到字迹清晰，不得随意涂改，不得撕毁。更改记录的，应当注明理由、日期并签名，保持原有信息清晰可辨。记录及凭证应当至少保存 5 年。疫苗、特殊管理的药品的记录及凭证按相关规定保存。

5. 设施与设备 企业应当具有与其药品经营范围、经营规模相适应的经营场所和库房。

库房应当配备以下设施设备：

（1）药品与地面之间有效隔离的设备；

（2）避光、通风、防潮、防虫、防鼠等设备；

（3）有效调控温湿度及室内外空气交换的设备；

（4）自动监测、记录库房温湿度的设备；

（5）符合储存作业要求的照明设备；

（6）用于零货拣选、拼箱发货操作及复核的作业区域和设备；

（7）包装物料的存放场所；

（8）验收、发货、退货的专用场所；

（9）不合格药品专用存放场所；

（10）经营特殊管理的药品有符合国家规定的储存设施。

经营冷藏、冷冻药品的，应当配备以下设施设备：

（1）与其经营规模和品种相适应的冷库，经营疫苗的应当配备两个以上独立冷库；

（2）用于冷库温度自动监测、显示、记录、调控、报警的设备；

（3）冷库制冷设备的备用发电机组或者双回路供电系统；

（4）对有特殊低温要求的药品，应当配备符合其储存要求的设施设备；

（5）冷藏车及车载冷藏箱或者保温箱等设备。

6. 校准与验证 企业应当按照国家有关规定，对计量器具、温湿度监测设备等定期进行校准或者检定。应当对冷库、储运温湿度监测系统以及冷藏运输等设施设备进行使用前验证、定期验证及停用时间超过规定时限的验证。

7. 计算机系统 企业应当建立能够符合经营全过程管理及质量控制要求的计算机系统，实现药品质量可追溯，并满足药品电子监管的实施条件。

8. 采购 企业的采购活动应当符合以下要求：

（1）确定供货单位的合法资格；

（2）确定所购入药品的合法性；

（3）核实供货单位销售人员的合法资格；

（4）与供货单位签订质量保证协议。

对首营企业的审核，应当查验加盖其公章原印章的以下资料，确认真实、有效：

（1）《药品生产许可证》或者《药品经营许可证》复印件；

（2）营业执照的证件复印件，及上一年度企业年度报告公示情况；

（3）相关印章、随货同行单（票）样式；

（4）开户户名、开户银行及账号。

采购首营品种应当审核药品的合法性，索取加盖供货单位公章原印章的药品生产或者进口批准证明文件复印件并予以审核，审核无误的方可采购。

企业与供货单位签订的质量保证协议至少包括以下内容：

（1）明确双方质量责任；

（2）供货单位应当提供符合规定的资料且对其真实性、有效性负责；

（3）供货单位应当按照国家规定开具发票；

（4）药品质量符合药品标准等有关要求；

（5）药品包装、标签、说明书符合有关规定；

（6）药品运输的质量保证及责任；

（7）质量保证协议的有效期限。

采购药品时，企业应当向供货单位索取发票。发票应当列明药品的通用名称、规格、单位、数量、单价、金额等；不能全部列明的，应当附《销售货物或者提供应税劳务清单》，并加盖供货单位发票专用章原印章、注明税票号码。发票上的购、销单位名称及金额、品名应当与付款流向及金额、品名一致，并与财务账目内容相对应。发票按有关规定保存。

9. 收货与验收 药品到货时，收货人员应当核实运输方式是否符合要求，并对照随货同行单（票）和采购记录核对药品，做到票、账、货相符。冷藏、冷冻药品到货时，应当对其运输方式及运输过程的温度记录、运输时间等质量控制状况进行重点检查并记录。不符合温度要求的应当拒收。

验收药品应当按照药品批号查验同批号的检验报告书。供货单位为批发企业的，检验报告书应当加盖其质量管理专用章原印章。检验报告书的传递和保存可以采用电子数据形式，但应当保证其合法性和有效性。

企业应当按照验收规定，对每次到货药品进行逐批抽样验收，抽取的样品应当具有代表性。验收药品应当做好验收记录。验收人员应当在验收记录上签署姓名和验收日期。

10. 储存与养护 企业应当根据药品的质量特性对药品进行合理储存，并符合以下要求：

（1）按包装标示的温度要求储存药品，包装上没有标示具体温度的，按照《中华人民共和国药典》规定的贮藏要求进行储存；

（2）储存药品相对湿度为35%～75%；

（3）在人工作业的库房储存药品，按质量状态实行色标管理：合格药品为绿色，不合格药品为红色，待确定药品为黄色；

（4）储存药品应当按照要求采取避光、遮光、通风、防潮、防虫、防鼠等措施；

（5）搬运和堆码药品应当严格按照外包装标示要求规范操作，堆码高度符合包装图示要求，避免损坏药品包装；

（6）药品按批号堆码，不同批号的药品不得混垛，垛间距不小于5cm，与库房内墙、顶、温度调控设备及管道等设施间距不小于30cm，与地面间距不小于10cm；

（7）药品与非药品、外用药与其他药品分开存放，中药材和中药饮片分库存放；

（8）特殊管理的药品应当按照国家有关规定储存；

（9）拆除外包装的零货药品应当集中存放；

（10）储存药品的货架、托盘等设施设备应当保持清洁，无破损和杂物堆放；

（11）未经批准的人员不得进入储存作业区，储存作业区内的人员不得有影响药品质量和安全的行为；

（12）药品储存作业区内不得存放与储存管理无关的物品。

养护人员应当根据库房条件、外部环境、药品质量特性等对药品进行养护。

企业应当采用计算机系统对库存药品的有效期进行自动跟踪和控制，采取近效期预警及超过有效期自动锁定等措施，防止过期药品销售。对库存药品定期盘点，做到账、货相符。

11. 销售 企业应当将药品销售给合法的购货单位，并对购货单位的证明文件、采购人员及提货人员的身份证明进行核实，保证药品销售流向真实、合法。

企业销售药品，应当如实开具发票，做到票、账、货、款一致。做好药品销售记录。

12. 出库 出库时应当对照销售记录进行复核。发现以下情况不得出库，并报告质量管理部门处理：

（1）药品包装出现破损、污染、封口不牢、衬垫不实、封条损坏等问题；

（2）包装内有异常响动或者液体渗漏；

（3）标签脱落、字迹模糊不清或者标识内容与实物不符；

（4）药品已超过有效期；

（5）其他异常情况的药品。

药品出库复核应当建立记录，包括购货单位、药品的通用名称、剂型、规格、数量、批号、有效期、生产厂商、出库日期、质量状况和复核人员等内容。

药品出库时，应当附加盖企业药品出库专用章原印章的随货同行单（票）。

冷藏、冷冻药品的装箱、装车等项作业，应当由专人负责并符合以下要求：

（1）车载冷藏箱或者保温箱在使用前应当达到相应的温度要求；

（2）应当在冷藏环境下完成冷藏、冷冻药品的装箱、封箱工作；

（3）装车前应当检查冷藏车辆的启动、运行状态，达到规定温度后方可装车；

（4）启运时应当做好运输记录，内容包括运输工具和启运时间等。

13. 运输与配送 企业应当按照质量管理制度的要求，严格执行运输操作规程，并采取有效措施保证运输过程中的药品质量与安全。

在冷藏、冷冻药品运输途中，应当实时监测并记录冷藏车、冷藏箱或者保温箱内的温度数据。

14. 售后管理 企业应当加强对退货的管理，保证退货环节药品的质量和安全，防止混入假冒药品。

企业应当按照质量管理制度的要求，制定投诉管理操作规程。企业应当协助药品生产企业履行召回义务。配备专职或者兼职人员，按照国家有关规定承担药品不良反应监测和报告工作。

（三）药品零售的质量管理

1. 质量管理与职责 企业应当按照有关法律法规及本规范的要求制定质量管理文件，开展质量管理活动，确保药品质量。应当具有与其经营范围和规模相适应的经营条件，包括组织机构、人员、设施设备、质量管理文件，并按照规定设置计算机系统。企业应当设置质量管理部门或者配备质量管理人员，履行规定职责。

2. 人员管理 企业法定代表人或者企业负责人应当具备执业药师资格。企业应当按照国家有关规定配备执业药师，负责处方审核，指导合理用药。

质量管理、验收、采购人员应当具有药学或者医学、生物、化学等相关专业学历或者具有药学专业技术职称。从事中药饮片质量管理、验收、采购人员应当具有中药学中专以上学历或者具有中药学专业初级以上专业技术职称。营业员应当具有高中以上文化程度或者符合省级药品监督管理部门规定的条件。中药饮片调剂人员应当具有中药学中专以上学历或者具备中药调剂员资格。

3. 文件 企业应当按照有关法律法规基本规范规定，制定符合企业实际的质量管理文件。文件包括质量管理制度、岗位职责、操作规程、档案、记录和凭证等，并对质量管理文件定期审核、及时修订。

药品零售质量管理制度应当包括：药品采购、验收、陈列、销售等环节的管理，设置库房的还应当包括储存、养护的管理；供货单位和采购品种的审核；处方药销售的管理；药品拆零的管理等。

药品零售操作规程应当包括：

（1）药品采购、验收、销售；

（2）处方审核、调配、核对；

（3）中药饮片处方审核、调配、核对；

（4）药品拆零销售；

（5）特殊管理的药品和国家有专门管理要求的药品的销售；

（6）营业场所药品陈列及检查；

（7）营业场所冷藏药品的存放；

（8）计算机系统的操作和管理；

（9）设置库房的还应当包括储存和养护的操作规程。

4. 设施与设备 企业的营业场所应当与其药品经营范围、经营规模相适应，并与药品储存、办公、生活辅助及其他区域分开。营业场所应当配备必要的营业设备。

5. 采购与验收 企业采购药品，应当符合本规范相关规定。药品到货时，收货人员应当按采购记录，对照供货单位的随货同行单（票）核实药品实物，做到票、账、货相符。应当按规定的程序和要求对到货药品逐批进行验收，并做好验收记录。验收抽取的样品应当具有代表性。

6. 陈列与储存 药品的陈列应当符合以下要求：

（1）按剂型、用途以及储存要求分类陈列，并设置醒目标志，类别标签字迹清晰、放置准确；

（2）药品放置于货架（柜），摆放整齐有序，避免阳光直射；

（3）处方药、非处方药分区陈列，并有处方药、非处方药专用标识；

（4）处方药不得采用开架自选的方式陈列和销售；

（5）外用药与其他药品分开摆放；

（6）拆零销售的药品集中存放于拆零专柜或者专区；

（7）第二类精神药品、毒性中药品种和罂粟壳不得陈列；

（8）冷藏药品放置在冷藏设备中，按规定对温度进行监测和记录，并保证存放温度符合要求；

（9）中药饮片柜斗谱的书写应当正名正字；装斗前应当复核，防止错斗、串斗；应当定期清斗，防止饮片生虫、发霉、变质；不同批号的饮片装斗前应当清斗并记录；

（10）经营非药品应当设置专区，与药品区域明显隔离，并有醒目标志。

7. 销售管理 企业应当在营业场所的显著位置悬挂《药品经营许可证》、营业执照、执业药师注册证等。营业人员应当佩戴有照片、姓名、岗位等内容的工作牌，是执业药师和药学技术人员的，工作牌还应当标明执业资格或者药学专业技术职称。在岗执业的执业药师应当挂牌明示。

销售药品应当符合以下要求：

（1）处方经执业药师审核后方可调配；对处方所列药品不得擅自更改或者代用，对有配伍禁忌或者超剂量的处方，应当拒绝调配，但经处方医师更正或者重新签字确认的，可以调配；调配处方后经过核对方可销售；

（2）处方审核、调配、核对人员应当在处方上签字或者盖章，并按照有关规定保存处方或者其复印件；

（3）销售近效期药品应当向顾客告知有效期；

（4）销售中药饮片做到计量准确，并告知煎服方法及注意事项；提供中药饮片代煎服务，应当符合国家有关规定。

8. 售后管理 除药品质量原因外，药品一经售出，不得退换。企业应当在营业场所公布药品监督管理部门的监督电话，设置顾客意见簿，及时处理顾客对药品质量的投诉。发现已售出药品有严重质量问题，应当及时采取措施追回药品并做好记录，同时向药品监督管理部门报告。

（四）附则

本规范自发布之日起施行，2013 年 6 月 1 日卫生部施行的《药品经营质量管理规范》（中华人民共和国卫生部令第 90 号）同时废止。药品经营企业违反本规范的，由药品监督管理部门按照《中华人民共和国药品管理法》第 78 条的规定给予处罚。

本规范是药品经营质量管理的基本要求。药品零售连锁企业总部的管理应当符合本规范药品批发企业相关规定，门店的管理应当符合本规范药品零售企业相关规定。互联网销售药品的质量管理规定由国家药品监督管理部门另行制定。

本规范下列术语的含义是：

（1）在职：与企业确定劳动关系的在册人员；

（2）在岗：相关岗位人员在工作时间内在规定的岗位履行职责；

（3）首营企业：采购药品时，与本企业首次发生供需关系的药品生产或者经营企业；

（4）首营品种：本企业首次采购的药品；

（5）原印章：企业在购销活动中，为证明企业身份在相关文件或者凭证上加盖的企业公章、发票专用章、质量管理专用章、药品出库专用章的原始印记，不能是印刷、影印、复印等复制后的印记；

（6）待验：对到货、销后退回的药品采用有效的方式进行隔离或者区分，在入库前等待质量验收的状态；

（7）零货：指拆除了用于运输、储藏包装的药品；

（8）拼箱发货：将零货药品集中拼装至同一包装箱内发货的方式；

（9）拆零销售：将最小包装拆分销售的方式；

（10）国家有专门管理要求的药品：国家对蛋白同化制剂、肽类激素、含特殊药品复方制剂等品种实施特殊监管措施的药品。

知识拓展

《药品经营质量管理规范（2016 年修订）》配套文件

国家食品药品监督管理总局于 2013 年 10 月发布了冷藏、冷冻药品的储存与运输管理、药品经营企业计算机系统、温湿度自动监测、药品收获与验收和验证管理 5 个附录。2016 年 12 月，国家食品药品监督管理总局对《关于发布〈药品经营质量管理规范〉冷藏、冷冻药品的储存与运输管理等 5 个附录的公告》（2013 年第 38 号）做出修改。

项目九 药品使用管理

学习导航

2006 年央视《每周质量报告》里报道过一个真实案例：某 8 月龄的男婴，被确诊为抗生素致聋。令人遗憾的是，该男婴四岁的哥哥，两年前因同一种病，使用同一种抗生素而致聋，两个孩子口服的抗生素都是庆大霉素。

庆大霉素在儿童雾化中常被滥用，我国目前没有雾化剂型的庆大霉素，雾化使用的都是注射剂型，并不在药品说明书的使用范围内。雾化吸入庆大霉素，完全属于超说明书用药，不但没有确切疗效，也缺乏规范，药物用量难以把握，存在风险。2016 年《雾化吸入疗法在呼吸系统疾病中的应用专家共识》，将庆大霉素注射液雾化认定为不规范用法。怎样才能正确使用药品？药品在使用过程中又有哪些相关规定呢？

本项目主要介绍药品使用原则、处方药和非处方药分类管理、国家基本药物制度管理、国家基本医疗保险用药制度管理、医疗机构药事管理等的相关规定。

学习目标

知识目标

1. 掌握　药品使用原则、处方药与非处方分类管理的具体要求、调剂业务和处方管理规定。
2. 熟悉　药品分类管理的意义、国家基本药物制度、基本医疗保险用药、药物滥用的危害。
3. 了解　医疗机构药事管理。

能力目标

1. 能正确区分处方药和非处方药、甲类非处方药和乙类非处方药。
2. 能根据药品的使用原则，防止药物滥用。
3. 能正确地进行处方审核、药品调剂工作。

素质目标

1. 培养学生树立安全合理用药的意识。
2. 培养学生用专业知识为患者提供药学服务的能力。

任务一 药品使用认知

一、药品使用管理的含义

药品使用是指将合适的药物以适当剂量，在适当时间，经适当途径，给用药者使用，达到预防、治疗、诊断疾病的目的。药品使用管理是以保障人体用药安全，维护公众身体健康和用药的合法权益为目的，以国家的方针政策、法律法规为依据，以当代医药学理论和实践水平为基础，对药品获得的各种途径、使用的各环节进行的管理。药品使用管理依赖于国家相关方针政策的制定和调整，它涉及医疗卫生与药品管理中的诸多因素，受到与药品使用有关各方人员的知识水平、道德情操、行为动机等影响。药品使用管理的基本出发点和归宿是合理用药。合理用药已成为药事管理学研究的重要课题。

二、加强药品使用管理的重要性

药品使用管理是药事管理的一个重要环节。无论是研制、生产药品，还是经营药品，最终的目的都是为了使用者达到预防治疗疾病的目的。因此药品使用管理是药事管理的终端和落脚点。加强药品使用管理，保证合理用药，是保障用药者合法权益的具体体现。药品使用既是对药品本身安全性、有效性、稳定性的确证，又是对其他环节管理的检验。毒副作用大、疗效不确切的药品，不但无法满足人们治疗疾病的需要，而且危害人的身体健康；即使是一种安全有效的药品，因使用不当，同样达不到治疗疾病的目的。

在药品使用中，不合理用药现象比较严重，主要表现在选择药物不合理，剂量过大，合并用药不适当，重复给药等。导致不合理用药的因素很多。首先是药品使用监督管理制度、医疗保险制度不健全，管理不到位；其次与医师、药师的临床用药经验和职业道德水准有关；此外还与社会不良因素有关。不合理用药轻者给患者带来身体痛苦和经济浪费，延误疾病治疗，严重者酿成药疗事故，同时也浪费了国家医疗保险费用。为了保障公众用药安全有效，必须加强药品使用管理。

三、药品使用的原则

合理用药是药品使用的基本要求。药品的安全性、有效性与经济性是合理用药的主要内涵，也是药品能否长久地在市场顺利流通的关键。世界卫生组织早在 20 世纪 70 年代便提出了合理用药的标准，主要内容是：用适宜的药物，在适宜的时间，以公众能支付的价格保证药品供应，正确调配处方，在正确的剂量、服药间隔、用药日数下使用药物，确保药物安全有效。

（一）安全

关于药品的安全，至今还没有一个法定的绝对标准，也很难确定一个标准。任何药物都有两重性，因此安全是相对的。它应以治疗效果，类似作用的药物有多少，对患者短期和对后代的毒副作用性质及程度等因素综合考虑而定。安全用药包括两层含义：其一是药品本身的安全性。根据非临床和临床试验资料，主要由药品监督管理部门组织专家审评；其二是药品使用中的安全性。有些药物的治疗指数非常狭窄，如强心苷类药，治疗量与中毒量之间距离很小，容易中毒，但至今仍是较好的强心药。因此严格按说明书合理用药，也是保证安全用药的重要方面。

（二）有效

评价一个药物是否有效并不难，难的是有效空间多大。要证明某个药物疗效好，应该是指该药物比现有的、公认的同一疗效的药物效果好。美国对药物的临床评价分为有效、大致有效、可能有效、无效等情况。此外，“对症下药”也是保证用药有效的另一方面。

（三）适用

适用性落实到具体患者、疾病和药物等十分复杂，涉及的知识面很广。首先，要掌握适应证，正确选择药物。要尽快明确诊断，严格按适应证给药，有的放矢，才可能避免误用或滥用药物。其次，要了解患者有无药物过敏、遗传缺陷或异常等，谨慎选择药物。第三，要结合患者身体状况选择药物。如患者的机体状况、年龄、性别等。特别患有心、肝、肾等主要脏器功能不全的患者，选用药物时更要注意合理性。同时要注意合并用药时药物间的相互作用。

（四）经济

随着人类社会卫生保健的需求日益增加，药物治疗费用的迅速增长已经成为各国医疗事业的沉重负担。药物治疗的费用问题作为指导合理用药的一个方面，近年备受关注。经济用药是指在有效、安全的前提下，能用价廉药不用昂贵药，合理利用有限的卫生资源，控制医疗费用的不合理上涨，减轻患者的经济负担。目前，一门新的学科——药物经济学正在迅速发展，它应用经济学的原理和方法对药物治疗方案的成本和效果进行全面的评价和分析，其目的是寻找最经济有效的治疗方案，促进临床合理用药。

（五）方便

随着药品种类和剂型的不断增加，治疗同一疾病的不同种类药品以及同一种药品的不同剂型、不同规格、不同包装的情况随之增多，供人们选择用药的范围增大了。因此，在有效、安全的前提下，方便用药成为选择使用和评价药品的重要原则。方便用药包括药品使用的方便，储存、运输和携带的方便，获得药品的方便，药品包装的方便等。

为了加强药品使用管理，保证广大人民群众用药安全、有效、经济、合理、方便，国家制定了一系列法律法规、方针政策。如国家实行基本药物制度和基本医疗保险制度；处方药与非处方药分类管理制度等。同时加强对医疗机构的药事管理，对采购药品、临床用药、药品管理、配制制剂等实行规范化管理。

四、加强药学服务

药学服务是以用药者为中心的药学工作模式。它以提高用药者的生活质量为目的，为用药者提供安全、有效、经济、合理的药品，并保证以最高质量的服务和最低成本，实现全过程的服务。

药学服务的对象是用药者，药学人员要利用专业特长，以最大限度地改善用药者身心健康为目标。首先，药学人员应积极参与医师用药过程，协助临床合理选药，从而提高药物的治疗效果，降低毒副反应发生率。其次，正确地向用药者提供有关药物的信息，包括所用药物的名称和详尽的使用指导、预期目的、最后结果及可能承担的风险。对于特殊用药者，还要帮助选择药物剂型，决定药物剂量，制定用药方案等。同时要告诉用药者可能出现的不良反应以及应急的处理方法。在药物的使用过程中要随时监测用药者，选择个体化给药方案，提高药物治疗水平。再次，为用药者提供药物咨询。包括提供药物的药效、药动、相互作用、注意事项、用法用量等专业知识及其他与健康有关的产品信息及指导，介绍与药物有关的社会健康问题，告知用药者按时用药，让用药者明白自己对获得理想治疗效果负有责任。最后，用药结束应对治疗结果进行评价，并进行药物成本与效益分析。

高质量的服务包括日常服务和体现药学服务内涵的深层次服务。日常服务是通过感知的形式提供给顾客，如药学人员的言谈应和蔼可亲，举止应稳重，有较好的沟通能力，统一规范的药学服务程序以及必要的一些服务设施等。

深层次的药学服务，比如建立用药者的用药档案，积累每个用药者的用药信息，提高用药的安全性和有效性，增进与用药者的联系；建立用药者回访制度，了解用药后的情况，及时发现用药问题和监测药品潜在的不良反应；开展处方分析和药物利用研究，通过处方调查和分析，评价药物使用合理性，如针对某一类药物或某一疾病的药物治疗方案，从经济学的角度进行对照和评价，从而为患者提供安全有效经济用药方案；提供健康咨询服务，如开展药物科普教育，提高患者的药物知识，加强合理用药宣传，促进用药者健康意识和生活质量的全面提高。总之，药学服务内涵丰富、专业化程度高，药学人员应不断探索，提高服务质量。

任务二　处方药与非处方药分类管理

一、处方药与非处方药的概念

根据药品品种、规格、适应证、剂量及给药途径的不同，将药品分为处方药和非处方药。处方药是指必须凭执业医师或执业助理医师处方方可调配、购买和使用的药品。非处方药（国外称为“柜台药”，over the counter 简称 OTC），是指由国务院药品监督管理部门公布的，不需要凭执业医师和执业助理医师处方，消费者可以自行判断、购买和使用的药品。根据药品的安全性，非处方药又分为甲、乙两类。非处方药在包装上有明显的“OTC”字样，即非处方药专用标识。

“处方药”“非处方药”不是药品的本质属性，而是药品管理上确定的概念，两者都是药品。处方药必须凭医生（包括执业医师和执业助理医师）处方才可调配、购买和使用。有些疾病患者无法正确了解自己的病情，患者只有就诊后由医生开具处方才可获得处方药，并需在医务人员指导和监控下使用；非处方药不需要凭医生处方，消费者即可自行判断、购买、使用。从遴选原则上看，非处方药安全性高，正常使用时无严重不良反应，使用者可以觉察治疗效果，在正常条件下储存质量稳定，使用时不需要医生的指导和监控，药品选择权主要在患者。

二、实施药品分类管理的意义

保障人体用药安全有效是政府义不容辞的责任，也是一个国家进步和文明的标志。20 世纪 50—60 年代，西方发达国家出于保证用药安全，对毒性、成瘾性药品销售、使用进行管理和控制，将药品分两类，一类必须经医生诊断开出处方后才能获得，另一类不需要医生处方消费者自主购买和使用，即处方药和非处方药。美国自 1951 年通过立法对药品实行分类管理。50 年代末，日本、德国等国家也通过立法实行药品分类管理。80 年代，WHO 向发展中国家推行这一管理模式。随着医药工业和卫生保健事业的不断发展，各国都认识到实行药品分类管理对保障用药安全有效有十分重要的作用。目前，超过一百个国家和地区对药品实行分类管理。

OTC 的由来源于人们对自身健康的日益重视，以及对简便、经济保健方式的追求。随着社会的发展和人们生活水平的提高，公众自我保健意识日益增强，希望能够随时治愈小的疾患，出于方便与经济的考虑，人们不是到医院而是到药店获得药品，根据药品说明书，恰当地使用药品，以缓解和治愈轻微病症。

为使我国的医疗保险制度和药品管理体系逐步适应社会主义市场经济的发展，并与国际惯例接轨，创建有中国特色的药品分类管理制度已是大势所趋，也是一项刻不容缓的重要工作。实行处方药与非处方药分类管理，一方面是有效地加强对处方药的监督管理，改变现有药品自由销售的状况，防止消费者因自我用药不当导致滥用药物，危及健康；另一方面，通过规范对非处方药的管理，引导消费者科学、合理地进行自我保健。实行药品分类管理制度，有利于保证人民用药安全；有利于推动医药卫生制度改革，促进医药卫生事业健康发展；有利于增强人们自我保健、自我药疗意识，促进我国“人人享有初级卫生保健”目标的实现；有利于医药行业产品结构的调整；有利于与国际通行的药品管理模式接轨，促进国际合理用药的学术交流，提高用药水平。

三、我国实施药品分类管理的指导思想、原则和目标

我国实施药品分类管理的指导思想是，从保证人民用药安全、有效和提高药品监督管理水平出发，结合国情，建立科学、合理的药品分类管理体系。在制定法规和政策时，要遵循“先原则、后具体，先综合、后分类”的规律。实施工作要建立在充分调查研究的基础上，按照分步实施、逐步到位的方式进行。

实施药品分类的基本原则是，根据我国社会和经济发展的实际，按照“积极稳妥、分步实施、注重实效、不断完善”的方针，保证社会安定和秩序，加强处方药监督管理，规范非处方药监督管理，确保人民用药安全有效。

实施药品分类的目标是，从 2000 年开始，初步建立起符合社会主义市场经济体制要求的处方药与非处方药分类管理制度和与之相适应的新的药品监督管理法规体系，再经过若干年，建立起一个比较完善、具有中国特色的分类管理制度。

四、处方药与非处方药分类管理的具体要求

（一）处方药的管理

目前，我国药品监督管理部门规定，必须凭执业医师或执业助理医师处方销售的药品包括：注射剂、医疗用毒性药品、二类精神药品、其他按兴奋剂管理的药品、精神障碍治疗药（抗精神病、抗焦虑、抗躁狂、抗抑郁药）、抗病毒药（逆转录酶抑制剂和蛋白酶抑制剂）、肿瘤治疗药、含麻醉药品的复方制剂和曲马多、未列入非处方药目录的抗菌药和激素以及国家药品监督管理部门规定的其他必须凭处方销售的药品。

进入药品流通领域的处方药，其相应的警示语“凭医师处方销售、购买和使用”，由生产企业醒目地印制在药品包装或药品使用说明书上。药品生产、批发企业不得以任何方式直接向病患者推荐、销售处方药。

开办零售药店须具有药品经营许可证，药店配备驻店执业药师或药师以上药学技术人员，执业药师

或药师对医师处方进行审核、签字后依据处方正确调配、销售药品。对处方不得擅自更改或代用。对有配伍禁忌或超剂量的处方，应当拒绝调配、销售，必要时，经处方医师更正或重新签字，方可调配、销售。零售药店对处方必须留存 2 年以上备查。处方药不得采用开架自选方式销售。

处方药只准在专业性医药报刊进行广告宣传。

（二）非处方药的管理

我国上市的中西药近万种，非处方药的遴选，不是由药品生产或经营企业决定的，而是根据处方药与非处方药分类管理制度的原则和要求，由国家药品监督管理部门组织遴选并公布非处方药药品目录，也可根据药品生产企业的申请和建议，组织进行处方药与非处方药的转换评价。

1. 遴选非处方药的基本原则

（1）应用安全　包括根据文献和长期临床使用证实安全性大的药品；药物无潜在毒性，不易引起积蓄中毒；基本无不良反应；不易引起依赖性，无“三致”作用；抗肿瘤药、毒麻药、精神药物不能列入，个别用于复方制剂者除外；组方合理，无不良相互作用。

（2）质量稳定　包括质量可控，在规定条件下，性质稳定。

（3）疗效确切　包括药物作用针对性强，适应证明确；不需经常调整剂量；连续应用不引起耐药性。

（4）应用方便　包括用药时不需做特殊检查和试验；剂型以口服、外用、吸入等为主。

2. 非处方药的生产及包装、标签和说明书管理　药品生产企业应按《药品注册管理办法》申报非处方药，已经获得药品批准文号的药品作为非处方药生产之前，必须通过药品监督管理部门的审查，在取得《非处方药品审核登记证书》后，才成为合法的非处方药。

非处方药标签和说明书除符合规定外，用语应当科学、易懂，便于消费者自行判断、选择和使用。非处方药的标签和说明书必须经国家药品监督管理部门批准。生产企业应在药品包装或药品使用说明书上印制相应的忠告语：请仔细阅读药品使用说明书并按说明使用或在药师指导下购买和使用。

非处方药的包装必须印有国家指定的非处方药专有标识。非处方药专有标识是用于已列入《国家非处方药目录》，并通过药品监督管理部门审核登记的非处方药药品标签、使用说明书、内包装、外包装的专有标识，也可用作经营非处方药企业的指南性标志。非处方药药品自药品监督管理部门核发《非处方药药品审核登记证书》之日起，可以使用非处方药专有标识。非处方药专有标识图案分为红色和绿色，红色专有标识用于甲类非处方药，绿色专有标识用于乙类非处方药和用作指南性标志。

3. 非处方药的分类、销售　根据药品的安全性，非处方药分为甲、乙两类，乙类非处方药安全性更高。

经营非处方药的批发企业和经营甲类非处方药的零售企业必须具有药品经营许可证。

在药品零售网点数量不足、布局不合理的地区，普通商业企业可以销售乙类非处方药，但必须经过当地地市级以上药品监督管理部门审查、批准、登记，符合条件的颁发乙类非处方药准销标志。普通商业企业不得销售处方药和甲类非处方药，销售乙类非处方药时，应设立专门货架或专柜，并按法律法规的规定摆放药品。普通商业连锁超市销售的乙类非处方药必须由连锁总部统一从合法的供应渠道和供应商采购、配送，分店不得独自采购。

非处方药经审批可以在大众传播媒介进行广告宣传。处方药、非处方药应当分柜摆放。处方药、非处方药不得采用有奖销售、附赠药品或礼品销售等销售方式。

（三）处方药转换为非处方药的管理

2004 年 4 月 7 日，国家药品监督管理部门发布了《关于开展处方药与非处方药转换评价工作的通知》（以下简称《通知》），决定从 2004 年开始开展处方药与非处方药转换评价工作，并对非处方药目录实行动态管理。

《通知》规定，除以下规定情况外，申请单位均可对其生产或代理的品种提出处方药转换评价为非处方药的申请：①监测期内的药品；②用于急救和其他患者不宜自我治疗疾病的药品。如用于肿瘤、青光眼、消化道溃疡、精神病、糖尿病、肝病、肾病、前列腺疾病、免疫性疾病、心脑血管疾病、性传播疾病等的治疗药品；③消费者不便自我使用的药物剂型。如注射剂、埋植剂等；④用药期间需要专业人员进行医学监护和指导的药品；⑤需要在特殊条件下保存的药品；⑥作用于全身的抗菌药、激素（避孕药除外）；⑦含毒性中药材，且不能证明其安全性的药品；⑧原料药、药用辅料、中药材、饮片；⑨国家规定的医疗用毒性药品、麻醉药品、精神药品和放射性药品，以及其他特殊管理的药品；⑩其他不符合非处方药要求的药品。

药品生产企业可按照有关规定，提出处方药转换为非处方药的申请，将相关资料直接报送药品评价中心。药品评价中心依据相关技术原则和要求组织开展技术评价，将拟转换的品种在药品评价中心网站进行为期 1 个月的公示。国家药品监督管理局根据药品评价中心技术评价意见，审核公布转换为非处方药的药品名单及非处方药说明书范本。

同时，国家药品监督管理局组织对已批准为非处方药品种的监测和评价工作，对存在不安全隐患或不适宜按非处方药管理的品种将及时转换为处方药，按处方药管理。同时，甲类和乙类非处方药之间亦可以相互转换。

例如，2008 年 6 月 27 日，国食药监安〔2008〕319 号文将盐酸麻黄碱滴鼻液转换为处方药；2012 年 11 月 16 日，国食药监注〔2012〕322 号文将安尔眠胶囊等 36 种药品（化学药品 9 种，中成药 27 种）转换为非处方药；2013 年 11 月 25 日，食药监办药化管〔2013〕122 号文将归脾颗粒等 7 个品种由甲类非处方药转换为乙类非处方药。

五、药品分类管理工作的进展

1997 年，《中共中央、国务院关于卫生改革与发展的决定》中提出，国家建立并完善处方药与非处方药分类管理制度。

1999 年，国家药品监督管理局、卫生部、国家中医药管理局、劳动和社会保障部、国家工商行政管理局五部委联合下发了《关于我国实施处方药与非处方药分类管理若干意见的通知》。

1999 年，国家药品监督管理局颁布了《处方药与非处方药分类管理办法（试行）》《非处方药专有标识及管理规定》《处方药与非处方药流通管理暂行规定》等规章。

2019 年，新修订的《药品管理法》第 54 条规定："国家对药品实行处方药与非处方药分类管理制度"，为药品分类管理奠定了法律基础。

近年来，国家药品监督管理局根据国际通行的非处方药适用病症的分类和我国传统中医中药理论，按照"安全有效、慎重从严、结合国情、中西药并重"的指导思想和非处方药的遴选原则，遴选和审批非处方药品种，开展处方药与非处方药的转换工作，先后公布了 4000 多种非处方药（含中成药）。基本能满足消费者在零售药店选购非处方药，进行正常、合理的自我药疗的需要。

作为 OTC 药品，并非实行终身制，每隔几年，要进行重新评价，推出新品种，所以 OTC 是一种动态管理。为了适应市场多样化的需要，可以在疗效显著的药品基础上研制新配方或改进剂型，提供更多安全有效、价格合理、品种齐全的药品，参与市场竞争，满足社会需要。

任务三　国家基本药物管理认知

国家基本药物是指适应基本医疗卫生需求，剂型适宜，价格合理，能够保障供应，公众可公平获得的药品。包括预防、诊断、治疗各类疾病的药品。国家基本药物制度是对基本药物的遴选、生产、流通、使用、定价、报销、监测评价等环节实施有效管理的制度，并与公共卫生、医疗服务、医疗保障体系相衔接。国家基本药物制度的实施对满足广大消费者基本用药需求、引导公众合理用药起到了积极的作用。

一、国家基本药物产生的背景

近几十年来，国际医药工业迅猛增长，并呈现出集中化的趋势，药品开发的高投入以及更新换代速度的加快既带来了药品品种的丰富，也使药品使用的选择性难度增大。面对药品市场更新换代的加快和药品巨大消费的情况，世界卫生组织（WHO）于 1975 年开始推荐制定基本药物。WHO 设立基本药物专家委员会，制订了基本药物示范目录，并于 1981 年建立了基本药物行动委员会。目的是通过制订基本药物，使其成员国，尤其是发展中国家大部分人口得到基本药物的供应，降低医疗费用，促进合理用药。

在我国，经过数十年的改革开放，医药业获得了长足发展。但是，伴随着医药业的高度发展，也不可避免地带来了如下一些问题：制药企业的分散化；药品流通领域中的不正当竞争；部分药品结构的失调现象；人们对某些药品不正常的消费心理等。如此种种在药品生产、流通、使用中的无序现象，任其发展下去不仅危害人民的身体健康，而且也会造成国家卫生资源的严重浪费，助长药品消费中的不正之风。因此，在这个过程中，发挥国家在药品使用管理中的职能，抑制其弊端，就显得十分必要。

20 世纪 90 年代开始，我国把基本药物制度作为保证“人人享有初级卫生保健”的重要基础，先后两次系统地遴选基本药物，多次调整基本药物目录。基本药物目录涵盖了西药和中药。2004 年，调整后的《国家基本药物》制剂品种目录总计为 2033 个品种。

2009 年 3 月，中共中央、国务院出台了深化医药卫生体制改革的意见，明确提出加快建立以国家基本药物制度为基础的药品供应保障体系，保障公众安全用药。

2009 年 8 月，为加快建立国家基本药物制度，卫生部、国家发展和改革委员会、工业和信息化部、监察部、财政部、人力资源社会保障部、商务部、国家中医药管理局等相关部门联合制定了《关于建立国家基本药物制度的实施意见》和《国家基本药物目录管理办法》。通过定点生产、统一价格、集中采购、统一配送等一系列政策，规范药品生产和流通秩序，保证群众基本用药。

2015 年 2 月 13 日，为巩固完善基本药物制度，建立健全国家基本药物目录遴选调整管理机制，国家卫生计生委、国家发展改革委、工业和信息化部、财政部、人力资源社会保障部、商务部等相关部门对《国家基本药物目录管理办法（暂行）》（卫药政发〔2009〕79 号）进行了修订（卫药政发（2015）52 号），形成了《国家基本药物目录管理办法》。

二、制定国家基本药物的目的

制定国家基本药物的目的在于保证公众基本治疗药物的可获得性。通过加强药品生产、流通、使用等环节的管理，既保障广大人民群众安全、有效、合理地用药，又完善基本医疗保险制度，减轻患者负担，使国家有限的卫生资源得到有效的利用，达到最佳的社会效益和经济效益。

国家基本药物目录所列药品，国家将重点鼓励发展，保证生产充足，流通渠道畅通，以保证国民防病治病的基本需要。国家基本药物是国家提倡和建议使用的防病、治病药品，医疗保险用药范围就是参照国家基本药物目录制定的，而超出此范围的新药、特药等则应由个人负担，这样既保证了人们防病治病的基本需要，又使患者可以根据自己的承受能力，合理负担特殊需求药品的费用，实现医疗费用由国家、集体、个人共同承担。

三、国家基本药物的遴选及管理

1. 国家基本药物的遴选 国家基本药物按照防治必需、安全有效、价格合理、使用方便、中西药并重、基本保障、临床首选的原则遴选。在遴选过程中适当参考世界卫生组织基本药物名单，以现有临床评价结果为主要依据，必要时进行药品质量方面的评价和临床对比验证工作。遴选的药物必须是预防、诊断、治疗性药物，不包括营养品、滋补品。适宜的价格是保证药品普及应用的直接影响因素。国家基本药物要能满足大多数人们预防与治病的需要，必须具有社会能够普遍承受的价格，并实行零差率销售。要有合适的剂型和适宜的包装，方便患者使用，同时还须考虑运输、储存的便利等。中西药相互兼顾，互相补充。

根据《国家基本药物目录管理办法》（国卫药政发〔2015〕52 号）等相关规定，有关部门对《国家基本药物目录（2012 年版）》进行了调整完善，形成了《国家基本药物目录（2018 年版）》（国卫药政发〔2018〕31 号）。经国务院医改领导小组审核，报请国务院常务会议审议通过，由国家卫生健康委员会 10 月 25 日正式印发，自 2018 年 11 月 1 日起施行。

2018 年版目录具有以下特点：一是增加了品种数量，由原来的 520 种增加到 685 种，其中西药 417 种、中成药 268 种（含民族药），能够更好地服务各级各类医疗卫生机构，推动全面配备、优先使用基本药物；二是优化了结构，突出常见病、慢性病以及负担重、危害大疾病和公共卫生等方面的基本用药需求，注重儿童等特殊人群用药，新增品种包括了肿瘤用药 12 种、临床急需儿童用药 22 种等；三是进一步规范剂型、规格，685 种药品涉及剂型 1110 余个、规格 1810 余个，这对于指导基本药物生产流通、招标采购、合理用药、支付报销、全程监管等具有重要意义；四是继续坚持中西药并重，增加了功能主治范围，覆盖更多中医临床症候；五是强化了临床必需，这次目录调整新增的药品品种中，有 11 个药品为非医保药品，主要是临床必需、疗效确切的药品。

新版目录发布实施后，将能够覆盖临床主要疾病病种，更好适应基本医疗卫生需求，为进一步完善基本药物制度提供基础支撑，高质量满足人民群众疾病防治基本用药需求。

国家基本药物在保持数量相对稳定的基础上，实行目录动态调整管理。根据经济社会的发展、医疗保障水平、疾病谱变化、基本医疗卫生需求、科学技术进步等情况，不断优化基本药物品种、类别与结构比例。国家基本药物目录原则上每 3 年调整一次。

2. 国家基本药物的管理 进一步规范基本药物的生产流通。在政府宏观调控下充分发挥市场机制作用，完善医药产业政策和行业发展规划，推动医药企业提高自主创新能力和医药产业结构优化升级，发展药品现代物流和连锁经营，促进药品生产企业、流通企业的整合。完善国家药品储备制度，确保临床必需、不可替代、用量不确定、企业不常生产的基本药物生产供应。

建立基本药物优先和合理使用制度。政府举办的基层医疗卫生机构全部配备和使用国家基本药物，实行零差率销售。各地要按国家规定落实相关政府补助政策。医疗机构要按照国家基本药物临床应用指南和基本药物处方集，加强合理用药管理，确保规范使用基本药物。

基本药物全部纳入基本医疗保障药品报销目录，报销比例明显高于非基本药物。

国家基本药物是政府对药品生产、流通、使用过程实施管理，进行宏观调控的手段。因而，国家基本药物并非一个简单的药品目录，而是政府以其权威对药品质量和疗效的一种承诺，从而引导药品的生产与消费。可以说国家基本药物是一个综合管理系统，国家基本药物涉及到公众的切身利益，是一项复杂而又艰巨的工作；同时，国家基本药物又是一个动态系统，它既要保持相对的稳定又并非一成不变，是与一定时期的药品使用紧密结合的，要在实践中不断调整、补充、完善和发展。

任务四　基本医疗保险用药管理认知

一、医疗保险制度简介

为了加快医疗保险制度改革，保证职工基本医疗保险，以适应社会主义市场经济体制的客观要求，在认真总结近年来各级医疗保险制度改革试点经验基础上，国务院决定在全国范围内进行城镇职工医疗保险制度改革。

基本医疗保险是为补偿劳动者因疾病风险造成的经济损失而建立的一项社会保险制度，也是社会保险制度中最重要的险种之一，与基本养老保险、工伤保险、失业保险、生育保险等共同构成现代社会保险制度。

（一）改革的任务和原则

医疗保险改革的主要任务是建立城镇职工基本医疗保险制度，即建立适应社会主义市场经济体制，根据财政、企业和个人的承受能力，建立保障职工基本医疗需求的社会医疗保险制度。建立城镇职工基本医疗保险制度的原则是：基本医疗保险的水平与社会主义初级阶段生产力发展水平相适应；城镇所有用人单位及其职工都要参加基本医疗保险，实行属地管理；基本医疗保险费用由用人单位和职工双方共同负担；基本医疗保险实行社会统筹和个人帐户相结合。

城镇所有用人单位，包括企业、机关、事业单位、社会团体、民办非企业单位及其职工，都要参加基本医疗保险。基本医疗保险费由用人单位和职工共同缴纳。用人单位缴费率应控制在职工工资总额的6%左右，职工缴费率一般为本人工资收入的2%。基本医疗保险基金由统筹基金和个人帐户构成。

2016年1月3日，国务院以国发〔2016〕3号印发《关于整合城乡居民基本医疗保险制度的意见》，建立统一的城乡居民基本医疗保险（以下简称城乡居民医保）制度。整合城镇居民医保和新农合两项制度，建立统一的城乡居民医保制度是推进医药卫生体制改革、实现城乡居民公平享有基本医疗保险权益、促进社会公平正义、增进人民福祉的重大举措，对城乡经济社会协调发展、全面建成小康社会具有重要意义。建立城乡居民医保制度，有利于推动保障更加公平、管理服务更加规范、医疗资源利用更加有效，促进全民医保体系持续健康发展。

（二）定点医疗机构和定点药店

基本医疗保险实行定点医疗机构和定点药店管理。劳动保障部会同卫生部、财政部等有关部门制定定点医疗机构和定点药店的资格审定办法。社会保险经办机构根据中西医并举，基层、专科和综合医疗机构兼顾，方便职工就医的原则，负责确定定点医疗机构和定点药店，并同定点医疗机构和定点药店签订合同，明确各自的责任、权利和义务。

二、基本医疗保险用药管理

为了保障职工基本医疗用药，合理控制药品费用，基本医疗保险用药范围通过制定《基本医疗保险药品目录》（简称《药品目录》）进行管理。确定《药品目录》的品种时，既要考虑临床治疗的基本需要，也要考虑地区间的经济差异和用药习惯，中西药并重。

（一）进入《药品目录》的条件

纳入《药品目录》的药品，应是临床必需、安全有效、价格合理、使用方便、市场能够保证供应的药品，并具备下列条件之一：①《中华人民共和国药典》（现行版）收载的药品；②符合国家药品监督管理局颁发标准的药品；③国家药品监督管理局批准正式进口的药品。

以下药品不能纳入基本医疗保险用药范围：①主要起营养滋补作用的药品；②部分可以入药的动物及动物脏器，干（水）果类；③用中药材和中药饮片泡制的各类酒制剂；④各类药品中的果味制剂、口服泡腾剂；⑤血液制品、蛋白类制品（特殊适应证与急救、抢救除外）；⑥劳动保障部规定基本医疗保险基金不予支付的其他药品。

（二）药品目录的分类管理

《药品目录》中的西药和中成药在《国家基本药物》的基础上遴选，分“甲类目录”和“乙类目录”。“甲类目录”的药品是临床治疗必需，使用广泛，疗效好，同类药品中价格低的药品。“乙类目录”的药品是可供临床治疗选择使用，疗效好，同类药品中比“甲类目录”药品价格略高的药品。“甲类目录”由国家统一制定，各地不得调整。“乙类目录”由国家制定，各省、自治区、直辖市可根据当地经济水平、医疗需求和用药习惯，适当进行调整，增加和减少的品种数之和不得超过国家制定的“乙类目录”药品总数的15%。

但是需要注意的是，2019年7月23日，国家医保局发布文件明确提出：各地严格按照国家基本医疗保险药品目录执行，原则上不得自行制定目录或用变通的方法增加目录内药品，也就是说，基本医疗保险药品目录的决定权已基本收归中央，取消了地方原有15%的调整权。

（三）医疗保险费用的支付

基本医疗保险参保人员使用《药品目录》中的药品，所发生的费用按以下原则支付。使用“甲类目录”的药品所发生的费用，按基本医疗保险的规定支付。使用“乙类目录”的药品所发生的费用，先由参保人员自付一定比例，再按基本医疗保险的规定支付。个人自付的具体比例，由统筹地区规定，报省、自治区、直辖市劳动保障行政部门备案。使用中药饮片所发生的费用，除基本医疗保险基金不予支付的药品外，均按基本医疗保险的规定支付。

（四）药品目录的制定与调整

国家《药品目录》由中华人民共和国人力资源和社会保障部会同国家卫健委、国家经贸委、财政部、国家药品监督管理局、国家中医药管理局共同制定，由劳动与社会保障部发布。各省、自治区、直辖市的《药品目录》由各省、自治区、直辖市劳动保障行政部门会同有关部门共同制定，并报劳动保障部备案。

2000 年，劳动和社会保障部颁发了《国家基本医疗保险药品目录》。基本医疗保险药品目录对保障职工基本医疗用药，合理控制药品费用，将发挥重要作用。

2004 年，在原《国家基本医疗保险药品目录》的基础上进行了调整，制定了《国家基本医疗保险和工伤保险药品目录》，新的《药品目录》险种适用范围从基本医疗保险扩大到工伤保险。

2009 年，人社部在原目录的基础上进行了调整，新版《药品目录》分西药、中成药和中药饮片。调整后的《药品目录》提出抗生素分级原则，以避免药物滥用。参保人员使用《药品目录》中的西药与中成药所发生的费用，应由工伤保险基金支付的，不分甲、乙类；应由基本医疗保险基金支付的，甲类为保障性药品，可 100% 报销；乙类药品报销比例由各地自行设定。对《药品目录》中的非处方药品，要允许基本医疗保险参保人员不用医师处方直接到定点零售药店购买，费用由个人账户支付。

2017 年 2 月 21 日，人社部正式公布了 2017 年版国家基本医疗保险、工伤保险和生育保险药品目录。西药和中成药部分共收载药品 2535 个，较 2009 年版目录增加了 339 个，增幅约 15.4%。其中西药部分 1297 个，中成药部分 1238 个（含民族药 88 个），中药饮片部分未作调整，仍沿用 2009 年版药品目录的规定。

2019 年 8 月 20 日，国家医疗保障局、人力资源社会保障部印发《关于印发 <国家基本医疗保险、工伤保险和生育保险药品目录> 的通知》（医保发〔2019〕46 号），正式公布了国家基本医疗保险、工伤保险和生育保险常规准入部分的药品名单。从常规准入的品种看，调整前后药品数量变化不大，但通过动态调整、有进有出，药品结构发生了较大变化。2019 年版目录常规准入部分共 2643 个药品，包括西药 1322 个、中成药 1321 个（含民族药 93 个）；中药饮片采用准入法管理，共纳入 892 个。

2023 年 1 月 18 日，国家医保局 人力资源社会保障部关于印发《国家基本医疗保险、工伤保险和生育保险药品目录（2022 年）》的通知，正式公布了国家基本医疗保险、工伤保险和生育保险常规准入部分的药品名单，本次调整，共有 111 个药品新增进入目录，3 个药品被调出目录。本轮调整后，国家医保药品目录内药品总数达到 2967 种，其中西药 1586 种，中成药 1381 种；中药饮片未作调整，仍为 892 种。通过调整，目录内药品结构进一步优化，管理更加严格规范。

任务五　医疗机构药事管理

医疗机构药事管理是指医疗机构以患者为中心，以临床药学为基础，对临床用药全过程进行有效的组织实施与管理，促进临床科学、合理用药的药学技术服务和相关的药品管理工作。医疗机构药事管理的目的是科学规范医疗机构药事管理工作，保证用药安全、有效、经济，保障人民身体健康。

据统计，目前市场上流通药品的 85% 是由医院提供给用药者的，医疗机构是最大的药品使用部门。在医患双方的关系中，患者用药基本是由医疗机构决定的，患者既无选择用药的能力，也无选择用药的权利。所用药物是否合理，取决于医疗机构专业人员。因此，加强医疗机构药事管理，对保障人体用药安全具有十分重要的意义。2011 年 1 月，结合当前国家药物政策以及医疗机构药事管理工作的新形势和新任务，卫生部、国家中医药管理局和总后勤部卫生部共同对《医疗机构药事管理暂行规定》进行了修订，制定了《医疗机构药事管理规定》。

一、医疗机构药事组织和药学技术人员

为了认真贯彻执行《药品管理法》，切实保障人体健康和用药者的合法权益，医院要成立药事管理组织。二级以上医院应当设立药事管理与药物治疗学委员会，委员由具有高级技术职务任职资格的药学、临床医学、护理和医院感染管理、医疗行政管理等人员组成；其他医疗机构应当成立药事管理与药物治疗学组，由药学、医务、护理、医院感染、临床科室等部门负责人和具有药师、医师以上专业技术职务任职资格人员组成。

药事管理与药物治疗学委员会（组）的职责：贯彻执行医疗卫生及药事管理等有关法律、法规、规章；审核制定本机构药事管理和药学工作规章制度，并监督实施；制定本机构药品处方集和基本用药供应目录；推动药物治疗相关临床诊疗指南和药物临床应用指导原则的制定与实施，监测、评估本机构药物使用情况，指导临床合理用药；分析、评估用药风险和药品不良反应、药品损害事件，并提供咨询与指导；建立药品遴选制度，审核本机构临床科室申请的新购入药品、调整药品品种或者供应企业和申报医院制剂等事宜；监督、指导特殊管理药品的临床使用与规范化管理；对医务人员进行有关药事管理法律法规、规章制度和合理用药知识教育培训；向公众宣传安全用药知识。

医疗机构应当根据本机构功能、任务、规模设置相应的药学部门，配备和提供与药学部门工作任务相适应的专业技术人员、设备和设施。药学部门具体负责药品管理、药学专业技术服务和药事管理工作，开展以患者为中心，以合理用药为核心的临床药学工作，组织药师参与临床药物治疗，提供药学专业技术服务。

医疗机构药学专业技术人员按照有关规定取得相应的药学专业技术职务任职资格。直接接触药品的药学人员，应当每年进行健康检查。患有传染病或者其他可能污染药品的疾病的，不得从事直接接触药品的工作。医疗机构药学专业技术人员不得少于本机构卫生专业技术人员的 8%。

二、药品采购与保管

药品采购与保管是医疗机构药事管理最重要的环节，是保证用药安全的关键。医疗机构必须依据《药品管理法》等法律法规采购保管药品，保障人体用药安全，维护用药者的合法权益。

（一）药品采购的具体要求

医疗机构采购药品应选择合法的购药渠道。要选择具有《药品生产许可证》的生产企业，或者具有《药品经营许可证》的经营企业作为自己的供应商。

建立和执行购进药品时检查验收制度，这是医疗机构的一项法律义务。按照《药品管理法》的规定，合法的药品必须是具有《药品生产许可证》企业生产的，具体品种必须获得国家药品批准文号。其次要有合格证明。药品出厂必须检验，医疗机构购进时要索取生产企业的质检合格报告书或合格证。进口药品，要验明和核实进口药品注册证和口岸检验报告书。建立和执行购进药品检查验收制度，必须有真实、完整的药品购进记录。

（二）药品集中招标采购

改革开放以来，我国卫生事业取得了前所未有的发展，广大人民群众“看病难、住院难、手术难”的问题基本得到解决。但是，近年来，有的地方一定程度上出现了“看病贵甚至看不起病”的问题。导致这个问题的因素是多方面的。其中，药品价格不断攀升且虚高不下乃是最主要的原因。当前，我国医改总目标是，用比较低廉的费用提供比较优质的医疗服务，努力满足广大人民群众基本医疗服务的需要。实行医疗机构药品集中招标采购，就是为实现医改总目标而采取的有力措施之一。

药品集中招标采购实行以政府主导、以省（区、市）为单位的医疗机构网上集中采购。县级及县级以上人民政府、国有企业（含国有控股企业）等举办的非营利性医疗机构必须参加医疗机构药品集中采购工作。医疗机构和药品生产经营企业购销药品必须通过各省（区、市）政府建立的非营利性药品集中采购平台开展采购，实行统一组织、统一平台和统一监管。实行医疗机构药品集中招标采购，可促进医药生产流通企业之间的竞争，促进质优价廉药品的生产，降低医疗机构的服务成本，规范医疗机构购药行为，从源头上治理医药购销中的不正之风，使之形成良好的医德医风。积极探索招标采购、连锁采购、集中配送等模式，对降低药品价格具有重要作用。

1. 药品集中采购机构　各省（区、市）人民政府负责成立由相关部门组成的药品集中采购工作领导机构、管理机构和工作机构，建立非营利性药品集中采购平台。药品集中采购工作领导机构由省（区、市）人民政府分管领导牵头，卫生、纠风、发展和改革（物价）、财政、监察、工商行政管理、药品监督管理等部门组成。药品集中采购工作领导机构组成部门要按照职责分工，认真履行职能，健全和完善各项规章制度。

2. 药品采购部门和品种限制　医疗机构临床使用的药品应当由药学部门统一采购供应，禁止医疗机构其他科室和医务人员自行采购。

医院要按照不低于上年度药品实际使用量的 80% 制定采购计划，具体到通用名、剂型和规格，每种药品采购的剂型原则上不超过 3 种，每种剂型对应的规格原则上不超过 2 种。药品采购预算一般不高于医院业务支出的 25% ~30% 。依据国家基本药物目录、医疗保险药品报销目录、基本药物临床应用指南和处方集等，遵循临床常用必需、剂型规格适宜、包装使用方便的原则采购药品。

3. 细化药品分类采购措施

（1）招标采购药品　可根据上一年度药品采购总金额中各类药品的品规采购金额百分比排序，将占比排序累计不低于 80% 且有 3 家及以上企业生产的基本药物和非专利药品纳入招标采购范围。

（2）谈判采购药品　要坚持政府主导、多方参与、公开透明、试点起步，实行国家和省级谈判联动。2015 年，国家已启动部分专利药品、独家生产药品谈判试点，方案另行制订。对于一时不能纳入谈判试点的药品，继续探索以省（区、市）为单位的量价挂钩、价格合理的集中采购实现路径和方式，并实行零差率销售。鼓励省际跨区域联合谈判，结合国家区域经济发展战略，探索形成适应医保支付政策的区域采购价格。

（3）直接挂网采购药品　包括妇儿专科非专利药品、急（抢）救药品、基础输液、常用低价药品以及暂不列入招标采购的药品。各地可参照国家卫生计生委委托行业协会、学术团体公布的妇儿专科非专利药品、急（抢）救药品遴选原则和示范药品，合理确定本地区相关药品的范围和具体剂型、规格，满足防治需求。

（4）国家定点生产药品　要按照全国统一采购价格直接网上采购，不再议价。

（5）麻醉药品和第一类精神药品　仍暂时实行最高出厂价格和最高零售价格管理。

2016 年 12 月 26 日国务院医改办发布了《关于在公立医疗机构药品采购中推行“两票制”的实施意见（试行）》的通知，通知中规定：公立医疗机构药品采购中逐步推行“两票制”，鼓励其他医疗机构药品采购中推行“两票制”。综合医改试点省（区、市）和公立医院改革试点城市要率先推行“两票制”，鼓励其他地区执行“两票制”。

2018 年 11 月 14 日，在中央全面深化改革委员会第五次会议上，会议通过《国家组织药品集中采购试点方案》，会议指出，国家组织药品集中采购试点目的是探索完善药品集中采购机制和以市场为主导的药价形成机制，规范药品流通秩序。2018 年 11 月 15 日，国家出台《4 +7 城市药品集中采购文件》，确定了 31 个集中采购品种以及采购量，该 31 个品种中多数为慢性病用药，其中高血压用药占了 8 个；同时规定了集采药品的范围，对本土企业影响最大的一条就是非化学药品新注册分类批准的仿制药品必须通过一致性评价是准入条件。由国家层面主导的药品带量采购，标志着我国药品集中采购进入新阶段，药品采购模式进入新的时代。2022 年 1 月，国务院常务会议指出：要推动集中带量采购常态化、制度化并提速扩面，持续降低医药价格，让患者受益。截至 2022 年底，国家医疗保障局共开展七批、294 种药品集中带量采购，平均降价超 50%。2023 年 4 月 11 日，国家组织药品联合采购办公室公布了第八批全国药品集中采购中选结果，中选的 39 种药品将于 2023 年 7 月在各省陆续落地实施。

知识拓展

两票制

“两票制”是指药品生产企业到流通企业开一次发票，流通企业到医疗机构开一次发票。药品生产企业或科工贸一体化的集团型企业设立的仅销售本企业（集团）药品的全资或控股商业公司（全国仅限 1 家商业公司）、境外药品国内总代理（全国仅限 1 家国内总代理）可视同生产企业。药品流通集团型企业内部向全资（控股）子公司或全资（控股）子公司之间调拨药品可不视为一票，但最多允许开一次发票。药品生产、流通企业要按照公平、合法和诚实信用原则合理确定加价水平。鼓励公立医疗机构与药品生产企业直接结算药品货款、药品生产企业与流通企业结算配送费用。

（三）药品保管

药学部门应制定和执行药品保管制度，定期对贮存药品进行抽检。药品仓库应具备冷藏、防冻、防潮、避光、通风、防火、防虫，防鼠等适宜的仓储条件，保证药品质量。化学药品、中成药和中药饮片应分别储存，分类定位，整齐存放，易燃、易爆、强腐蚀性等危险性药品必须另设仓库，单独存放，并采取必要的安全措施。对麻醉药品、精神药品、医疗用毒性药品、放射性药品必须按国家有关规定进行管理，并监督使用。定期对库存药品进行养护，防止变质失效。过期、失效、淘汰、霉烂、虫蛀、变质的药品不得出库，并按有关规定及时处理。

三、药物临床应用管理

药物临床应用管理是对医疗机构临床诊断、预防和治疗疾病用药全过程实施监督管理。医疗机构应当遵循安全、有效、经济的合理用药原则，尊重患者对药品使用的知情权和隐私权。应当依据国家基本药物制度，抗菌药物临床应用指导原则和中成药临床应用指导原则，制定本机构基本药物临床应用管理办法，建立并落实抗菌药物临床应用分级管理制度。

（一）医师处方

处方是指由注册的执业医师和执业助理医师（简称医师）在诊疗活动中为患者开具的、由取得药学专业技术职务任职资格的药学专业技术人员（简称药师）审核、调配、核对，并作为患者用药凭证的医疗文书。处方包括医疗机构病区用药医嘱单。它是药剂调配、发药的书面依据，也是统计调剂工作量、药品消耗数量及经济金额等的原始资料，发生医疗事故或经济问题时，又是追查医疗责任，承担法律责任的依据。因此，处方具有法律上、技术上和经济上等多方面的意义。

医师处方和药学专业技术人员调剂处方应当遵循安全、有效、经济的原则，并注意保护患者的隐私权。

处方为开具当日有效。特殊情况下需延长有效期的，由开具处方的医师注明有效期限，但有效期最长不得超过 3 天。处方格式由三部分组成：前记、正文、后记。处方由各医疗机构按规定的格式统一印制。麻醉药品处方、急诊处方、儿科处方、普通处方的印刷用纸应分别为淡红色、淡黄色、淡绿色、白色。并在处方右上角以文字注明。

处方书写必须符合下列规则：处方记载的患者一般项目应清晰、完整，并与病历记载相一致。每张处方只限于一名患者的用药。处方字迹应当清楚，不得涂改。如有修改，必须在修改处签名及注明修改日期。处方中药品名称应当使用规范的中文名称书写，没有中文名称的可以使用规范的英文名称书写。西药和中成药可以分别开具处方，也可以开具一张处方，中药饮片应当单独开具处方。开具西药、中成药处方，每一种药品应当另起一行。每张处方不得超过 5 种药品。中药饮片处方的书写，一般应当按照“君、臣、佐、使”的顺序排列。处方一般不得超过 7 日用量；急诊处方一般不得超过 3 日用量；对于某些慢性病、老年病或特殊情况，处方用量可适当延长，但医师必须注明理由。

（二）调剂管理

调剂指配药，即配方、发药，又称调配处方。调剂工作过程包括：收方、审查处方、配方、包装与贴标签、核对处方、发药等。按照处方管理规定，取得药学技术职务任职资格的人员方可从事处方调剂工作。

药学技术人员审核处方时应当认真逐项检查处方前记、正文和后记书写是否清晰、完整，并确认处方的合法性。并对处方用药适宜性进行审核。包括：对规定必须做皮试的药物，处方医师是否注明过敏试验及结果的判定；处方用药与临床诊断的相符性；剂量、用法；剂型与给药途径；是否有重复给药现象；是否有潜在临床意义的药物相互作用和配伍禁忌。

药学专业技术人员处方审核后，认为存在用药安全问题时，应告知处方医师，请其确认或重新开具处方，并记录在处方调剂问题专用记录表上，经办人员应当签名，同时注明时间。发现药品滥用和用药失误，应拒绝调剂，并及时告知处方医师，但不得擅自更改或者配发代用药品。对于发生严重药品滥用和用药失误的处方，药学专业技术人员应当按有关规定报告。

药学专业技术人员调剂处方时必须做到“四查十对”。查处方，对科别、姓名、年龄；查药品，对药名、剂型、规格、数量；查配伍禁忌，对药品性状、用法用量；查用药合理性，对临床诊断。处方妥善保存。普通处方、急诊处方、儿科处方保存 1 年。

医师和药师在药物临床应用时必须遵循药品使用的原则。药师应参与临床药物治疗方案设计；对重点患者实施治疗药物监测，指导合理用药；收集药物安全性和疗效等信息，建立药学信息系统，提供用药咨询服务。

四、医疗机构配制制剂管理

医疗机构设立制剂室，应当向所在地省、自治区、直辖市人民政府卫生行政部门提出申请，经审核同意后，报同级人民政府药品监督管理部门审批；省、自治区、直辖市人民政府药品监督管理部门验收合格的，予以批准，发给《医疗机构制剂许可证》。医疗机构变更《医疗机构制剂许可证》许可事项的，应当办理变更登记。《医疗机构制剂许可证》有效期为5年。有效期届满，需要继续配制制剂的，医疗机构应当在许可证有效期届满前6个月，按照规定申请换发《医疗机构制剂许可证》。

医疗机构制剂是指医疗机构根据本单位临床需要经批准而配制、自用的固定处方制剂。国家对医疗机构制剂实行注册管理。医疗机构配制的制剂，应当是市场上没有供应的品种，并须经所在地省、自治区、直辖市人民政府药品监督管理部门批准，发给制剂批准文号，方可配制。医疗机构配制的制剂不得在市场上销售或者变相销售，不得发布医疗机构制剂广告。医疗机构制剂批准文号的格式为：

X药制字H（Z）+4位年号+4位流水号。

X－省、自治区、直辖市简称，H－化学制剂，Z－中药制剂。

为了加强对医疗机构配制制剂的管理，国家药品监督管理部门发布了《医疗机构制剂配制质量管理规范》，对医疗机构配制制剂的机构和人员、房屋和设施、设备、物料、卫生、文件、配制管理、质量管理与自检、使用管理等方面作了规定。医疗机构应保证药品质量，合格药品凭医师处方在本医疗机构使用。

以案学法

淮南某院“致死处方”事件

2016年4月27日，淮南市大通区4岁小男孩洋洋在家发热，姚女士带着儿子洋洋到淮南市某医院儿科就诊，经儿科主任储某检查后，诊断洋洋有发热、咳嗽、咳痰、扁桃体肥大的症状，遂开含有克林霉素、阿米卡星、注射用维库溴铵、利巴韦林等药物处方，让姚女士前往门诊药房交费取药。门诊药房当班药剂人员李某发放药品。姚女士领药后，洋洋开始输液。中午12时许，在输液进行到第三步时（输注含有维库溴铵的液体），洋洋出现头晕、视物模糊、重影看不见东西，嘴唇发紫、口吐白沫，2分钟后洋洋呼之不应，停止呼吸并昏迷。异常情况发生后该医院立即停药并抢救，遂送入淮南另一医院，省、市儿科专家随后赶到现场，由于洋洋病情严重数小时的抢救未能成功，于事发当日死亡。

思考：1. 为什么药师是处方审核工作的第一责任人？

2. 处方由哪几部分组成？简述处方限量的规定。

任务六　药物滥用的预防

一、药物滥用的危害

（一）滥用特殊管理的药品

特殊管理的药品是指麻醉药品、精神药品、医疗用毒性药品、放射性药品。目前，滥用麻醉药品和精神药品尤其严重，已在许多国家泛滥成灾，成为一种世界范围的严重公害。在我国，阿片、罂粟壳、吗啡、盐酸哌替啶、盐酸二氢埃托啡等滥用现象较多。滥用成瘾性药品，危害极大。第一是对个人和家庭的危害。成瘾者健康水平明显下降，丧失人格，道德沦落；第二是对社会的危害。吸毒者不择手段去获取毒品，而构成犯罪行为，带来严重的社会治安问题。

（二）抗菌药物滥用

滥用抗菌药物会引起过敏反应、耐药性等一系列不良反应。对于一般伤风感冒，有人亦用抗菌药物治疗，这不仅是一种浪费，而且可引起不良反应，促使细菌产生耐药性，增加合并症，延长病程。如滥用耳毒性抗菌药物卡那霉素、万古霉素、链霉素等，对耳蜗神经可造成损害，产生听力减退甚至耳聋，老年人及儿童尤易发生，必须警惕。大量或长期使用广谱抗菌药物，由于体内各处敏感细菌被抑制，而未被抑制的细菌及真菌即乘机繁殖，因而可形成二重感染。目前，很多人在使用抗菌药物的问题上存在误区，误认为抗菌药物可以预防感染；广谱抗菌药物比窄谱抗菌药物效果好；新抗菌药物比老抗菌药物效果好；抗菌药物可治疗所有炎症等。

为加强医疗机构抗菌药物临床应用管理，规范抗菌药物临床应用行为，提高抗菌药物临床应用水平，促进临床合理应用抗菌药物，控制细菌耐药，保障医疗质量和医疗安全，根据相关卫生法律法规，制定《抗菌药物临床应用管理办法》以下简称《办法》。该《办法》经 2012 年 2 月 13 日经卫生部审议通过，2012 年 4 月 24 日中华人民共和国卫生部令第 84 号发布。《办法》分总则、组织机构和职责、抗菌药物临床应用管理、监督管理、法律责任、附则 6 章 59 条，2012 年 8 月 1 日起施行。

（三）兴奋剂滥用

兴奋剂是对体育运动中违禁药物的统称。它是指违反医学道德和体育道德，危害人体健康，以非正常途径提高运动成绩的方法。2020 年 12 月 31 日国家体育总局、商务部、卫生健康委员会、海关总署、国家药品监督管理局五部门发布了《2021 年兴奋剂目录》，共列入 358 个品种，其中，蛋白同化制剂和肽类激素一共有 152 个品种。

滥用兴奋剂会对运动员的身心健康产生很大损害，许多损害甚至是终身的，不可逆的，比较严重的不良反应有：一是产生药物依赖；二是出现严重性格改变；三是导致细胞和人体器官功能异常；四是产生过敏反应，损害免疫力；五是生殖功能减退，男性可以产生阳痿和不育，甚至出现性别改变；六是导致巨人症、白血病等恶性疾病；七是长期大量使用也会缩短寿命，甚至导致猝死。滥用兴奋剂严重违反医学道德和体育道德，损害运动员的身心健康，故全世界都是严禁运动员服用兴奋剂的。

（四）一般药物滥用

目前，我国一般药物滥用主要存在于解热镇痛药、中药、维生素及其他营养药。药物联合应用在某些情况下（如为了取得协同作用，抵消不良反应，延续耐药性的产生等）是必要的。但药物种类繁多、性质各异，药物联用后往往并不是各起作用，互不影响，有些在药理或理化方面产生相互作用，以致可能引起种种不良反应，严重时甚至导致死亡。联用的药物愈多，产生不良反应的可能性愈大。

医生处方用药或患者自己购买非处方药治疗疾病，既要考虑到治疗效果，又要注意药物对人体的危害及用药的安全，大多数药物都或多或少地有一些不良反应，特别是在长期使用或用量较大时，很容易在患者身上出现毒副反应。即使像“阿司匹林”这样公认的比较安全的常用药物，如果大量服用，也能引起中毒甚至死亡。药能治病，也能致命，对药品切记不能滥用。

二、滥用药物的原因

1. 滥用麻醉药品、精神药品等成瘾后，不能自控。

2. 计划经济体制时形成的医疗机构经济运行机制，存在着“以药养医”的严重弊病。经济利益驱使导致某些医疗机构、某些医务人员多用药，用贵药，造成“大处方”。

3. 缺乏对合理使用药品的监督机制。

4. 患者缺乏药品知识，小病吃重药。有的患者不分病种、不问病因，误认为“新药就是好药”“贵药即好药”，伤风咳嗽不是用“头孢”类就是“沙星”类。

5. 社会原因，如某些患者跟着广告走，造成药品的滥用。

三、防止药物滥用的措施

1. 建立药物滥用监测机构，开展药物滥用研究 药物滥用问题是当前严重困扰全球的社会公害，其严重程度已引起政府有关部门的重视。国家药品监督管理部门负责全国药物滥用监测工作。国家药物滥用监测中心主要职责是在业务上指导各省、自治区、直辖市药物滥用监测机构的工作；定期收集、汇总和分析各地药物滥用监测登记报告，按照禁毒工作的要求开展药物滥用流行病学专题调查，及时将药物滥用情况分析报告国家禁毒委员会；负责全国药物滥用监测工作人员培训工作；负责全国药物滥用监测报告书编写工作。

根据全国药物滥用蔓延情况，目前多数省、自治区、直辖市建立了药物滥用监测机构，逐步建立动态监测、长期预报和专题调查研究相结合的药物滥用监测机制，不断提高发现、跟踪和预测能力，特别是要加强对新型药物滥用趋势的监测。省级监测机构配备具有医药或相关专业大专以上学历并经过药物滥用监测培训的人员专职从事药物滥用监测工作。

药物滥用研究内容包括：了解、掌握全国药物滥用基本情况，包括药物滥用实际情况、药物滥用地区分布、滥用者的人口学特征、滥用毒品的种类、方式，评估药物滥用危害程度，预测可能的发展趋势等。通过科学地认识和评价全国药物滥用基本状况，预测毒品滥用趋势，为政府制定禁毒政策提供科学的依据。

2. 完善合理用药管理制度 各级各类药品使用单位要完善合理用药管理的规章制度，建立健全药品新品种筛查制度、药品分级使用管理制度、处方点评制度和抗菌药物用量动态监测制度等。严格新品种审查。对特殊管理的药品、抗菌药物、激素类药品、高价位药品等对临床药物治疗安全性、有效性和经济性影响较大的药品，进行临床使用权限划分，强化各级医师特殊药物使用权限管理。定期对处方进行药物应用合理性的评价，及时发现并采取针对措施纠正药物应用中的问题。对本单位各类抗菌药物的用量进行动态监测，对不合理应用抗菌药物的行为及时予以干预。

3. 建立完善药物临床应用的技术标准和规范 如按照国家规定的《抗菌药物临床应用指导原则》，制定具体的抗菌药物应用规范，指导临床应用。加强对药物临床应用技术标准和规范执行情况的监督检查，确保落到实处。

4. 其他 开展医务人员培训，提高合理用药意识和合理用药水平。完善药品使用监督管理制度。加强药品知识宣传，指导人们合理用药。

项目十 药品上市后管理

学习导航

新型冠状病毒感染发生以来，北京某药店宣称连花清瘟胶囊可抑制冠状病毒，涉嫌对商品功能作出虚假商业宣传，发布与抑制冠状病毒有关的虚假广告，并把一直售卖原价 17.8 元销售的连花清瘟胶囊趁疫情之机把价格提升至 29.8 元销售，涨幅高达 67.4%；还在 1 月 25 日新购进一批口罩，将进价为 16 元/袋的“专业防护口罩（无呼吸阀）耳带式 9001V＊2 个装/袋”以 36 元/袋售出，进销差率高达 125%。这种经营行为涉嫌违反《中华人民共和国价格法》第十四条规定，构成了在疫情防控期间哄抬价格的行为，将依法拟处罚款。怎样才能做好药品上市后的管理？药品在上市后的管理过程中又有哪些相关规定呢？

本项目主要介绍药物警戒、药品召回、药品价格、药品广告等的相关规定。

学习目标

知识目标

1. **掌握** 药物警戒的定义、药品不良反应的定义及报告制度、药品广告的要求。
2. **熟悉** 药品召回的分类及分级，熟悉药品价格管理。
3. **了解** 药品再评价和药品安全突发事件应急管理。

能力目标

1. 能依据法律法规的规定，从事药品及药品监督管理机关的工作。
2. 能依据相关的法律法规，依法开展药品不良反应报告、药品召回等药学实践活动。
3. 能正确理解药品广告的管理要求，按照管理要求合法地发布药品广告。

素质目标

1. 培养学生树立药品安全、质量重于泰山的观念。
2. 培养学生具备正确处理药品不良反应的能力及从事药品广告具体管理的实践工作的能力。

药品上市后管理是保证药品上市后质量的重要手段。我国药品监督管理部门已出台一系列措施加强药品上市后的监督管理。依法进行药物警戒管理，保证药品质量；依法进行药品召回管理，有效保障公众用药安全；依法加强药品价格管理，建立合理的药品价格形成机制，使药品价格保持在合理水平；依法规范药品广告，避免药品广告误导用药者现象的发生，以上这些规定与措施的制定都是为了维护公众身体健康和用药的合法权益，也是药事管理的重要内容。

任务一　药物警戒管理

《药品管理法》第 12 条规定：国家建立药物警戒制度，对药品不良反应及其他与用药有关的有害反应进行监测、识别、评估和控制。

根据《药品管理法》《中华人民共和国疫苗管理法》，为规范和指导药品上市许可持有人和药品注册申请人的药物警戒活动，国家药品监督管理局组织制定了《药物警戒质量管理规范》，自 2021 年 12 月 1 日起正式施行。

一、药物警戒的定义

药物警戒活动是指对药品不良反应及其他与用药有关的有害反应进行监测、识别、评估和控制的活动。药物警戒涉及药物全生命周期，目的是观察和识别药物全生命周期中可能对公众造成伤害的药品不良反应。

二、药品不良反应的定义、分类

（一）药品不良反应的定义

根据《药品不良反应报告和监测管理办法》规定，药品不良反应（adverse drug reaction，简称 ADR）是指合格药品在正常用法用量下出现的与用药目的无关的有害反应。药品不良反应报告和监测，是指药品不良反应的发现、报告、评价和控制的过程。

药品不良反应包括以下情况。

1. 副作用　指在正常剂量情况下出现与用药目的无关的反应。一般说来，副作用比较轻微，多为可逆性机能变化，通常停药后很快消退。如阿托品用于解除胆道痉挛时，出现心悸、口干即为副作用。

2. 毒性反应　指药物引起肌体发生生理生化机能异常或组织结构病理变化的反应。该反应可在各个系统、器官或组织出现。药物引致的毒性反应所造成的持续性的功能障碍或器质性病变，停药后恢复较慢，甚至终身不愈。如氨基糖苷类抗生素链霉素、庆大霉素等具有耳毒性，可引致第Ⅷ对颅神经损害，造成听力减退或永久性耳聋。

3. 后遗效应　指停药后血浓度已降至阈浓度以下时残存的生物效应。后遗效应可能比较短暂，如服用巴比妥类催眠药后次晨的宿醉现象；也可能比较持久，如长期应用肾上腺皮质激素，一旦停药后肾上腺皮质功能低下，数月内难以恢复。少数药物可以导致永久性器质性损害。

4. 过敏反应　是致敏患者对某种药物的特殊反应。药物或药物在体内的代谢产物作为抗原与机体特异抗体或激发致敏淋巴细胞而造成组织损伤或生理功能紊乱。该反应仅发生于少数病人身上，和已知药物作用的性质无关，和剂量无线性关系，反应性质各不相同，不易预知。药物引起的过敏反应临床主要表现为皮疹、血管神经性水肿、过敏性休克、血清病综合征、哮喘等。对易致过敏的药物或过敏体质者，用药前应做过敏试验。

5. 继发反应　并不是药物本身的效应，而是药物主要作用的间接结果，如广谱抗生素长期应用可改变正常肠道菌群的关系使肠道菌群失调导致二重感染；利尿药噻嗪类引起的低血钾可以使患者对强心药地高辛不耐受。

6. 特异质反应　指个体对有些药物的异常敏感性。该反应和遗传有关，与药理作用无关，大多是由于肌体缺乏某种酶，是药物在体内代谢受阻所致。如葡萄糖－6－磷酸脱氢酶（G－6－PD）缺乏者，服用伯氨喹、磺胺、呋喃妥因等药物可发生正铁血红蛋白血症，引起紫绀、溶血性贫血等；乙酰化酶缺乏者，服用异烟肼后易发生多发性神经炎等。

（二）药物不良反应的类型

1. A 型药品不良反应　由于药物的药理作用增强所致，其特点是可以预测，通常与剂量有关，停药或减量后症状很快减轻或消失，发生率高，但死亡率低。通常包括副作用、毒性作用、后遗效应、继发反应等。

2. B 型药品不良反应　与正常的药理作用无关的一种异常反应，一般很难预测，常规毒理学筛选不能发现，发生率低，但死亡率高，如过敏反应。

3. C 型药品不良反应　一般在长期用药后出现，潜伏期较长，没有明确的时间关系，难以预测。其发病机理：有些与癌症、畸胎的发病机理有关，有些机理不清，尚在探讨之中。

（三）药品不良反应发生的原因

药物种类繁多，用药途径不同，患者体质因人而异，因此，药物不良反应发生的原因是复杂的。

1. 药物方面的原因　如药理作用、药物剂量、剂型的影响、药物的杂质、药物的污染、药物的质量等。

2. 机体方面的原因　如种族差别、性别、年龄、个体差异、营养状态、病理状态、血型等。

3. 给药方法的影响　如误用或滥用药、用药途径、用药时间、药物相互作用、减药或停药等。

三、开展药品不良反应监测的意义

药品注册主要依据动物实验和部分患者临床试验的结果。但是动物与人在生理、病理上有许多不同的地方；临床试验又存在观察时间短、病例数少等局限性。许多发生率低、需要较长时间才能发现的不良反应，在注册时难以充分了解，所以许多经过严格审批的药品，在正常用法用量情况下还会引起未知的不良反应。因此，必须加强上市后的监测工作。

药品不良反应监测制度是加强药品管理，提高药品质量，保障人民用药安全，促进医疗水平提高的重要手段。通过药品不良反应监测，及时反馈不良反应信息，可防止不良反应重复发生，提高合理用药水平，促进药物流行病学研究，并为上市药品再评价提供依据。例如，国家药品监督管理局组织对安乃近注射液等品种进行了上市后评价，评价认为安乃近注射液等品种存在严重不良反应，在我国使用风险大于获益，决定自 2020 年 3 月 18 日起停止安乃近注射液、安乃近氯丙嗪注射液、小儿安乃近灌肠液、安乃近滴剂、安乃近滴鼻液、滴鼻用安乃近溶液片、小儿解热栓在我国的生产、销售和使用，注销药品注册证书（药品批准文号）。已上市销售的安乃近注射液等品种由生产企业负责召回，召回产品由企业所在地药品监督管理部门监督销毁。

四、我国开展药品不良反应报告和监测情况

我国的药品不良反应报告和监测工作起步于 20 世纪 80 年代。1983 年卫生部组织专家和有关单位起草了《药品毒副反应报告制度》，属于政府文件，后改名为《药品不良反应监察报告制度》。1985 年实施的《药品管理法》规定，药品管理部门、卫生行政部门、药品生产企业、药品经营企业和医疗单位

要经常考察并组织调查药品的质量、疗效和不良反应。将药品不良反应监测工作列为药品生产、经营、使用单位和监督管理部门的法定任务，既为依法进行药品不良反应监测工作提供了有力依据，同时也是第一次以法的形式表现出来。

80年代末90年代初，卫生部药政局先后在北京、上海、广东、湖北、黑龙江等省市及解放军总医院共14个医疗单位进行药品不良反应监测报告工作试点，通过几年的时间，取得了较成功的经验，为建立我国药品不良反应报告制度奠定了基础。

1989年，组建了卫生部药品不良反应监察中心，明确了中心的职能和任务。

1998年，成立了国家药品监督管理局，对不良反应监测工作更加重视。建立了国家药品不良反应监测中心，目前各省均建立了药品不良反应监测中心。这些机构的设置，为广泛收集本辖区内药品不良反应病例报告和开展本地区药品不良反应监测工作和交流发挥了积极作用。

2001年修订的《药品管理法》规定，国家实行药品不良反应报告制度。

2004年，国家药品监督管理部门发布了《药品不良反应报告和监测管理办法》。进一步明确了药品生产、经营、使用单位的法定报告和监测的责任。

2010年，修订了《药品不良反应报告和监测管理办法》，新办法自2011年7月1日起施行。

2021年，国家药品不良反应监测报告数量和质量双提升，药品生产企业、经营企业和医疗机构注册用户可在线实时报送药品不良反应报告，全国药品不良反应监测网络共收到196.2万份《药品不良反应/事件报告表》，98%的区县报告了药品不良反应，每百万人口平均报告数为1392份。

五、我国药品不良反应的报告、评价与控制

（一）报告范围

《药品不良反应报告和监测管理办法》规定，新药监测期内的国产药品应当报告该药品的所有不良反应；其他国产药品，报告新的和严重的不良反应。进口药品自首次获准进口之日起5年内，报告该进口药品的所有不良反应；满5年的，报告新的和严重的不良反应。新的药品不良反应，是指药品说明书中未载明的不良反应。说明书中已有描述，但不良反应发生的性质、程度、后果或者频率与说明书描述不一致或者更严重的，按照新的药品不良反应处理。严重药品不良反应，是指因使用药品引起以下损害情形之一的反应：①导致死亡；②危及生命；③致癌、致畸、致出生缺陷；④导致显著的或者永久的人体伤残或者器官功能的损伤；⑤导致住院或者住院时间延长；⑥导致其他重要医学事件，如不进行治疗可能出现上述所列情况的。

药品群体不良事件，是指同一药品在使用过程中，在相对集中的时间、区域内，对一定数量人群的身体健康或者生命安全造成损害或者威胁，需要予以紧急处置的事件。同一药品指同一生产企业生产的同一药品名称、同一剂型、同一规格的药品。

（二）药品不良反应实行逐级、定期报告制度，必要时可以越级报告

《药品不良反应报告和监测管理办法》规定，药品生产企业获知药品群体不良事件后应当立即开展调查，在7日内完成调查报告，报所在地省级药品监督管理部门和药品不良反应监测机构，同时迅速开展自查。药品经营企业发现药品群体不良事件应当立即告知药品生产企业，同时迅速开展自查。医疗机构发现药品群体不良事件后应当积极救治患者，迅速开展临床调查，分析事件发生的原因。药品监督管理部门可以采取暂停生产、销售、使用或者召回药品等控制措施。

药品生产、经营企业和医疗机构获知或者发现可能与用药有关的不良反应，应当通过国家药品不良反应监测信息网络报告；不具备在线报告条件的，应当通过纸质报表报所在地药品不良反应监测机构，由所在地药品不良反应监测机构代为在线报告。报告内容应当真实、完整、准确。发现或者获知新的、严重的药品不良反应应当在15日内报告，其中死亡病例须立即报告；其他药品不良反应应当在30日内报告。药品生产企业应当对获知的死亡病例进行调查，详细了解死亡病例的基本信息、药品使用情况、不良反应发生及诊治情况等，并在15日内完成调查报告，报药品生产企业所在地的省级药品不良反应监测机构。获知或者发现药品群体不良事件后，应当立即报告，必要时可以越级报告。

设区的市级、县级药品不良反应监测机构应当对收到的药品不良反应报告的真实性、完整性和准确性进行审核。严重药品不良反应报告的审核和评价应当自收到报告之日起3个工作日内完成，其他报告的审核和评价应当在15个工作日内完成。同时应当对死亡病例进行调查，15个工作日内完成调查报告，报同级药品监督管理部门和卫生行政部门，以及上一级药品不良反应监测机构。获知药品群体不良事件后，应当立即报告。

省级药品不良反应监测机构应当在收到下一级药品不良反应监测机构提交的严重药品不良反应评价意见之日起7个工作日内完成评价工作。对死亡病例，事件发生地和药品生产企业所在地的省级药品不良反应监测机构均应当及时根据调查报告进行分析、评价，必要时进行现场调查，并将评价结果报省级药品监督管理部门和卫生行政部门，以及国家药品不良反应监测中心。对药品群体不良事件省级药品监督管理部门与同级卫生行政部门联合对设区的市级、县级的调查进行督促、指导，进行分析、评价，对本行政区域内发生的影响较大的药品群体不良事件，还应当组织现场调查，评价和调查结果应当及时报国家药品监督管理部门和卫生部。

国家药品不良反应监测中心应当及时对死亡病例进行分析、评价，并将评价结果报国家药品监督管理局和卫生部。

国家药品监督管理部门根据分析评价结果，可以采取责令修改药品说明书，暂停生产、销售和使用的措施；对不良反应大或者其他原因危害人体健康的药品，应当撤销该药品批准证明文件，并予以公布。已被撤销批准证明文件的药品，不得生产或者进口、销售和使用；已经生产或者进口的，由当地药品监督管理部门监督销毁或者处理。国家药品监督管理部门定期通报国家药品不良反应报告和监测情况。

药品不良反应报告的内容和统计资料是加强药品监督管理、指导合理用药的依据，不作为医疗事故、医疗诉讼和处理药品质量事故的依据。

任务二　药品召回管理

药品召回是药品上市后对药品安全性监督管理的又一项有利措施。药品召回制度是世界通行的药品市场管理制度，国外发达国家均已建立并成功实施。我国“欣弗事件”“齐二药事件”“PPA事件”等一系列有关药品安全事件促使人们更加关注药品安全问题。国家药品监督管理部门借鉴发达国家经验，总结我国地方推出的药品召回措施，制定发布了《药品召回管理办法》（以下简称《办法》），此办法于2007年12月10日起实施，它完善了我国药品市场管理制度，也是与国际接轨的必然要求。《办法》在召回的责任主体、范围、时限，召回的分级、分类，以及召回的责任、信息发布、处罚等方面做出了明确而具体的规定，使药品召回更具可操作性。为贯彻落实《药品管理法》《中华人民共和国疫苗管理法》等法律法规要求，国家药监局组织修订了《药品召回管理办法》，自2022年11月1日起施行。

一、药品召回和药品安全隐患

药品召回是指药品上市许可持有人（以下称持有人）按照规定的程序收回已上市的存在质量问题或者其他安全隐患的药品，并采取相应措施，及时控制风险、消除隐患的活动。质量问题或者其他安全隐患，是指由于研制、生产、储运、标识等原因导致药品不符合法定要求，或者其他可能使药品具有的危及人体健康和生命安全的不合理危险。

二、药品召回的分级分类

根据药品质量问题或者其他安全隐患的严重程度，药品召回分类如下。

一级召回：使用该药品可能或者已经引起严重健康危害的。

二级召回：使用该药品可能或者已经引起暂时或者可逆的健康危害的。

三级召回：使用该药品一般不会引起健康危害，但由于其他原因需要收回的。

根据药品召回主体的不同，药品召回分为主动召回和责令召回两类。

主动召回是指持有人经调查评估后，确定药品存在质量问题或者其他安全隐患的，应当立即决定并实施召回，同时通过企业官方网站或者药品相关行业媒体向社会发布召回信息。

持有人作出药品召回决定的，一级召回在1日内，二级召回在3日内，三级召回在7日内，应当发出召回通知，通知到药品生产企业、药品经营企业、药品使用单位等，同时向所在地省、自治区、直辖市人民政府药品监督管理部门备案调查评估报告、召回计划和召回通知。

责令召回指药品监督管理部门经调查评估，药品存在质量问题或者其他安全隐患的，持有人应当召回而未主动召回的，责令其召回。

三、持有人、经营企业和使用单位在药品召回中的义务

持有人是控制风险和消除隐患的责任主体，应当建立并完善药品召回制度，收集药品质量和安全的相关信息，对可能存在的质量问题或者其他安全隐患进行调查、评估，及时召回存在质量问题或者其他安全隐患的药品。

药品生产企业、药品经营企业、药品使用单位应当积极协助持有人对可能存在质量问题或者其他安全隐患的药品进行调查、评估，主动配合持有人履行召回义务，按照召回计划及时传达、反馈药品召回信息，控制和收回存在质量问题或者其他安全隐患的药品。

境外生产药品涉及在境内实施召回的，境外持有人指定的在中国境内履行持有人义务的企业法人（以下称境内代理人）应当按照《药品召回管理办法》组织实施召回，并向其所在地省、自治区、直辖市人民政府药品监督管理部门和卫生健康主管部门报告药品召回和处理情况。

境外持有人在境外实施药品召回，经综合评估认为属于下列情形的，其境内代理人应当于境外召回启动后10个工作日内，向所在地省、自治区、直辖市人民政府药品监督管理部门报告召回药品的名称、规格、批次、召回原因等信息。

四、法律责任

《药品管理法》第135条规定："药品上市许可持有人在省、自治区、直辖市人民政府药品监督管理部门责令其召回后，拒不召回的，处应召回药品货值金额五倍以上十倍以下的罚款；货值金额不足十万元的，按十万元计算；情节严重的，吊销药品批准证明文件、药品生产许可证、药品经营许可证，对法定代表人、主要负责人、直接负责的主管人员和其他责任人员，处二万元以上二十万元以下的罚款。药品生产企业、药品经营企业、医疗机构拒不配合召回的，处十万元以上五十万元以下的罚款。"

任务三　药品安全突发事件应急管理

药品是关系人民生命健康的特殊商品，其安全性一直受到社会的广泛关注。改革开放30多年来，我国的药品行业高速发展，人民的用药水平不断提高。但与此同时，一些深层次问题也开始显现，目前我国已进入药品安全矛盾的凸显期，药品安全突发事件时有发生，给公众的身体健康和生命安全造成了损害。我们必须加强应急管理，有效预防，及时处置药品安全突发事件。

一、我国药品应急管理工作进展

近年来，各级有关部门积极推进应急管理体系、制度和能力建设，应对处置能力不断提高，应急管理工作逐步规范化、系统化。

2003年5月，国务院公布施行了《突发公共卫生事件应急条例》。

2006年1月，国务院发布了《国家突发公共事件总体应急预案》，我国应急预案框架体系初步形成。

2007年8月30日，第十届全国人大常委会第二十九次会议通过了《突发事件应对法》，自2007年11月1日起施行。这是我国第一部应急管理的综合性法律，它的颁布和实施，标志着我国应急管理工作在法制化轨道上迈上了一个新的台阶。

2015年11月，国家药品监督管理部门修订了《药品和医疗器械安全突发事件应急预案（试行）》，规范了药品和医疗器械安全突发事件的应急处置工作，应急管理工作逐步实现规范化、制度化和法制化。

二、药品安全突发事件的概念与特征

药品安全突发事件是指突然发生，对社会公众健康造成或可能造成严重损害，需要采取应急处置措施予以应对的药品群体不良事件、重大药品质量事件，以及其他严重影响公众健康的药品安全事件。

药品安全突发事件的特征如下。

1. 健康危害性药品是和健康息息相关的产品，其引发的突发事件直接危害着人们的健康甚至生命，并且事件进展过程中，因信息的不对称性会增加公众的恐慌，必须引起我们足够的重视。

2. 群体性药品安全突发事件往往同时涉及多人，甚至波及整个工作或生活的群体，跨省、跨地区的情况也时有发生，影响面较大。

3. 危害严重性。由于其发生突然，涉及生命，具有公共危险性，严重影响社会秩序，造成的社会危害相当严重。这种损害不仅体现在对百姓的身体健康、财产的损失上，而且还体现在事件对社会心理和个人心理所造成的破坏性冲击，进而渗透到社会生活的各个层面上。

三、药品安全突发事件的分级

根据事件的危害程度和影响范围等因素，药品安全突发事件分为四级。

（一）Ⅰ级（特别重大）药品安全突发事件

1. 在相对集中的时间和区域内，批号相对集中的同一药品引起临床表现相似的，且罕见的或非预期的不良事件的人数超过 50 人；或者引起特别严重不良事件（可能对人体造成永久性伤残、对器官功能造成永久性损伤或危及生命）的人数超过 10 人。

2. 同一批号药品短期内引起 3 例以上患者死亡。

3. 短期内 2 个以上省（区、市）因同一药品发生Ⅱ级药品安全突发事件。

4. 其他危害特别严重的药品安全突发事件。

（二）Ⅱ级（重大）药品安全突发事件

1. 在相对集中的时间和区域内，批号相对集中的同一药品引起临床表现相似的，且罕见的或非预期的不良事件的人数超过 30 人，少于 50 人；或者引起特别严重不良事件（可能对人体造成永久性伤残、对器官功能造成永久性损伤或危及生命），涉及人数超过 5 人。

2. 同一批号药品短期内引起 1 至 2 例患者死亡，且在同一区域内同时出现其他类似病例。

3. 短期内 1 个省（区、市）内 2 个以上市（地）因同一药品发生Ⅲ级药品安全突发事件。

4. 其他危害严重的重大药品安全突发事件。

（三）Ⅲ级（较大）药品安全突发事件

1. 在相对集中的时间和区域内，批号相对集中的同一药品引起临床表现相似的，且罕见的或非预期的不良事件的人数超过 20 人，少于 30 人；或者引起特别严重不良事件（可能对人体造成永久性伤残、对器官功能造成永久性损伤或危及生命），涉及人数超过 3 人。

2. 短期内 1 个市（地）内 2 个以上县（市）因同一药品发生Ⅳ级药品安全突发事件。

3. 其他危害较大的药品安全突发事件。

（四）Ⅳ级（一般）药品安全突发事件

1. 在相对集中的时间和区域内，批号相对集中的同一药品引起临床表现相似的，且罕见的或非预期的不良事件的人数超过 10 人，少于 20 人；或者引起特别严重不良事件（可能对人体造成永久性伤残、对器官功能造成永久性损伤或危及生命），涉及人数超过 2 人。

2. 其他一般药品安全突发事件。

四、药品安全突发事件的应急管理

应急管理是指为了避免或减少突发事件所造成的损害而采取的事前、事中和事后所有事务的管理行为，包括事前预防、事件识别、应急反应、应急决策、事件处理、善后工作以及应对评估等，目的是为了提高对突发事件的预见能力和事件发生后的应对处理能力。

（一）应急管理的工作原则

1. 统一领导、分级负责对药品安全突发事件实行分级管理，落实责任。国家药品监督管理部门负责组织、协调Ⅰ级药品安全突发事件的应急处置工作，对Ⅱ级、Ⅲ级、Ⅳ级药品安全突发事件的应急处置工作进行指导。地方各级药品监督管理部门负责组织、协调本行政区域内药品安全突发事件应急处置工作。

2. 预防为主、平急结合坚持预防为主，预防与应急相结合的原则，建立健全监测、预警机制，做到早发现，早报告，早预警，早控制。

3. 快速反应、协同应对一旦发生药品安全突发事件，应当快速反应，及时处置。各级药品监督管理部门应及时将事件相关情况通报有关部门，实现信息共享，协同应对，及时控制和避免其他地区发生类似事件。

4. 依法规范、科学处置。药品安全突发事件的处置实行属地管理。根据有关法律法规，分级响应，按照事件等级启动相应级别响应程序，依法处置。

（二）突发事件的监测、报告和预警

建立药品安全监测制度。包括药品不良反应监测、药物滥用监测和医疗器械不良事件监测等，加强对重点品种、重点环节，尤其是高风险品种质量安全的日常监管。搜集汇总药品安全信息和突发事件信息，监测潜在的药品安全事件信息。

责任主体应及时报告药品安全突发事件。按照由下至上逐级报告的原则，紧急情况可同时越级报告。报告时限原则上不得超过 2 小时。按照事件发生、发展、控制过程，突发事件信息报告分为初次报告、进展报告和总结报告。

各级药品监督管理部门根据监测信息，对行政区域内药品安全突发事件相关危险因素进行分析，对可能危害公众健康的风险因素、风险级别、影响范围、紧急程度和可能存在的危害提出分析评估意见，及时向上一级药品监督管理部门报告。国家药品监督管理部门根据各省提交的风险评估结果，研究确定向医药专业人士和公众发布药品风险提示信息和用药指导信息，对可以预警的药品安全突发事件，根据风险分析结果进行预警。

（三）突发事件的应急处置

1. 先期处置药品突发事件发生后，在事件性质尚不明确的情况下，事发地药品监督管理部门在报告突发事件信息的同时，要根据职责和法律法规迅速开展医疗救治、现场调查核实、对相关药品进行封存，根据情况可在本行政辖区内对相关药品采取暂停销售、使用等紧急控制措施，并对相关药品进行抽验，对企业进行现场调查。

2. 应急响应按照统一领导、分级负责的原则，根据药品安全突发事件的级别，药品安全突发事件的应急响应分为Ⅰ级、Ⅱ级、Ⅲ级、Ⅳ级。Ⅰ级应急响应由国家药品监督管理部门启动。Ⅱ级、Ⅲ级、Ⅳ级应急响应由省级药品监督管理部门根据实际自行确定。

当事件达到Ⅰ级标准，或经分析研判认为事件有进一步升级为Ⅰ级趋势时，启动Ⅰ级应急响应，在应急领导小组统一指挥、组织下，采取应急措施，开展应急处置工作。

当患者病情稳定或好转，没有新发类似病例，事件得到有效控制后，由国家药品监督管理部门应急领导小组决定终止Ⅰ级应急响应。

3. 信息发布坚持实事求是、及时准确、科学公正的原则。Ⅰ级药品安全突发事件信息由国家药品

监督管理部门统一发布。事件发生后，应在第一时间向社会发布简要信息，并根据事件发展情况做好后续信息发布工作。信息发布包括授权发布、组织报道、接受记者采访、举行新闻发布会、重点新闻网站或政府网站报道等形式。

（四）善后与总结

根据调查和认定的结论，依法对相关责任单位和责任人员采取处理措施，涉嫌生产、销售假劣药品并构成犯罪的，及时移交公安机关并协助开展案件调查工作。

药品安全突发事件应急处置结束后，各级药品监督管理部门应及时对事件的应急处置工作进行总结评估，以进一步提高应急处置能力和水平。

任务四　药品价格管理

推进药品价格改革、建立科学合理的药品价格形成机制是推进价格改革的重要内容，也是深化医药卫生体制改革的重要任务，对于加快完善现代市场体系和转变政府职能，促进医疗卫生事业和医药产业健康发展，满足人民群众不断增长的医疗卫生需求，减轻患者不合理的医药费用负担，具有重要意义。为加快推进药品价格改革，逐步建立以市场为主导的药品价格形成机制，最大限度减少政府对药品价格的直接干预，2015 年 5 月 4 日，国家发展改革委会同国家卫生计生委、人力资源社会保障部等部门联合印发《推进药品价格改革意见的通知》（以下简称《通知》），决定从 2015 年 6 月 1 日起取消绝大部分药品政府定价，完善药品采购机制，发挥医保控费作用，药品实际交易价格主要由市场竞争形成。

一、国家对药品价格管理的基本原则

坚持放管结合，强化价格、医保、招标采购等政策的衔接，充分发挥市场机制作用，同步强化医药费用和价格行为综合监管，有效规范药品市场价格行为，促进药品市场价格保持合理水平。

二、药品价格管理

（一）政府价格主管部门对药品价格的管理

根据《通知》规定，除麻醉药品和第一类精神药品仍暂时由国家发展改革委实行最高出厂价格和最高零售价格管理外，对其他药品政府定价均予以取消，不再实行最高零售限价管理，按照分类管理原则，通过不同的方式由市场形成价格。

（1）医保基金支付的药品，通过制定医保支付标准探索引导药品价格合理形成的机制；

（2）专利药品、独家生产药品，通过建立公开透明、多方参与的谈判机制形成价格；

（3）医保目录外的血液制品、国家统一采购的预防免疫药品、国家免费艾滋病抗病毒治疗药品和避孕药具，通过招标采购或谈判形成价格。其他原来实行市场调节价的药品，继续由生产经营者依据生产经营成本和市场供求情况，自主制定价格。

（二）市场调节价的药品定价与价格管理

按照《药品管理法》，依法实行市场调节价的药品，药品上市许可持有人、药品生产企业、药品经营企业和医疗机构应当按照公平、合理和诚实信用、质价相符的原则制定价格，为用药者提供价格合理的药品。

药品上市许可持有人、药品生产企业、药品经营企业和医疗机构应当遵守国务院药品价格主管部门关于药品价格管理的规定，制定和标明药品零售价格，禁止暴利、价格垄断和价格欺诈等行为。　、

（三）如实提供药品价格信息的义务

药品上市许可持有人、药品生产企业、药品经营企业和医疗机构应当依法向药品价格主管部门提供其药品的实际购销价格和购销数量等资料。

医疗机构应当向患者提供所用药品的价格清单，按照规定如实公布其常用药品的价格，加强合理用药管理。具体办法由国务院卫生健康主管部门制定。

三、强化医药费用和价格行为综合监管

推进药品价格改革必须发挥政府、市场“两只手”作用，建立科学合理的价格形成机制。取消药品政府定价后，要充分借鉴国际经验，做好与药品采购、医保支付等改革政策的衔接，强化医药费用和价格行为综合监管。按照“统筹考虑、稳步推进”的要求，重点从以下四个方面加强监管，促进建立正常的市场竞争机制，引导药品价格合理形成。

（一）完善药品采购机制

卫健委要按照规范公立医院和基层医疗卫生机构药品采购的相关要求和措施，坚持药品集中采购方向，根据药品特性和市场竞争情况，实行分类采购，促进市场竞争，合理确定药品采购价格。要调动医疗机构、药品生产经营企业、医保经办机构等多方参与积极性，引导各类市场主体有序竞争。

（二）强化医保控费作用

医保部门要会同有关部门，在调查药品实际市场交易价格基础上，综合考虑医保基金和患者承受能力等因素制定医保药品支付标准。在新的医保药品支付标准制定公布前，医保基金暂按现行政策支付。做好医保、招标采购政策的衔接配合，促进医疗机构和零售药店主动降低采购价格。定点医疗机构和药店应向医保、价格等部门提交药品实际采购价格、零售价格以及采购数量等信息。同步推进医保支付方式改革，建立医疗机构合理用药、合理诊疗的内在激励机制，减轻患者费用负担。人力资源社会保障部、卫生计生委要会同有关部门在 2015 年 9 月底前出台医保药品支付标准制定规则。

（三）强化医疗行为监管

卫健委要建立科学合理的考核奖惩制度，加强医疗机构诊疗行为管理，控制不合理使用药品医疗器械以及过度检查和诊疗，强化医药费用控制。要逐步公开医疗机构诊疗门（急）诊次均费用、住院床日费用、检查检验收入占比等指标，并纳入医疗机构目标管理责任制和绩效考核目标。加快药品供应保障信息平台建设，促进价格信息公开。

（四）强化价格行为监管

价格主管部门要通过制定药品价格行为规则，指导生产经营者遵循公平、合法和诚实信用的原则合理制定价格，规范药品市场价格行为，保护患者合法权益。要健全药品价格监测体系，探索建立跨部门统一的信息平台，掌握真实交易价格数据，重点做好竞争不充分药品出厂（口岸）价格、实际购销价格的监测和信息发布工作，对价格变动频繁、变动幅度较大，或者与国际价格、同类品种价格以及不同地区间价格存在较大差异的，要及时研究分析，必要时开展成本价格专项调查。要充分发挥 12358 全国

价格举报管理信息系统的作用，建立全方位、多层次的价格监督机制，正面引导市场价格秩序。对价格欺诈、价格串通和垄断行为，依法严肃查处。

此外，有关部门要认真履行监管职责，加强对药品生产、流通、使用的全过程监管，切实保障药品质量和用药安全。

知识拓展

违反购销药品有关规定应承担的法律责任

依据《药品管理法》的规定，药品上市许可持有人、药品生产企业、药品经营企业或者医疗机构在药品购销中给予、收受回扣或者其他不正当利益的，药品上市许可持有人、药品生产企业、药品经营企业或者代理人给予使用其药品的医疗机构的负责人、药品采购人员、医师、药师等有关人员财物或者其他不正当利益的，由市场监督管理部门没收违法所得，并处三十万元以上三百万元以下的罚款；情节严重的，吊销药品上市许可持有人、药品生产企业、药品经营企业营业执照，并由药品监督管理部门吊销药品批准证明文件、药品生产许可证、药品经营许可证。

药品上市许可持有人、药品生产企业、药品经营企业在药品研制、生产、经营中向国家工作人员行贿的，对法定代表人、主要负责人、直接负责的主管人员和其他责任人员终身禁止从事药品生产经营活动。

药品上市许可持有人、药品生产企业、药品经营企业的负责人、采购人员等有关人员在药品购销中收受其他药品上市许可持有人、药品生产企业、药品经营企业或者代理人给予的财物或者其他不正当利益的，没收违法所得，依法给予处罚；情节严重的，五年内禁止从事药品生产经营活动。

医疗机构的负责人、药品采购人员、医师、药师等有关人员收受药品上市许可持有人、药品生产企业、药品经营企业或者代理人给予的财物或者其他不正当利益的，由卫生健康主管部门或者本单位给予处分，没收违法所得；情节严重的，还应当吊销其执业证书。

任务五　药品广告管理

一、广告与药品广告

（一）广告

《中华人民共和国广告法》中对广告的定义为："本法所称广告，是指商品经营者或服务提供者承担费用，通过一定媒介和形式直接或间接地介绍自己所推销的商品或所提供的服务的商业宣传方式。"

随着我国各项事业的飞速发展，广告已成为人们日常生活中了解产品性能及企业服务的重要方式，广告的形式也在发生着巨大的变化，除广播、报纸、电视、路牌、橱窗等传统媒体外，目前互联网已成为重要的广告媒体之一。

（二）药品广告

药品广告是指凡利用各种媒介或者形式发布的广告含有药品名称、药品适应证（功能主治）或者与药品有关的其他内容的广告宣传方式。

药品是一种商品，既然是商品，就可以广告的形式向公众介绍药品信息，指导人们正确地保管和使用药品。但是，药品又是一种特殊商品，它直接关系到人们的身体健康。恰如其分地宣传，对传播药品信息、提高企业知名度、开拓市场和扩大市场占有率、指导合理用药和发展医药经济等，均会发挥重要作用；反之，错误的药品信息必将产生严重的后果。所以，药品广告的内容、发布范围、审批机关和监督等，法律法规均有明确规定。

为了规范广告活动，促进广告业的健康发展，保护消费者的合法权益，维护社会经济秩序，发挥广告在社会主义市场经济中的积极作用，1994 年 10 月 27 日第八届全国人民代表大会常务委员会第十次会议通过《中华人民共和国广告法》（以下简称《广告法》），并于 1995 年 2 月 1 日起施行。广告主、广告经营者、广告发布者在中华人民共和国境内从事广告活动，应当遵守《广告法》。2015 年 9 月 1 日，修订后新颁布施行的《广告法》对违反有关药品广告的行为做了更为严格的规定。

《药品管理法》对药品广告内容审查、发布及违法药品广告的处罚作出明确规定。

依据《广告法》《药品管理法》等法律规定，国家药品监督管理部门、国家工商行政管理总局于 2007 年 5 月联合发布了《药品广告审查办法》《药品广告审查发布标准》（局令第 27 号），对药品广告的审查程序和标准作出具体规定，确保药品广告合法、真实、科学。为贯彻落实《国务院关于加快推进全国一体化在线政务服务平台建设的指导意见》《国务院关于在全国推开“证照分离”改革的通知》《国务院办公厅关于加快推进与政务服务“一网通办”不相适应的法规规章修订等工作的通知》等文件精神，国家市场监督管理总局对《药品广告审查办法》作出修改并于 2018 年 12 月 21 日实施。

二、药品广告的审查机关

《药品管理法》第 89 条规定，药品广告应当经广告主所在地省、自治区、直辖市人民政府确定的广告审查机关批准；未经批准的，不得发布。

三、药品广告的申请、审查

药品广告应当按照规定进行审查。非处方药仅宣传药品名称（含药品通用名称和药品商品名称）的，或者处方药在指定的医学药学专业刊物上仅宣传药品名称（含药品通用名称和药品商品名称）的，无需审查。

（一）药品广告申请

药品广告批准文号的申请人必须是具有合法资格的药品生产企业或者药品经营企业。药品经营企业作为申请人的，必须征得药品生产企业的同意。

申请药品广告批准文号，应当向药品生产企业所在地的药品广告审查机关提出。申请进口药品广告批准文号，应当向进口药品代理机构所在地的药品广告审查机关提出。

申请药品广告批准文号，应当提交《药品广告审查表》，与发布内容相一致的样稿（样片、样带），以及以下真实、合法、有效的证明文件。

（二）药品广告的审查

药品广告审查机关收到药品广告批准文号申请后，对申请材料齐全并符合法定要求的，发给《药品广告受理通知书》；申请材料不齐全或者不符合法定要求的，应当当场或者在 5 个工作日内一次告知申请人需要补正的全部内容；逾期不告知的，自收到申请材料之日起即为受理。

药品广告审查机关应当自受理之日起10个工作日内，对申请人提交的证明文件的真实性、合法性、有效性进行审查，并依法对广告内容进行审查。对审查合格的药品广告，发给药品广告批准文号；对审查不合格的药品广告，应当作出不予核发药品广告批准文号的决定，书面通知申请人并说明理由，同时告知申请人享有依法申请行政复议或者提起行政诉讼的权利。

（三）药品广告批准文号的格式

药品广告批准文号为“X药广审（视）第0000000000号”“X药广审（声）第0000000000号”“X药广审（文）第0000000000号”。

其中“X”为各省、自治区、直辖市的简称。“0”为由10位数字组成，前6位代表审查年月，后4位代表广告批准序号。“视”“声”“文”代表用于广告媒介形式的分类代号。

药品广告批准文号有效期为1年，到期作废。经批准的药品广告，在发布时不得更改广告内容。药品广告内容需要改动的，应当重新申请药品广告批准文号。

四、药品广告的管理

（一）不得发布广告的药品

下列药品不得发布广告：

1. 麻醉药品、精神药品、医疗用毒性药品、放射性药品；
2. 医疗机构配制的制剂；
3. 治疗肿瘤、艾滋病，改善和治疗性功能障碍的药品，计划生育用药、防疫制品；
4. 军队特需药品；
5. 国家药品监督管理部门依法明令停止或者禁止生产、销售和使用的药品；
6. 批准试生产的药品。

（二）处方药的广告管理

处方药可以在国家卫生健康主管部门和国家药品监督管理部门共同指定的医学、药学专业刊物上发布广告，但不得在大众传播媒介发布广告或者以其他方式进行以公众为对象的广告宣传。不得以赠送医学、药学专业刊物等形式向公众发布处方药广告。处方药名称与该药品的商标、生产企业字号相同的，不得使用该商标、企业字号在医学、药学专业刊物以外的媒介变相发布广告。不得以处方药名称或者以处方药名称注册的商标以及企业字号为各种活动冠名。

（三）非处方药的广告管理

非处方药广告不得利用公众对于医药学知识的缺乏，使用公众难以理解和容易引起混淆的医学、药学术语，造成公众对药品功效与安全性的误解。药品广告应当宣传和引导合理用药，不得直接或者间接怂恿任意、过量地购买和使用药品，不得含有以下内容：

1. 含有不科学的表述或者使用不恰当的表现形式，引起公众对所处健康状况和所患疾病产生不必要的担忧和恐惧，或者使公众误解不使用该药品会患某种疾病或加重病情的；
2. 含有免费治疗、免费赠送、有奖销售、以药品作为礼品或者奖品等促销药品内容的；
3. 含有“家庭必备”或者类似内容的；

4. 含有“无效退款”“保险公司保险”等保证内容的；

5. 含有评比、排序、推荐、指定、选用、获奖等综合性评价内容的。

（四）药品广告须标明的内容

药品广告的内容必须真实、合法、科学。

药品广告内容涉及药品适应证或者功能主治、药理作用等内容的宣传，应当以国务院药品监督管理部门批准的说明书为准，不得进行扩大或者恶意隐瞒的宣传，不得含有说明书以外的理论、观点等内容。

药品广告中必须标明药品的通用名称、忠告语（处方药广告的忠告语是：“本广告仅供医学药学专业人士阅读”。非处方药广告的忠告语是：“请按药品说明书或在药师指导下购买和使用”）、药品广告批准文号、药品生产批准文号；以非处方药商品名称为各种活动冠名的，可以只发布药品商品名称。药品广告必须标明药品生产企业或者药品经营企业名称，不得单独出现“咨询热线”、“咨询电话”等内容。非处方药广告必须同时标明非处方药专用标识（OTC）。已经审查批准的药品广告在广播电台发布时，可不播出药品广告批准文号。

（五）药品广告限制性的内容

药品广告中有关药品功能疗效的宣传应当科学准确，不得出现下列情形：

1. 含有不科学地表示功效的断言或者保证的；

2. 说明治愈率或者有效率的；

3. 与其他药品的功效和安全性进行比较的；

4. 违反科学规律，明示或者暗示包治百病、适应所有症状的；

5. 含有“安全无毒副作用”“毒副作用小”等内容的；含有明示或者暗示中成药为“天然”药品，因而安全性有保证等内容的；

6. 含有明示或者暗示该药品为正常生活和治疗病症所必需等内容的；

7 含有明示或暗示服用该药能应付现代紧张生活和升学、考试等需要，能够帮助提高成绩、使精力旺盛、增强竞争力、增高、益智等内容的；

8. 其他不科学的用语或者表示，如“最新技术”“最高科学”“最先进制法”等。

（六）药品广告的禁止行为

药品广告禁止有以下的行为：

1. 药品广告不得含有利用医药科研单位、学术机构、医疗机构或者专家、医生、患者的名义和形象作证明的内容；

2. 不得使用国家机关和国家机关工作人员的名义；

3. 不得含有涉及公共信息、公共事件或其他与公共利益相关联的内容，如各类疾病信息、经济社会发展成果或医药科学以外的科技成果；

4. 不得在未成年人出版物和广播电视频道、节目、栏目上发布；

5. 不得以儿童为诉求对象，不得以儿童名义介绍药品；

6. 不得含有医疗机构的名称、地址、联系办法、诊疗项目等医疗服务的内容；

7. 涉及改善和增强性功能内容的，必须与经批准的药品说明书中的适应证或者功能主治完全一样，电视台、广播电台不得在7点到22点发布含有该内容的广告。

知识拓展

发布虚假广告应承担的责任

依据《广告法》的规定，发布虚假广告，欺骗、误导消费者，使购买商品或者接受服务的消费者的合法权益受到损害的，由广告主依法承担民事责任。广告经营者、广告发布者不能提供广告主的真实名称、地址和有效联系方式的，消费者可以要求广告经营者、广告发布者先行赔偿。关系消费者生命健康的商品或者服务的虚假广告，造成消费者损害的，其广告经营者、广告发布者、广告代言人应当与广告主承担连带责任。前款规定以外的商品或者服务的虚假广告，造成消费者损害的，其广告经营者、广告发布者、广告代言人，明知或者应知广告虚假仍设计、制作、代理、发布或者作推荐、证明的，应当与广告主承担连带责任。

模块三　专项模块

项目十一　特殊药品管理

学习导航

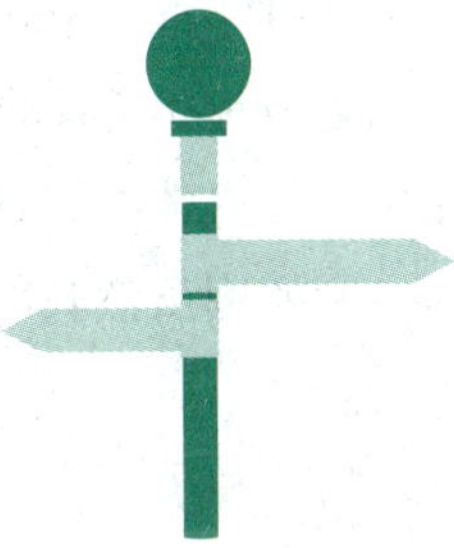

2019年2月至2020年7月期间，有医师资格证的职业医生李某从医药公司大量购进复方磷酸可待因口服溶液，在明知梁某、孙某、刘某系吸毒人员的情况下，李某共贩卖689袋复方磷酸可待因口服溶液给上述三人，以此牟利。2020年8月，李某经公安机关电话传唤到案。2021年2月，江西省南昌市西湖区人民法院审理案件并依法作出判决：被告人李某犯贩卖毒品罪，判处有期徒刑五年七个月，并处罚金人民币四万元。国家对哪些药品进行特殊管理？如何合法合规地生产、检验、经营、使用特殊管理的药品？本项目主要介绍特殊管理药品在生产、经营、运输、储存、使用等方面的特殊管理规定。

学习目标

知识目标

1. **掌握**　麻醉药品和精神药品的定义、常用种类及国家管制的相关规定、含特殊药品的复方制剂品种范围、疫苗的定义以及国家管理的相关规定。
2. **熟悉**　医疗用毒性药品的定义、品种分类及管制；含兴奋剂药品的管理。
3. **了解**　放射性药品的定义及管理。

能力目标

1. 能正确辨识特殊管理药品的常用品种。
2. 能依据国家相关规定及要求，对特殊管理药品及复方制剂、含兴奋剂药品和疫苗进行管理。
3. 能自觉遵守并执行特殊管理药品的相关规定，不知法犯法，不滥用特殊管理药品。

素质目标

1. 培养学生树立遵纪守法、合理使用特殊管理药品的意识和理念。
2. 培养学生树立将理论知识运用于解决实际问题，不断思考和探索重要性的意识。

《药品管理法》第112条规定："国务院对麻醉药品、精神药品、医疗用毒性药品、放射性药品、药品类易制毒化学品等有其他特殊管理规定的，依照其规定。"上述药品在诊断、治疗疾病中应用广泛，占有很重要的位置，如果用之不当，易危害人们身体健康甚至危及生命，影响社会安定，因此，对这类药品要实行特殊管理。

任务一　麻醉药品和精神药品的管理

一、定义及种类

麻醉药品和精神药品是国家特殊管制的药品，一般简称为"麻"和"精"。国家之所以有这个规定，是因为麻醉药品、精神药品连续使用能产生药物依赖性，使用得当可以治病，使用不当会危害人民健康和社会安定，所以，国家对麻醉药品药用原植物以及麻醉药品和精神药品实行特殊管制。

（一）麻醉药品的定义及种类

麻醉药品是指连续使用后易产生生理依赖性，能成瘾癖的药品。麻醉药品和麻醉剂不同。麻醉剂是指医疗上用于全身麻醉和局部麻醉的药品。全身麻醉剂，如乙醚、硫苯妥钠等，能暂时地引起不同程度的意识和感觉消失，常用于外科手术。局部麻醉剂是指在低浓度时能阻断神经传导，使机体特定部位暂时性可逆性痛觉丧失，以便于医疗处理或进行手术，而不会遗留神经损伤的药物。麻醉剂虽然具有麻醉作用，但没有依赖性潜力，不易产生生理依赖性和精神依赖性。

2013年11月，国家食品药品监督管理总局、中华人民共和国公安部、中华人民共和国国家卫生和计划生育委员会联合公布《麻醉药品品种目录（2013年版）》和《精神药品品种目录（2013年版）》，自2014年1月1日起施行，麻醉药品共121种。其中可卡因、罂粟浓缩物、二氢埃托啡、地芬诺酯、芬太尼、氢可酮、氢吗啡酮、美沙酮、吗啡、阿片、羟考酮、哌替啶、罂粟壳、瑞芬太尼、舒芬太尼、蒂巴因、布桂嗪、可待因、右丙氧芬、双氢可待因、乙基吗啡、福尔可定等22种为我国生产及使用的品种，其他为国际麻醉药品管制的品种。上述品种包括其可能存在的盐和单方制剂，包括其可能存在的异构体、酯及醚。2023年4月14日，根据《麻醉药品和精神药品管理条例》的有关规定，国家药品监督管理局、公安部、国家卫生健康委员会决定将奥赛利定列入麻醉药品目录。

（二）精神药品的定义及种类

精神药品是指直接作用于中枢神经系统，使之兴奋或抑制，连续使用能产生依赖性的药品。精神药品在临床上用于治疗或改善异常的精神活动，使紊乱的思维、情绪和行为转归常态。

依据精神药品使人体产生的依赖性和危害人体健康的程度，精神药品分为第一类和第二类，第一类比第二类更易于产生依赖性，且毒性和成瘾性也较强。

《精神药品品种目录（2013年版）》第一类精神药品68种，第二类精神药品81种。其中第一类的哌醋甲酯、司可巴比妥、丁丙诺啡、γ-羟丁酸、氯胺酮、马吲哚、三唑仑等为我国生产及使用的品种。第二类中的异戊巴比妥、格鲁米特、喷他佐辛、戊巴比妥、阿普唑仑、巴比妥、氯硝西泮、地西泮、艾司唑仑、氟西泮、劳拉西泮、甲丙氨酯、咪达唑仑、硝西泮、奥沙西泮、匹莫林、苯巴比妥、唑吡坦、丁丙诺啡透皮贴剂、布托啡诺及其注射剂、咖啡因、安钠咖、地佐辛及其注射剂、麦角胺咖啡因片、氨酚氢可酮片、曲马多、扎来普隆等为我国生产及使用的品种。上述品种包括其可能存在的盐和单方制剂，包括其可能存在的异构体、酯及醚。根据《麻醉药品和精神药品管理条例》的有关规定，2015 年，国家食品药品监管总局、公安部、国家卫生计生委决定将含可待因复方口服液体制剂（包括口服溶液剂、糖浆剂）列入第二类精神药品管理。

2023 年 4 月 14 日，根据《麻醉药品和精神药品管理条例》的有关规定，国家药品监督管理局、公安部、国家卫生健康委员会决定将苏沃雷生、吡仑帕奈、依他佐辛、曲马多复方制剂列入第二类精神药品目录；将每剂量单位含氢可酮碱大于 5mg，且不含其他麻醉药品、精神药品或药品类易制毒化学品的复方口服固体制剂列入第一类精神药品目录；将每剂量单位含氢可酮碱不超过 5mg，且不含其他麻醉药品、精神药品或药品类易制毒化学品的复方口服固体制剂列入第二类精神药品目录。

二、麻醉药品和精神药品的管制

（一）麻醉药品的管制

2019 年 6 月 26 日联合国毒品与犯罪办公室发布《2019 年世界毒品问题报告》，报告显示，全球 3500 万人患有药物滥用障碍，仅 1/7 的人获得治疗。全球使用最广泛的毒品仍然是大麻，估计 2017 年有 1.88 亿人使用过大麻。2017 年，全球有数百万注射毒品，其中 140 万人感染艾滋病毒，560 万人患有丙型肝炎。2017 年，因吸毒死亡的 58.5 万人中，2/3 是由阿片类药物导致。北美地区的合成阿片类药物过量危机达到了新的高度，美国记录的因过量使用阿片类药物而死亡的人数超过 4.7 万人，比 2016 年增加了 13%，加拿大有 4000 例与阿片类药物相关的死亡案例，比 2016 年增加了 33%。在北美地区，合成阿片类药物危机仍然主要以芬太尼及其类似物为主，但在西非、中非和北非，另一种合成阿片类药物曲马多正在引发新的危机。报告显示，全球缉获的曲马多从 2010 年的不到 10kg 激增至 2013 年的近 9 吨，并在 2017 年达到了 125 吨的历史新高。预防和治疗服务仍然不足。

滥用或不合理使用麻醉药品易产生生理依赖性和精神依赖性，其主要特征有：

1. 强迫性地要求连续使用该药，并且不择手段地去获得；
2. 有加大剂量的趋势；
3. 停药后有戒断症状。如哈欠连天、涕泪俱下、瞳孔散大、周身酸痛、烦躁不安、冲动、自伤等；
4. 对用药者个人和家庭及社会均产生危害效果。

吸食者开始吸食时会产生一种玄妙的、超凡脱俗、悠悠然般的幻觉，这一闪即逝的幻觉和被兴奋的神经作用，对吸食者有着强烈的诱惑力，他们总是妄想在下次吸食中重新找到它、体会感受它。实际上，幻觉不仅不会再度出现，反而会腐蚀吸食者的心灵和肌体，一旦脱离毒品，吸毒者会产生一种比疼痛还要难以忍受的骨骼刺痒感觉。成瘾者健康水平明显下降，丧失人格，道德沦落；由于长期大量用药，常呈现出中毒症状，如肝炎并发症、局部脓肿、肺炎、败血症等。吸毒者为满足个人毒瘾，不惜花费大量金钱购买毒品，造成家庭经济衰败，加之成瘾者个人道德沦丧，而导致家庭破裂。此外，吸毒者会不择手段去获取毒品而构成犯罪行为，带来严重的社会治安问题。

半封建、半殖民地时期，鸦片严重毒害了中国人民的健康，历史上有名的“虎门销烟”就是中国人民采用“销毁鸦片”的办法进行禁毒的一个例子。中华人民共和国成立后，为了保护人民健康，中央人民政府政务院于 1950 年 2 月发布了《关于严禁鸦片烟毒的通令》，严禁吸食、贩卖、种植和私存阿片、吗啡、海洛因等各种毒品，违者严处。同年 11 月颁布了《关于麻醉药品临时登记处理办法的通令》，卫生部公布了《管理麻醉药品暂行条例》及实施细则。1963 年 5 月，卫生部会同公安部、化工部、商业部、财政部发出加强麻醉药品管理的通知。1978 年国务院颁布了《麻醉药品管理条例》，1979 年卫生部颁布了实施细则。

20 世纪 80 年代初，我国政府与国际麻醉药品管制机构的合作不断加强，在麻醉药品管制方面逐步与国际接轨。1985 年加入了《1961 年麻醉品单一公约》。根据《药品管理法》的规定，1987 年 11 月，国务院修订颁布了《麻醉药品管理办法》。1998 年，国家药品监督管理局下发了《罂粟壳管理暂行规定》。1999 年，国家药品监督管理局审议通过《麻黄素管理办法》。2002 年 5 月，国家药品监督管理局和卫生部联合下发了《癌症患者申办麻醉药品专用卡的规定》，对癌症患者使用麻醉药品作了明确规定。2005 年 8 月国务院颁布了《麻醉药品和精神药品管理条例》，对麻醉药品和精神药品研究、生产、经营、使用、运输和储存作了明确的规定，并要求严格执行，违者追究法律责任，使我国对麻醉药品的管理步入了法制化轨道。

国际禁毒工作始于 20 世纪初。1909 年在上海召开了“上海国际禁毒会议”。1912 年在海牙缔结《海牙禁止阿片公约》；1931 年 7 月在日内瓦缔结《限制麻醉药品制造、运输公约》。1961 年 3 月在纽约签订了《1961 年麻醉品单一公约》，以后，在日内瓦签订了《修订〈1961 年麻醉品单一公约〉议定书》。这是目前各国公认的国际公约。另外，1988 年 12 月签署了《禁止非法贩运麻醉药品和精神药物公约》，为向非法贩毒作斗争提供了新的武器。

2008 年 6 月 1 日我国颁布施行了《中华人民共和国禁毒法》，预防和惩治毒品违法犯罪行为，保护公民身心健康，维护社会稳定。

（二）精神药品的管制

精神药品滥用可产生依赖性，形成所谓的“药瘾”，既损害人体健康，也会导致一系列家庭及社会问题。

精神药品产生依赖性，其特征包括：

1. 有连续使用某种药物的趋势（但非强迫性），以达到追求该药产生的欣快感；
2. 没有加大剂量的趋势或这种趋势很小；
3. 停药后一般不出现戒断症状；
4. 所引起的危害主要是用药者本身。

早在 20 世纪 50 年代初期，我国就把精神药品中的某些品种列为毒剧药品管理范围。以后国内不少地区曾先后发生滥用去氧麻黄素成瘾的事件，1962 年国务院采取了禁止生产、销售、使用的坚决措施。1964 年，卫生部颁布的《管理毒药、限制性剧药暂行规定》中，又进一步把易产生依赖性的中枢神经抑制药和兴奋药安眠酮、安钠咖等列入管理范围。1983 年，卫生部规定精神药物的进出口必须经卫生部核发许可证制度，以保证医疗需要并杜绝流弊。1985 年，卫生部制定了《精神药品管理条例》。根据《药品管理法》规定，国务院 1988 年 11 月颁布了《精神药品管理办法》。2001 年 3 月，国家药品监督管理局发布了《咖啡因管理规定》，加强第一类精神药品咖啡因的生产经营和使用的管理。2005 年，国务院发布了《麻醉药品和精神药品管理条例》，2005 年以后，国家药品监督管理部门相继发布了麻醉药品和精神药品的生产、经营、邮寄和运输管理办法等一系列规章。

三、麻醉药品和精神药品的监督管理

麻醉药品药用原植物的种植，麻醉药品和精神药品的实验研究、生产、经营、使用、储存、运输等活动以及监督管理，要按照国务院《麻醉药品和精神药品管理条例》严格管理。国家对麻醉药品药用原植物以及麻醉药品和精神药品实行管制。除另有规定的外，任何单位、个人不得进行麻醉药品药用原植物的种植以及麻醉药品和精神药品的实验研究、生产、经营、使用、储存、运输等活动。

国家药品监督管理部门负责全国麻醉药品和精神药品的监督管理工作，并会同国务院农业主管部门对麻醉药品药用原植物实施监督管理。国务院公安部门负责对造成麻醉药品药用原植物、麻醉药品和精神药品流入非法渠道的行为进行查处。国家其他有关主管部门在各自的职责范围内负责与麻醉药品和精神药品有关的管理工作。

（一）麻醉药品和精神药品的种植、实验研究

国家根据麻醉药品和精神药品的医疗、国家储备和企业生产所需原料的需要确定需求总量，对麻醉药品药用原植物的种植、麻醉药品和精神药品的生产实行总量控制。国家药品监督管理部门根据麻醉药品和精神药品的需求总量制定年度生产计划。

国家药品监督管理部门和国务院农业主管部门根据麻醉药品年度生产计划，制定麻醉药品药用原植物年度种植计划。

开展麻醉药品和精神药品实验研究活动应当具备一定条件，并经国家药品监督管理部门批准。需要转让研究成果的，应当经国家药品监督管理部门批准。麻醉药品和第一类精神药品的临床试验，不得以健康人为受试对象。

（二）麻醉药品和精神药品的生产管理

国家对麻醉药品和精神药品实行定点生产制度。

国务院药品监督管理部门根据麻醉药品和精神药品的需求总量，确定麻醉药品和精神药品定点生产企业的数量和布局，并根据年度需求总量对数量和布局进行调整、公布。从事麻醉药品、第一类精神药品生产以及第二类精神药品原料药生产的企业，应当经所在地省、自治区、直辖市药品监督管理部门初步审查，由国家药品监督管理部门批准；从事第二类精神药品制剂生产的企业，应当经所在地省、自治区、直辖市人民政府药品监督管理部门批准。定点生产企业生产麻醉药品和精神药品，应当依照《药品管理法》的规定取得药品批准文号，并将麻醉药品和精神药品销售给具有麻醉药品和精神药品经营资格的企业或者依照规定批准的其他单位。麻醉药品和精神药品的标签应当印有国家药品监督管理部门规定的标志。标志式样详见图 11－1。

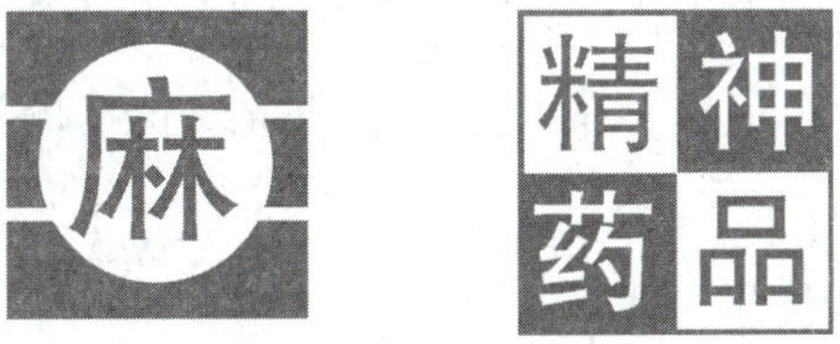

图 11－1　麻醉药品和精神药品的标志

（三）麻醉药品和精神药品的经营管理

国家对麻醉药品和精神药品实行定点经营制度。药品经营企业不得经营麻醉药品原料药和第一类精神药品原料药。

1. 全国性批发企业　全国性批发企业是指跨省、自治区、直辖市从事麻醉药品和第一类精神药品

批发业务的企业。申请成为全国性批发企业，应当向所在地省、自治区、直辖市药品监督管理部门提出申请，报送相应资料。省、自治区、直辖市药品监督管理部门对资料进行审查，决定是否受理。受理的，将审查意见连同企业申报资料报国家药品监督管理部门。国家药品监督管理部门进行审查和现场检查，做出是否批准的决定。全国性批发企业应当具备经营90%以上品种规格的麻醉药品和第一类精神药品的能力，并保证储备4个月销售量的麻醉药品和第一类精神药品。全国性批发企业向取得麻醉药品和第一类精神药品使用资格的医疗机构销售麻醉药品和第一类精神药品，应当经医疗机构所在地省、自治区、直辖市人民政府药品监督管理部门批准，并将药品送至医疗机构。医疗机构不得自行提货。

目前，经国家药品监督管理部门审批，国药集团药业股份有限公司、上海市医药股份有限公司和重庆医药股份有限公司3家企业为全国性麻醉药品和第一类精神药品定点批发企业。

2. 区域性批发企业 区域性批发企业是指在本省、自治区、直辖市行政区域内从事麻醉药品和第一类精神药品批发业务的企业。申请成为区域性批发企业的，应当向所在地设区的市级药品监督管理机构提出申请，报送相应资料。设区的市级药品监督管理机构对资料进行审查，决定是否受理。受理的将审查意见连同企业申报资料报省、自治区、直辖市药品监督管理部门。省、自治区、直辖市药品监督管理部门进行审查和现场检查，作出是否批准的决定。区域性批发企业应当具备经营60%以上品种规格的麻醉药品和第一类精神药品的能力，并保证储备2个月销售量的麻醉药品和第一类精神药品。

3. 专门从事第二类精神药品批发业务的企业 申请成为专门从事第二类精神药品批发企业，应当向所在地设区的市地级药品监督管理机构提出申请，报送相应资料，药品监督管理部门应当按照规定的程序、时限办理，并上报。经所在地省、自治区、直辖市药品监督管理部门批准，方可从事第二类精神药品批发业务。

4. 药品零售连锁企业 麻醉药品和第一类精神药品不得零售。禁止使用现金进行麻醉药品和精神药品交易，但是个人合法购买麻醉药品和精神药品的除外。

经所在地设区的市级药品监督管理部门批准，实行统一进货、统一配送、统一管理的药品零售连锁企业可以从事第二类精神药品零售业务。零售第二类精神药品时，应当凭执业医师开具的处方，并经执业药师或其他依法经过资格认定的药学技术人员复核。处方保存2年备查。禁止超剂量或者无处方销售第二类精神药品；不得向未成年人销售第二类精神药品。

全国性批发企业、区域性批发企业、专门从事第二类精神药品批发业务的企业和经批准从事第二类精神药品零售业务的零售连锁企业配备的麻醉药品、精神药品管理人员和直接业务人员，应当相对稳定，并每年接受不少于10学时的麻醉药品和精神药品管理业务培训。

麻醉药品和精神药品实行政府定价，在制定出厂和批发价格的基础上，逐步实行全国统一零售价格。

（四）麻醉药品和精神药品的使用管理

1. 麻醉药品、第一类精神药品购用印鉴卡 医疗机构需要使用麻醉药品和第一类精神药品的，应当向市级卫生行政部门申请取得《麻醉药品、第一类精神药品购用印鉴卡》（以下简称《印鉴卡》），并凭《印鉴卡》向本省、自治区、直辖市范围内的定点批发企业购买麻醉药品和第一类精神药品。《印鉴卡》有效期为3年，期满需换领新卡的医疗机构，应当提交原《印鉴卡》有效期内麻醉药品、第一类精神药品使用情况。

2. 处方和调配 医疗机构应当按照国务院卫生主管部门的规定，对本单位执业医师进行有关麻醉药品和精神药品使用知识的培训、考核，经考核合格的，授予麻醉药品和第一类精神药品处方资格，开具麻醉药品、精神药品使用专用处方。处方的印刷用纸为淡红色，处方右上角分别标注“麻”“精一”；第二类精神药品处方的印刷用纸为白色，处方右上角标注“精二”。具有处方权的医师在为患者首次开具麻醉药品、第一类精神药品处方时，应当亲自诊查患者，为其建立相应的病历，留存患者身份证明复印件，要求其签署《知情同意书》。病历由医疗机构保管。医疗机构应当要求使用麻醉药品非注射剂型和第一类精神药品的患者每4个月复诊或者随诊一次。

为门（急）诊患者开具的麻醉药品注射剂，每张处方为一次常用量；控缓释制剂，每张处方不得超过7日常用量；其他剂型，每张处方不得超过3日常用量。第一类精神药品注射剂，每张处方为一次常用量；控缓释制剂，每张处方不得超过7日常用量；其他剂型，每张处方不得超过3日常用量。哌醋甲酯用于治疗儿童多动症时，每张处方不得超过15日常用量。第二类精神药品一般每张处方不得超过7日常用量；对于慢性病或某些特殊情况的患者，处方用量可以适当延长，医师应当注明理由。为门（急）诊癌症疼痛患者和中、重度慢性疼痛患者开具的麻醉药品、第一类精神药品注射剂，每张处方不得超过3日常用量；控缓释制剂，每张处方不得超过15日常用量；其他剂型，每张处方不得超过7日常用量。为住院患者开具的麻醉药品和第一类精神药品处方应当逐日开具，每张处方为1日常用量。

对麻醉药品和第一类精神药品处方进行调配。处方的调配人、核对人应当仔细核对，签署姓名，并予以登记；对不符合规定的，处方的调配人、核对人应当拒绝发药。

医疗机构应当对麻醉药品和精神药品处方进行专册登记，加强管理。麻醉药品处方至少保存3年，精神药品处方至少保存2年。

（五）麻醉药品和精神药品的储存管理

麻醉药品药用原植物种植企业、定点生产企业、全国性批发企业和区域性批发企业以及国家设立的麻醉药品储存单位，应当设置储存麻醉药品和第一类精神药品的专库。该专库应当符合下列要求：

1. 安装专用防盗门，实行双人双锁管理；
2. 具有相应的防火设施；
3. 具有监控设施和报警装置，报警装置应当与公安机关报警系统联网；
4. 麻醉药品定点生产企业应当将麻醉药品原料药和制剂分别存放。

麻醉药品和第一类精神药品的使用单位应当设立专库或者专柜储存麻醉药品和第一类精神药品。专库应当设有防盗设施并安装报警装置，专柜应当使用保险柜，专库和专柜应当实行双人双锁管理。药品入库双人验收，出库双人复核，做到账物相符。第二类精神药品经营企业应当在药品库房中设立独立的专库或者专柜储存第二类精神药品，实行专人管理。种植、生产、经营和使用单位应当配备专人负责管理工作，并建立储存麻醉药品和精神药品的专用账册，专用账册的保存期限应当自药品有效期期满之日起不少于5年。

（六）麻醉药品和精神药品的运输管理

托运、承运和自行运输麻醉药品和精神药品的，应当采取安全保障措施，防止麻醉药品和精神药品在运输过程中被盗、被抢、丢失。通过铁路运输麻醉药品和第一类精神药品的，应当使用集装箱或者铁路行李车运输。没有铁路需要通过公路或者水路运输麻醉药品和第一类精神药品的，应当由专人负责押运。

托运或者自行运输麻醉药品和第一类精神药品的单位，应当向所在地省、自治区、直辖市人民政府药品监督管理部门申请领取运输证明。运输证明有效期为1年。

麻醉药品和精神药品的寄件单位要事先向所在地省、自治区、直辖市药品监督管理部门申请办理《麻醉药品、精神药品邮寄证明》（简称邮寄证明）。邮政营业机构应当查验、收存准予邮寄证明；没有准予邮寄证明的，邮政营业机构不得收寄。邮寄证明一证一次有效。寄件人应当在详情单货品名称栏内填写“麻醉药品”或“精神药品”字样，详情单上加盖寄件单位运输专用章。邮寄物品的收件人必须是单位。邮寄麻醉药品和精神药品应在窗口投交，邮政营业机构应当对收寄的麻醉药品和精神药品进行查验、核对。

（七）法律责任

药品监督管理部门根据规定的职责权限，对麻醉药品药用原植物的种植以及麻醉药品和精神药品的实验研究、生产、经营、使用、储存、运输活动进行监督检查。公安部门、卫生主管部门、运输管理部门、邮政主管部门等在各自的职责范围内加强对麻醉药品和精神药品的管理。有关部门或个人违反规定，依法给予行政处分、行政处罚。构成犯罪的，依法追究刑事责任。

1. 非法种植毒品原植物应承担的法律责任 自2006年3月1日起施行《中华人民共和国治安管理处罚法》第71条对非法种植毒品原植物的处罚规定下列行为之一的，处10日以上15日以下拘留，可以并处3000元以下罚款；情节较轻的，处5日以下拘留或者500元以下罚款：①非法种植罂粟不满500株或者其他少量毒品原植物的；②非法买卖、运输、携带、持有少量未经灭活的罂粟等毒品原植物种子或者幼苗的；③非法运输、买卖、储存、使用少量罂粟壳的。有非法种植罂粟或其他少量毒品原植物行为，但在成熟前自行铲除的，不予处罚。

2. 《中华人民共和国刑法》对非法种植毒品原植物的处罚 非法种植罂粟、大麻等毒品原植物的，一律强制铲除。有下列情形之一的，处5年以下有期徒刑、拘役或者管制，并处罚金：①种植罂粟500株以上不满3000株或者其他毒品原植物数量较大的；②经公安机关处理后又种植的；③抗拒铲除的。

非法种植罂粟3000株以上或者其他毒品原植物数量大的，处5年以上有期徒刑，并处罚金或者没收财产。非法种植罂粟或者其他毒品原植物，在收获前自动铲除的，可以免除处罚。

3. 其他应承担的法律责任 《中华人民共和国刑法》第355条规定：“依法从事生产、运输、管理、使用国家管制的麻醉药品、精神药品的人员，违反国家规定，向吸食、注射毒品的人提供国家规定管制的能够使人形成瘾癖的麻醉药品、精神药品的，处三年以下有期徒刑，或者拘役，并处罚金；情节严重的，处三年以上七年以下有期徒刑，并处罚金。向走私贩卖毒品的犯罪分子或者以牟利为目的，向吸食、注射毒品的人提供国家规定管制的能够使人形成瘾癖的麻醉药品、精神药品的依照本法第347条的规定定罪处罚。”“单位犯前款罪的，对单位判处罚金，并对其直接负责的主管人员和其他直接责任人员，依照前款的规定处罚。”

任务二　医疗用毒性药品和放射性药品的管理

一、医疗用毒性药品的管理

我国政府十分重视对医疗用毒性药品的管理工作。1964年4月，卫生部、商业部、化工部发布了《管理毒药、限制性剧药暂行规定》。1964年12月，卫生部、商业部发布了《管理毒药中药的暂行办法》。1979年6月，卫生部、国家医药管理局发布了《医疗用毒药、限制性剧药管理规定》。1986年10

月，卫生部发布了《关于加强医疗用毒性药品的管理通知》。为了进一步加强医疗用毒性药品的管理，根据《中华人民共和国药品管理法》的规定，国务院制定了《医疗用毒性药品管理办法》，于1988年12月27日颁布、实施。该办法对毒性药品的生产、供应和使用等均作了严格规定。

（一）医疗用毒性药品的定义和品种

医疗用毒性药品系指毒性剧烈、治疗剂量与中毒剂量相近，使用不当会致人中毒或死亡的药品。医疗用毒性药品（以下简称毒药药品）分为毒性中药和毒性西药两大类。

毒性中药品种共27种：砒石（红砒、白砒）、砒霜、生川乌、生马钱子、生甘遂、雄黄、生草乌、红娘虫、生白附子、生附子、水银、生巴豆、白降丹、生千金子、生半夏、斑蝥、青娘虫、洋金花、生天仙子、生南星、红粉（红升丹）、生藤黄、蟾酥、雪上一枝蒿、生狼毒、轻粉、闹羊花（上述中药品种是指原药材和饮片，不含制剂）。

西药毒性品种共13种：去乙酰毛花苷丙、阿托品、洋地黄毒苷、氢溴酸后马托品、三氧化二砷、毛果芸香碱、升汞、水杨酸毒扁豆碱、氢溴酸东莨菪碱、亚砷酸钾、士的宁、亚砷酸注射液、A型肉毒毒素及其制剂（上述西药品种除亚砷酸注射液、A型肉毒毒素制剂以外的毒性西药品种是指原料药；上述西药品种士的宁、阿托品、毛果芸香碱等包括其盐类化合物）。

知识拓展

国家将A型肉毒毒素及其制剂列入毒性药品管理

A型肉毒毒素是一种神经毒素，毒性非常强，在医学上它常被用来治疗眼部肌肉痉挛等症，因为可以除皱所以被引入美容领域，但都限于超微剂量。不当使用注射用A型肉毒毒素可能会引起肌肉松弛麻痹，严重时可能会引发呼吸衰竭、心力衰竭等危及生命健康的症状，所以国家从2008年07月21日起将A型肉毒毒素及其制剂列入毒性药品管理。通知要求，经批准生产A型肉毒毒素制剂的药品生产企业应严格按照《病原微生物实验室生物安全管理条例》的要求加强对生产A型肉毒毒素制剂用菌种的保藏管理，未经批准，严禁向任何单位和个人提供菌种。药品生产企业应制定该制剂年度生产计划并按照药品GMP要求进行生产，指定具有生物制品经营资质的药品批发企业作为A型肉毒毒素制剂的经销商。药品批发企业只能将A型肉毒毒素制剂销售给医疗机构，未经指定的药品经营企业不得购A型肉毒毒素制剂。药品零售企业不得零售A型肉毒毒素制剂。对非法生产、经营和使用A型肉毒毒素的单位和个人，将依法严厉查处。

（二）医疗用毒性药品的生产管理

1. 年度生产、收购、供应和配制计划的管理　毒性药品年度生产、收购、供应和配制计划，由省、自治区、直辖市药品监督管理部门根据医疗需要制定，经省、自治区、直辖市卫生行政部门审核后，由药品监督管理部门下达给指定的毒性药品生产、收购、供应单位，并抄报国家药品监督管理部门和国家中医药管理局。

生产单位不得擅自改变生产计划，自行销售。

2. 生产、加工的规定

（1）药厂必须由医药专业人员负责生产、配制和质量检验，并建立严格的管理制度，严防与其他药品混杂。每次配料，必须经两人以上复核无误，并详细记录每次生产所用原料和成品数，经手人要签字备查。所有工具、容器要处理干净，以防污染其他药品。标示量要准确无误，包装容器要有毒药标志

（图 11－2）。生产毒性药品及其制剂，必须严格执行生产工艺操作规程，在本单位药品检验人员的监督下准确投料，并建立完整的生产记录，保存五年备查。在生产毒性药品过程中产生的废弃物，必须妥善处理，不得污染环境。

（2）凡加工炮制毒性中药，必须按照《中华人民共和国药典》或者省、自治区、直辖市卫生行政部门制定的《炮制规范》的规定进行。药材符合药用要求的，方可供应、配方和用于中成药生产。

（三）医疗用毒性药品的经营管理

毒性药品的收购、经营，由各级药品监督管理部门指定的药品经营单位负责。其他任何单位或者个人均不得从事毒性药品的收购、经营和配方业务。收购、经营、加工、使用毒性药品的单位必须建立健全保管、验收、领发、核对等制度；严防收假、发错，严禁与其他药品混杂，做到划定仓间或仓位，专柜加锁并由专人保管。

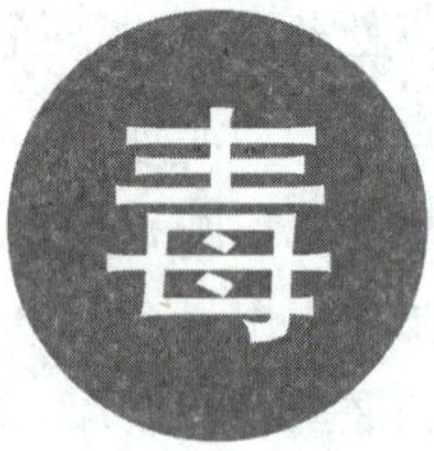

图 11－2　医疗用毒性药品标志

（四）医疗用毒性药品的使用管理

1. 医疗单位的使用管理　医疗单位供应和调配毒性药品，凭医生签名的正式处方。供应和调配毒性药品，凭盖有医生所在的医疗单位公章的正式处方。每次处方剂量不得超过二日极量。调配处方时，必须认真负责，计量准确，按医嘱注明要求，并由配方人员及具有药师以上技术职称的复核人员签名盖章后方可发出。对处方未注明"生用"的毒性中药，应当付炮制品。如发现处方有疑问时，须经原处方医生重新审定后再行调配。处方一次有效，取药后处方保存二年备查。

2. 科研和教学单位的使用管理　科研和教学单位所需的毒性药品，必须持本单位的证明信，经单位所在地县以上卫生行政部门批准后，供应部门方能发售。

3. 群众自配的使用管理　群众自配民间单、秘、验方需用毒性中药，购买时要持有本单位或者城市街道办事处、乡（镇）人民政府的证明信，供应部门方可发售。每次购用量不得超过 2 日极量。

（五）法律责任

对违反规定，擅自生产、收购、经营毒性药品的单位或者个人，由县以上卫生行政部门没收其全部毒性药品，并处以警告或按非法所得的 5 至 10 倍罚款。情节严重、致人伤残或死亡，构成犯罪的，由司法机关依法追究其刑事责任。

当事人对处罚不服的，可在接到处罚通知之日起 15 日内，向作出处理的机关的上级机关申请复议。但申请复议期间仍应执行原处罚决定。上级机关应在接到申请之日起 10 日内作出答复。对答复不服的，可在接到答复之日起 15 日内，向人民法院起诉。

二、放射性药品的管理

放射性药品是指用于临床诊断或者治疗的放射性核素制剂或其标记药物。放射性药品具有放射性，所放出的射线若掌握不好，能对人体产生损害。因此，对放射性药品的质量管理要比其他药品更加严格，以保证放射性药品既能用于诊断和治疗疾病，又不使人体正常组织受到损害。依据《药品管理法》的规定，1989 年 1 月 3 日，国务院发布了《放射性药品管理办法》，对放射性药品的生产、经营和使用实行特殊管理。

（一）放射性药品的概念及品种范围

放射性药品是指用于临床诊断或者治疗的放射性核素制剂或者其标记药物。包括裂变制品、推照制品、加速器制品、放射性同位素发生器及其配套药盒、放射免疫分析药盒等。放射性药品含有放射性核素，放射出的射线具有较强的穿透力，当这种射线通过人体时，可对人体组织产生电离作用。若使用不当，可对人体产生较大危害。因此国家将放射性药品纳入特殊管理药品。

（二）放射性药品的管理

1. 放射性药品的生产、经营管理

（1）开办放射性药品生产、经营企业的条件　开办放射性药品生产、经营企业，必须具备《药品管理法》规定的开办条件，符合国家的放射卫生防护基本标准，并履行环境影响报告的审批手续，取得《放射性药品生产企业许可证》《放射性药品经营企业许可证》。无许可证的生产、经营企业，一律不得生产、经营放射性药品。

（2）放射性药品生产、经营企业审批程序　拟开办放射性药品生产、经营企业，应报所在地省级药品监督管理部门初审之后报国家药品监督管理部门，并经中国核工业集团公司审查同意，国家药品监督管理部门审核批准后，由所在地省级药品监督管理部门发给《放射性药品生产企业许可证》《放射性药品经营企业许可证》。许可证的有效期为 5 年，期满前 6 个月，放射性药品生产、经营企业应分别向原发证部门提出申请换发新证。

（3）放射性药品的生产、经营　国家根据需要，对放射性药品实行合理布局，定点生产。申请开办放射性药品生产、经营的企业，应征得中国核工业集团公司同意后，方可按有关规定办理筹建手续。

放射性药品生产、经营企业，必须向中国核工业集团公司报送年度生产、经营计划，并抄报国家药品监督管理部门。放射性药品生产企业生产已有国家标准的放射性药品，必须经国家药品监督管理部门征求中国核工业集团公司意见后审核批准，并发给批准文号。凡是改变已批准的生产工艺路线和药品标准的，生产企业必须按原报批程序经国家药品监督管理部门批准后方能生产。

放射性药品生产、经营企业，必须配备与生产、经营放射性药品相适应的专业技术人员，具有安全、防护和废气、废物、废水处理等设施，并建立严格的质量管理制度。必须建立质量检验机构，严格实行生产全过程的质量控制和检验。产品出厂前，须经质量检验。符合国家药品标准的产品方可出厂，不符合标准的产品一律不准出厂。

经批准的含有短半衰期放射性核素的药品，可以边检验边出厂，但发现质量不符合国家药品标准时，该药品的生产企业应当立即停止生产、销售，并立即通知使用单位停止使用，同时报告国家药品监督管理部门和中国核工业集团公司。

放射性药品的生产、供销业务由中国核工业集团公司统一管理。

2. 放射性药品的使用管理　医疗机构必须凭省级公安、环保和药品监督管理部门联合发给的《放射性药品使用许可证》，才能使用放射性药品。《放射性药品使用许可证》有效期为 5 年，期满前 6 个月，医疗机构应当向原发证的行政部门申请换发新证。

医疗机构设置核医学科、室（内位素室），必须配备与其医疗任务相适应的并经核医学技术培训的技术人员。非核医学专业技术人员未经培训，不得从事放射性药品使用工作。

持有《放射性药品使用许可证》的医疗机构，在研究配制放射性制剂并进行临床验证前，应当根据放射性药品的特点，提出该制剂的药理、毒性等资料，由省级药品监督管理部门批准，并报国家药品

监督管理部门备案。该制剂只限本单位内使用。必须负责对使用的放射性药品进行临床质量检验、收集药品不良反应等项工作，并定期向所在地药品监督管理部门报告。

放射性药品使用后的废物（包括患者排出物），必须按国家有关规定妥善处置。

3. 放射性药品的包装、运输管理 放射性药品的包装必须安全实用，符合放射性药品质量要求，具有与放射性剂量相适应的防护装置，包装必须分内包装和外包装两部分，外包装必须贴有商标、标签、说明书和放射性药品标志（图 11 -3），内包装必须贴有标签。

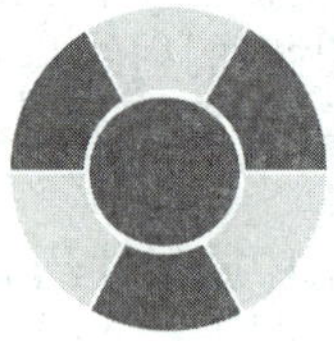

图 11 -3 放射性药品标志

标签必须注明药品品名、放射性比活度、装量。说明书除注明前款内容外，还须注明生产单位、批准文号、批号、主要成分、出厂日期、放射性核素半衰期、适应证、用法、用量、禁忌证、有效期和注意事项等。

放射性药品的运输，按国家运输、邮政等部门制定的有关规定执行。严禁任何单位和个人随身携带放射性药品乘坐公共交通运输工具。

（三）法律责任

对违反《放射性药品管理办法》规定的单位或者个人，由县以上药品监督管理部门按照《药品管理法》和有关法规的规定处罚。构成犯罪的由司法机关依法追究其刑事责任。

任务三　药品类易制毒化学品管理

药品类易制毒化学品具有双重属性，合理使用能解除患者病痛，如果管理不当流入非法渠道，就可能引起严重的公共卫生和社会问题。因此，2005 年 8 月，国务院公布了《易制毒化学品管理条例》（以下简称《条例》），明确规定对药品类易制毒化学品实行特殊管理。加强药品类易制毒化学品管理是药品监管工作的重要内容，是履行禁毒工作职责的具体体现，是满足人民群众用药需求和禁绝毒品、构建社会主义和谐社会的必然要求。

2010 年 3 月，卫生部发布了《药品类易制毒化学品管理办法》（以下简称《办法》），于 2010 年 5 月 1 日起施行。该《办法》按照《条例》确定的药品类易制毒化学品监管范围，借鉴麻醉药品和精神药品监管的实践经验和有效做法，围绕防止药品类易制毒化学品流入非法渠道，加强生产、经营、购买等环节管理，进一步提高生产经营准入门槛，落实企业管理的责任。

一、药品类易制毒化学品品种

药品类易制毒化学品是指《易制毒化学品管理条例》中所确定的麦角酸、麻黄素等物质，具体品种有：麦角酸、麦角胺、麦角新碱、麻黄素、伪麻黄素、消旋麻黄素、去甲麻黄素、甲基麻黄素、麻黄浸膏、麻黄浸膏粉等麻黄素类物质。以上所列物质包括可能存在的盐类，也包括原料药及其单方制剂。

二、药品类易制毒化学品生产、经营许可

生产、经营药品类易制毒化学品，应当依照规定取得药品类易制毒化学品生产、经营许可。属于药品的品种，还应当依照《药品管理法》和相关规定取得药品批准文号。

1. 生产许可 药品生产企业申请生产药品类易制毒化学品，应当向所在地省、自治区、直辖市药品监督管理部门提出申请，并报送药品类易制毒化学品安全管理制度文件目录、重点区域设置电视监控

设施的说明以及与公安机关联网报警的证明等资料。

省、自治区、直辖市药品监督管理部门对申报资料进行形式审查，决定是否受理。受理的，进行现场检查，将检查结果连同企业申报资料报送国家药品监督管理部门。国家药品监督管理部门进行实质性审查，对符合规定的，发给药品类易制毒化学品生产许可批件（以下简称生产许可批件），注明许可生产的药品类易制毒化学品名称；不予许可的，应当书面说明理由。

药品生产企业收到生产许可批件后，应当向所在地省、自治区、直辖市药品监督管理部门提出变更药品生产许可证生产范围的申请。省、自治区、直辖市药品监督管理部门应当根据生产许可批件，在药品生产许可证正本的生产范围中标注“药品类易制毒化学品”；在副本的生产范围中标注“药品类易制毒化学品”后，括弧内标注药品类易制毒化学品名称。

2. 经营许可　药品类易制毒化学品的经营许可，国家药品监督管理部门委托省、自治区、直辖市药品监督管理部门办理。

药品类易制毒化学品单方制剂和小包装麻黄素，纳入麻醉药品销售渠道经营，仅能由麻醉药品全国性批发企业和区域性批发企业经销，不得零售。未实行药品批准文号管理的品种，纳入药品类易制毒化学品原料药渠道经营。

药品经营企业申请经营药品类易制毒化学品原料药，应当向所在地省、自治区、直辖市药品监督管理部门提出申请，报送有关资料。省、自治区、直辖市药品监督管理部门对申报资料进行形式审查，决定是否受理。受理的，进行现场检查和实质性审查，对符合规定的，在药品经营许可证经营范围中标注“药品类易制毒化学品”，并报国家药品监督管理部门备案；不予许可的，应当书面说明理由。

三、药品类易制毒化学品购销管理

国家对药品类易制毒化学品实行购买许可制度。购买药品类易制毒化学品的，应当办理药品类易制毒化学品购用证明（以下简称购用证明），购用证明由国家药品监督管理部门统一印制，有效期为3个月。

购买药品类易制毒化学品应当符合有关规定，向所在地省、自治区、直辖市药品监督管理部门或者省、自治区药品监督管理部门确定并公布的县级以上的药品监督管理部门提出申请，提交相应资料。

设区的市级药品监督管理部门应当对申报资料进行形式审查，决定是否受理。受理的，必要时组织现场检查，将检查结果连同企业申报资料报送省、自治区药品监督管理部门。省、自治区药品监督管理部门经审查，对符合规定的，发给购用证明；不予许可的，应当书面说明理由。

购用证明只能在有效期内一次使用。购用证明不得转借、转让。购买时必须使用购用证明原件，不得使用复印件、传真件。

生产企业应当将药品类易制毒化学品原料药销售给取得购用证明的药品生产企业、药品经营企业和外贸出口企业。经营企业应当将药品类易制毒化学品原料药销售给本省、自治区、直辖市行政区域内取得购用证明的单位。药品类易制毒化学品经营企业之间不得购销药品类易制毒化学品原料药。

药品类易制毒化学品禁止使用现金或者实物进行交易。应当逐一建立购买方档案。

四、药品类易制毒化学品安全管理

药品类易制毒化学品生产企业、经营企业、使用药品类易制毒化学品的药品生产企业和教学科研单位，应当配备保障药品类易制毒化学品安全管理的设施，建立层层落实责任制的管理制度。按照规定设置专库或者在药品仓库中设立独立的专库（柜）储存药品类易制毒化学品，其关键生产岗位、储存场所应当设置电视监控设施，安装报警装置并与公安机关联网。

任务四　含兴奋剂药品的管理

含兴奋剂药品，在医疗临床上应用广泛，有许多含兴奋剂药品品种在零售药店中可以购买到，就其治疗作用和不良反应而言，并无特别的含义。对于普通患者，只要按药品说明书和医嘱服用含兴奋剂药品是安全无危害的，之所以要加强含兴奋剂药品的管理，主要是针对运动员的职业特点及滥用兴奋剂对人体健康造成的危害。国际奥委会严禁运动员使用兴奋剂，我国政府对兴奋剂实行严格管理，禁止使用兴奋剂。为了防止在体育运动中使用兴奋剂，保护体育运动参加者的身心健康，维护体育竞赛的公平竞争，2004 年 1 月 13 日国务院发布《反兴奋剂条例》（国务院令第 398 号），自 2004 年 3 月 1 日起施行。2014 年 7 月 29 日《国务院关于修订部分行政法规的决定》（国务院令第 653 号）对其中个别条款作了修订。2018 年 9 月 18 日《国务院关于修改部分行政法规的决定》（国令第 703 号）对部分条款第 3 次修订。

一、含兴奋剂药品

（一）兴奋剂含义

兴奋剂是一个约定俗成的概念，无论是世界反兴奋剂组织公布的，还是各国有关反兴奋剂方面的立法，均未对兴奋剂作出定义。兴奋剂作为体育词汇使用时，其含义与临床医学或毒品称谓中的“兴奋剂”并不完全一致。兴奋剂在英语中称“Dope”，原意为“供赛马使用的一种鸦片麻醉混合剂”。由于运动员为提高成绩而最早服用的药物大多属于刺激剂类兴奋剂药物，所以尽管后来被禁用的其他类型药物并不都具有兴奋性（如利尿剂），甚至有的还具有抑制性（如 β 受体阻断剂），国际上对禁用药物仍习惯沿用兴奋剂的称谓。因此，如今通常所说的兴奋剂不再是单指那些起兴奋作用的药物，而实际上是对禁用药物的统称。《反兴奋剂条例》所称的兴奋剂是指兴奋剂目录所列的禁用物质等。

（二）兴奋剂目录

2019 年 12 月 31 日国家体育总局、中华人民共和国商务部、中华人民共和国国家卫生健康委员会、中华人民共和国海关总署、国家药品监督管理局（第 45 号）发布《2020 年兴奋剂目录公告》。

二、兴奋剂管理

《反兴奋剂条例》规定，国家对兴奋剂目录所列禁用物质实行严格管理，任何单位和个人不得非法生产、销售、进出口。《反兴奋剂条例》对蛋白同化制剂、肽类激素的生产、经营、销售流向、进出口环节的管理作出了严格的规定，同时对含兴奋剂药品的警示语也作出了明确规定。

1. 含兴奋剂药品标签和说明书管理　《反兴奋剂条例》第 17 条规定，药品中含有兴奋剂目录所列禁用物质的，生产企业应当在包装标识或者产品说明书上用中文注明“运动员慎用”字样。

药品经营企业在验收含兴奋剂药品时，应检查药品标签或说明书上是否按规定标注“运动员慎用”字样。

2. 蛋白同化制剂、肽类激素的经营管理　依法取得药品经营许可证的药品批发企业，具备一定条件并经所在地省级药品监督管理部门批准后，方可经营蛋白同化制剂、肽类激素，否则不得经营蛋白同化制剂、肽类激素。

（1）经营蛋白同化制剂、肽类激素时，应严格审核蛋白同化制剂、肽类激素供货单位和购货单位的合法资质证明材料建立客户档案。

（2）对进口的蛋白同化制剂、肽类激素品种的审核，除查验进口药品注册证书复印件外，还应当查验进口准许证复印件。

（3）蛋白同化制剂、肽类激素的验收、检查、保管、销售和出入库登记记录应当保存至超过蛋白同化制剂、肽类激素有效期 2 年。蛋白同化制剂、肽类激素应储存在专库或专柜中，应有专人负责管理。

（4）除胰岛素外，药品零售企业不得经营蛋白同化制剂或者其他肽类激素。

3. 蛋白同化制剂、肽类激素的销售及使用管理

（1）蛋白同化制剂、肽类激素的生产企业只能向医疗机构、具有同类资质的生产企业、具有蛋白同化制剂、肽类激素经营资质的药品批发企业销售蛋白同化制剂肽类激素。

（2）蛋白同化制剂、肽类激素的批发企业只能向医疗机构、蛋白同化制剂、肽类激素的生产企业和其他具有经营资质的药品批发企业销售蛋白同化制剂、肽类激素。

（3）蛋白同化制剂，肽类激素的生产企业或批发企业除按上述规定销售外，还可以向药品零售企业销售肽类激素中的胰岛素。

（4）医疗机构只能凭享有处方权的执业医师开具的处方，向患者提供蛋白同化制剂、肽类激素，处方应当保存 2 年。

（5）严禁药品零售企业销售胰岛素外的蛋白同化制剂或其他肽类激素，药品零售企业必须凭处方销售胰岛素以及其他规定可以销售的含兴奋剂药品。零售药店的执业药师应对购买含兴奋剂药品的患者或消费者提供用药指导。

药师需要了解哪些常用的感冒药含有麻黄素类成分，哪些降血压药含有利尿剂成分，哪些中药制剂含有天然的违禁成分的，在调剂处方时要加强对处方的审核，发现处方中含有含兴奋剂药品且患者为运动员时，需进一步核对并确认无误后，方可调剂该类药品，并提供详细的用药指导，严格防范含兴奋剂药品的使用疏漏。

任务五　含特殊药品的复方制剂管理

根据我国《药品管理法》的规定，麻醉药品、精神药品、医疗用毒性药品和放射性药品，国家实行特殊管理，而含特殊药品的复方制剂没有划定为特殊管理药品，其在药品生产、经营许可上不同于特殊药品的管理规定。从分类管理的角度来看，含特殊药品的复方制剂既有按处方药管理的，也有按非处方药管理的。但是，部分含特殊药品的复方制剂，如含可待因类复方口服固体制剂、曲马多类复方口服固体制剂、甘草浸膏（或流浸膏）类复方口服制剂和复方地芬诺酯片，因其所含成分的特性，使之具有不同于一般药品的管理风险。如果管理不善，导致其从药用渠道流失，则会被滥用或用于提取制毒。因此，近年来为了加强对部分含特殊药品的复方制剂的管理，国家药品监督管理部门连续发布了多个关于加强部分含特殊药品的复方制剂管理的规范性文件。

国家食品药品监督管理局于 2009 年 8 月 18 日发布了《关于切实加强部分含特殊药品复方制剂销售管理的通知》（国食药监安〔2009〕503 号）。该通知从三个方面进一步加强了对含特殊药品复方制剂的监管：一是进一步规范含特殊药品复方制剂的购销行为；二是切实加强含特殊药品复方制剂销售行为的监督检查；三是严厉查处违法违规行为。

国家食品药品监督管理总局办公厅于2013年7月8日发布了《关于进一步加强含可待因复方口服溶液、复方甘草片和复方地芬诺酯片购销管理的通知》（食药监办药化监〔2013〕33号）。该通知对含可待因复方口服溶液（附有品种目录）、复方甘草片和复方地芬诺酯片等含特殊药品复方制剂的购销管理，尤其是销售渠道管理，提出了更加严格的规定，以保障公众健康。

国家食品药品监督管理总局办公厅于2014年6月5日发布《关于进一步加强含麻醉药品和曲马多口服复方制剂购销管理的通知》（食药监办药化监〔2014〕111号），该通知附件列出了需加强管理的32种含麻醉药品和曲马多口服复方制剂的产品名单（以下简称含特复方）。2023年5月22日，国家药品监督管理局、国家卫生健康委员会发布《关于加强曲马多复方制剂等药品管理的通知》，根据《关于调整麻醉药品和精神药品目录的公告》（2023年第43号），将曲马多复方制剂列入第二类精神药品目录。

国家食品药品监督管理总局、公安部、国家卫生和计划生育委员会在2015年04月03日联合发布《关于将含可待因复方口服液体制剂列入第二类精神药品管理的公告》（2015年第10号），将含可待因的复方口服液体制剂（包括口服溶液剂、糖浆剂）列入第二类精神药品管理，涉及到的具体品种有8种（见下文含磷酸可待因口服液体制剂），《含特复方》中所列其余24种复方制剂一律列入必须凭处方销售的药品范围，无医生处方严禁销售，严禁现金交易，一律不得通过互联网销售。

一、部分含麻醉药品、精神药品复方制剂的管理

（一）部分含麻醉药品、精神药品复方制剂的品种范围

部分列入加强管理的含麻醉药品、精神药品复方制剂的产品名单详见表11－1。

表11－1　部分列入加强管理的含麻醉药品、精神药品复方制剂的产品名单

序号	类别	品种
1	含可待因复方口服液体制剂	（1）复方磷酸可待因溶液 （2）复方磷酸可待因溶液（Ⅱ） （3）复方磷酸可待因口服溶液 （4）复方磷酸可待因口服溶液（Ⅲ） （5）复方磷酸可待因糖浆 （6）可愈糖浆 （7）愈酚待因口服溶液 （8）愈酚伪麻待因口服溶液
2	含可待因类复方口服固体制剂（含可待因≤15mg的复方制剂；含双氢可待因≤10mg的复方制剂；含羟考酮≤5mg的复方制剂）	（1）阿司待因片 （2）阿司可咖胶囊 （3）阿司匹林可待因片 （4）氨酚待因片 （5）氨酚待因片（Ⅱ） （6）氨酚双氢可待因片 （7）复方磷酸可待因片 （8）可待因桔梗片 （9）氯酚待因片 （10）洛芬待因缓释片 （11）洛芬待因片 （12）萘普待因片 （13）愈创罂粟待因片
3	含甘草浸膏（或流浸膏）类复方口服制剂	（1）复方甘草片 （2）复方甘草口服溶液 （3）复方枇杷喷托维林颗粒 （4）尿通卡克乃其片

续表

序号	类别	品种
4	含精神药品的复方制剂	（1）复方曲马多片 （2）氨酚曲马多片 （3）氨酚曲马多胶囊 （4）氨酚氢可酮片
5	含地芬诺醋的复方制剂	复方地芬诺醋片
6	含福尔可定口服复方制剂	（1）复方福尔可定口服溶液 （2）复方福尔可定糖浆

（二）部分含麻醉药品、精神药品复方制剂的经营管理

由于含可待因复方口服液体制剂（包括口服溶液剂、糖浆剂）曲马多复方制剂现已列入第二类精神药品管理，因此，下文所述“含特殊药品复方制剂”不再包括 8 种含可待因复方口服液体制剂。

具有药品经营许可证的企业均可经营含特殊药品复方制剂。药品生产企业和药品批发企业可以将含特殊药品复方制剂销售给药品批发企业、药品零售企业和医疗机构（另有规定的除外）。

1. 合法资质审核　药品批发企业购销含特殊药品复方制剂时，应对供货单位和购货单位的资质进行严格审核，确认其合法性后，方可进行含特殊药品复方制剂购销活动。

药品批发企业应留存购销方资质证明复印件、采购人员（销售人员）法人委托书和身份证明复印件、核实记录等，并按 GSP 的要求建立客户档案。

2. 药品购销管理　药品批发企业从药品生产企业直接购进的复方甘草片、复方地芬诺酯片等含特殊药品复方制剂，可以将此类药品销售给其他批发企业、零售企业和医疗机构；如果从药品批发企业购进的，只能销售给本省（区、市）的药品零售企业和医疗机构。

药品批发企业购进含特殊药品复方制剂时，应向供货单位索要符合规定的销售票据。销售票据、资金流和物流必须一致。

药品批发企业销售含特殊药品复方制剂时，必须按规定开具销售票据提供给购货单位，销售票据、资金流和物流必须一致。

3. 药品出库复核与配送管理　药品批发企业销售含特殊药品复方制剂时，应当严格执行出库复核制度，认真核对实物与销售出库单是否相符，并确保将药品送达购买方药品经营许可证所载明的仓库地址、药品零售企业注册地址或医疗机构的药库。

药品批发企业销售出库的含特殊药品复方制剂送达购买方后，购买方应查验货物，查验无误后，收货人员应在销售方随货同行单的回执联上签字。销售方因查验返回的随货同行单回执联记载内容有无异常，并保存备查。

4. 药品零售管理　因为含特殊药品复方制剂不是特殊管理药品，所以公众在零售药店是可以购买到的。但是，根据国家药品监督管理部门的相关规定，部分含特殊药品复方制剂零售有一定的管理限制。

药品零售企业销售含特殊药品复方制剂时，处方药应当严格执行处方药与非处方药分类管理有关规定，复方甘草片、复方地芬诺酯片列入必须凭处方销售的处方药管理，严格凭医师处方开具的处方销售；除处方药外，非处方药一次销售不得超过 5 个最小包装（含麻黄碱复方制剂另有规定除外）。

复方甘草片、复方地芬诺酯片应同含麻黄碱类复方制剂一并设置专柜，由专人管理专册登记，上述药品登记内容包括：药品名称、规格、销售数量、生产企业、生产批号。

药品零售企业销售含特殊药品复方制剂时，如发现超过正常医疗需求，大量、多次购买上述药品的，应当立即向当地药品监督管理部门报告。

5. 禁止事项及其他要求 药品生产企业和药品批发企业禁止使用现金进行含特殊药品复方制剂交易，并一律不得通过互联网销售。

销售含特殊药品复方制剂时，企业如发现购买方资质可疑或采购人员身份可疑的，应报请所在地设区的市级药品监管部门协助核实，药品监管部门核查发现可疑的，应立即通报同级公安机关。

2016 年 2 月 20 日，国家食品药品监管总局发布公告决定暂停执行《关于药品生产经营企业全面实施药品电子监管有关事宜的公告》（2015 年第 1 号）中药品电子监管的有关规定。

国家食品药品监督管理总局组织修改并于 2016 年 6 月 30 日经总局局务会议审议通过的《药品经营质量管理规范》规定，企业应当在药品采购、储存、销售、运输等环节采取有效的质量控制措施，确保药品质量，并按照国家有关要求建立药品追溯系统，实现药品可追溯。

二、含麻黄碱类复方制剂的管理

（一）经营行为管理

1. 购销资质 具有蛋白同化制剂、肽类激素定点批发资质的药品经营企业，方可从事含麻黄碱类复方制剂的批发业务。严格审核含麻黄碱类复方制剂购买方资质，购买方是药品批发企业的必须具有蛋白同化制剂、肽类激素定点批发资质；药品零售企业应从具有经营资质的药品批发企业，购进含麻黄碱类复方制剂。

2. 跟踪核实 药品批发企业销售含麻黄碱类复方制剂时，应当核实购买方资质证明材料、采购人员身份证明等情况，核实无误后方可销售，并跟踪核实药品到货情况，核实记录保存至药品有效期后一年备查。

3. 禁止事项及其他要求 除个人合法购买外，禁止使用现金进行含麻黄碱类复方制剂的交易。发现含麻黄碱类复方制剂购买方存在异常情况时，应当立即停止销售，并向有关部门报告。

（二）销售管理

2012 年 9 月 4 日，国家食品药品监督管理局、公安部、卫生部联合发布《关于加强含麻黄碱类复方制剂管理有关事宜的通知》（国食药监办〔2012〕260 号），该通知对含麻黄碱类复方制剂的销售管理作出了新的规定，主要包括以下几个方面：

1. 按处方药管理 将单位剂量麻黄碱类药物含量大于 30mg（不含 30mg）的麻黄碱类复方制剂，列入必须凭处方销售的处方药管理。医疗机构应当严格按照《处方管理办法》开具处方。药品零售企业必须凭执业医师开具的处方销售上述药品。

2. 单剂含量限制 含麻黄碱类复方制剂每个最小包装规格麻黄碱类药物含量：口服固体制剂不得超过 720mg，口服液体制剂不得超过 800mg。

3. 药品零售管理 药品零售企业销售含麻黄碱类复方制剂，应当查验购买者的身份证，并对其姓名和身份证号码予以登记。除处方药按处方剂量销售外，一次销售不得超过2个最小包装。查验购买者身份证，系指购买者合法有效的身份证件，包括居民身份证、军人证件、护照等。药品零售企业不得开架销售含麻黄碱类复方制剂，应当设置专柜由专人管理、专册登记，登记内容包括药品名称、规格、销售数量、生产企业、生产批号、购买人姓名、身份证号码。

4. 销售渠道管理　药品零售企业发现超过正常医疗需求，大量、多次购买含麻黄碱类复方制剂的，应当立即向当地药品监管部门和公安机关报告。含麻黄碱类复方制剂的生产企业应当切实加强销售管理，严格管控产品销售渠道，确保所生产的药品在药用渠道流通。

任务六　疫苗的管理

疫苗作为一类特殊的药物，它从防患于未然的角度免除了众多传染病对人类生命的威胁，为保护人类健康发挥了重要作用。为了加强疫苗管理，国务院于2005年3月24日颁布了《疫苗流通和预防接种管理条例》（国务院第434号令，以下简称《条例》），对疫苗的储存、运输、供应、销售、分发和使用等环节进行了规范，2016年4月23日进行了修订，发布《国务院关于修改〈疫苗流通和预防接种管理条例〉的决定》（国务院第668号令）。2019年6月29日《中华人民共和国疫苗管理法》（以下简称《疫苗管理法》）在第十三届全国人民代表大会常务委员会第十一次会议上通过，自2019年12月1日起施行。对疫苗研制和注册、疫苗生产和批签发、疫苗流通、预防接种、异常反应监测和处理、疫苗上市后管理、保障措施、监督管理、法律责任做了明确规定。

一、相关定义

（一）疫苗

疫苗是指为预防、控制疾病的发生、流行，用于人体免疫接种的预防性生物制品。

（二）免疫规划疫苗

免疫规划疫苗，是指居民应当按照政府的规定接种的疫苗，包括国家免疫规划确定的疫苗，省、自治区、直辖市人民政府在执行国家免疫规划时增加的疫苗，以及县级以上人民政府或者其卫生健康主管部门组织的应急接种或者群体性预防接种所使用的疫苗。

（三）非免疫规划疫苗

非免疫规划疫苗，是指由居民自愿接种的其他疫苗。

（四）疫苗上市许可持有人

疫苗上市许可持有人，是指依法取得疫苗药品注册证书和药品生产许可证的企业。

二、疫苗的生产和批签发管理

国家对疫苗生产实行严格准入制度。从事疫苗生产活动，应当经省级以上人民政府药品监督管理部门批准，取得药品生产许可证。从事疫苗生产活动，除符合《中华人民共和国药品管理法》规定的从事药品生产活动的条件外，还应当具备下列条件：

1. 具备适度规模和足够的产能储备；

2. 具有保证生物安全的制度和设施、设备；

3. 符合疾病预防、控制需要。

疫苗上市许可持有人应当具备疫苗生产能力；超出疫苗生产能力确需委托生产的，应当经国务院药品监督管理部门批准。接受委托生产的，应当遵守本法规定和国家有关规定，保证疫苗质量。

疫苗应当按照经核准的生产工艺和质量控制标准进行生产和检验，生产全过程应当符合药品生产质量管理规范的要求。疫苗上市许可持有人应当按照规定对疫苗生产全过程和疫苗质量进行审核、检验。

疫苗上市许可持有人应当建立完整的生产质量管理体系，持续加强偏差管理，采用信息化手段如实记录生产、检验过程中形成的所有数据，确保生产全过程持续符合法定要求。

国家实行疫苗批签发制度。每批疫苗销售前或者进口时，应当经国务院药品监督管理部门指定的批签发机构按照相关技术要求进行审核、检验。符合要求的，发给批签发证明；不符合要求的，发给不予批签发通知书。不予批签发的疫苗不得销售，并应当由省、自治区、直辖市人民政府药品监督管理部门监督销毁；不予批签发的进口疫苗应当由口岸所在地药品监督管理部门监督销毁或者依法进行其他处理。国务院药品监督管理部门、批签发机构应当及时公布上市疫苗批签发结果，供公众查询。预防、控制传染病疫情或者应对突发事件急需的疫苗，经国务院药品监督管理部门批准，免予批签发。

三、疫苗的流通管理

疫苗的价格由疫苗上市许可持有人依法自主合理制定。疫苗的价格水平、差价率、利润率应当保持在合理幅度。

疾病预防控制机构、接种单位、疫苗上市许可持有人、疫苗配送单位应当遵守疫苗储存、运输管理规范，保证疫苗质量。疫苗在储存、运输全过程中应当处于规定的温度环境，冷链储存、运输应当符合要求，并定时监测、记录温度。疫苗储存、运输管理规范由国务院药品监督管理部门、国务院卫生健康主管部门共同制定。

疫苗上市许可持有人应当按照规定，建立真实、准确、完整的销售记录，并保存至疫苗有效期满后不少于五年备查。疾病预防控制机构、接种单位、疫苗配送单位应当按照规定，建立真实、准确、完整的接收、购进、储存、配送、供应记录，并保存至疫苗有效期满后不少于五年备查。疾病预防控制机构、接种单位接收或者购进疫苗时，应当索取本次运输、储存全过程温度监测记录，并保存至疫苗有效期满后不少于五年备查；对不能提供本次运输、储存全过程温度监测记录或者温度控制不符合要求的，不得接收或者购进，并应当立即向县级以上地方人民政府药品监督管理部门、卫生健康主管部门报告。

四、疫苗的上市后管理

疫苗上市许可持有人应当建立健全疫苗全生命周期质量管理体系，制定并实施疫苗上市后风险管理计划，开展疫苗上市后研究，对疫苗的安全性、有效性和质量可控性进行进一步确证。对批准疫苗注册申请时提出进一步研究要求的疫苗，疫苗上市许可持有人应当在规定期限内完成研究；逾期未完成研究或者不能证明其获益大于风险的，国务院药品监督管理部门应当依法处理，直至注销该疫苗的药品注册证书。

疫苗上市许可持有人应当对疫苗进行质量跟踪分析，持续提升质量控制标准，改进生产工艺，提高生产工艺稳定性。生产工艺、生产场地、关键设备等发生变更的，应当进行评估、验证，按照国务院药品监督管理部门有关变更管理的规定备案或者报告；变更可能影响疫苗安全性、有效性和质量可控性的，应当经国务院药品监督管理部门批准。

疫苗上市许可持有人应当根据疫苗上市后研究、预防接种异常反应等情况持续更新说明书、标签，并按照规定申请核准或者备案。国务院药品监督管理部门应当在其网站上及时公布更新后的疫苗说明书、标签内容。

疫苗上市许可持有人应当建立疫苗质量回顾分析和风险报告制度，每年将疫苗生产流通、上市后研究、风险管理等情况按照规定如实向国务院药品监督管理部门报告。

五、法律责任

1. 生产、销售的疫苗属于假药或劣药的　生产、销售的疫苗属于假药的，由省级以上人民政府药品监督管理部门没收违法所得和违法生产、销售的疫苗以及专门用于违法生产疫苗的原料、辅料、包装材料、设备等物品，责令停产停业整顿，吊销药品注册证书，直至吊销药品生产许可证等，并处违法生产、销售疫苗货值金额十五倍以上五十倍以下的罚款，货值金额不足五十万元的，按五十万元计算。

生产、销售的疫苗属于劣药的，由省级以上人民政府药品监督管理部门没收违法所得和违法生产、销售的疫苗以及专门用于违法生产疫苗的原料、辅料、包装材料、设备等物品，责令停产停业整顿，并处违法生产、销售疫苗货值金额十倍以上三十倍以下的罚款，货值金额不足五十万元的，按五十万元计算；情节严重的，吊销药品注册证书，直至吊销药品生产许可证等。

生产、销售的疫苗属于假药，或者生产、销售的疫苗属于劣药且情节严重的，由省级以上人民政府药品监督管理部门对法定代表人、主要负责人、直接负责的主管人员和关键岗位人员以及其他责任人员，没收违法行为发生期间自本单位所获收入，并处所获收入一倍以上十倍以下的罚款，终身禁止从事药品生产经营活动，由公安机关处五日以上十五日以下拘留。

2. 疫苗上市许可持有人或者其他单位违反药品相关质量管理规范的　除《疫苗管理法》另有规定的情形外，疫苗上市许可持有人或者其他单位违反药品相关质量管理规范的，由县级以上人民政府药品监督管理部门责令改正，给予警告；拒不改正的，处二十万元以上五十万元以下的罚款；情节严重的，处五十万元以上三百万元以下的罚款，责令停产停业整顿，直至吊销药品相关批准证明文件、药品生产许可证等，对法定代表人、主要负责人、直接负责的主管人员和关键岗位人员以及其他责任人员，没收违法行为发生期间自本单位所获收入，并处所获收入百分之五十以上五倍以下的罚款，十年内直至终身禁止从事药品生产经营活动。

违反《疫苗管理法》规定，疫苗上市许可持有人有下列情形之一的，由省级以上人民政府药品监督管理部门责令改正，给予警告；拒不改正的，处二十万元以上五十万元以下的罚款；情节严重的，责令停产停业整顿，并处五十万元以上二百万元以下的罚款：未按照规定建立疫苗电子追溯系统；法定代表人、主要负责人和生产管理负责人、质量管理负责人、质量授权人等关键岗位人员不符合规定条件或者未按照规定对其进行培训、考核；未按照规定报告或者备案；未按照规定开展上市后研究，或者未按照规定设立机构、配备人员主动收集、跟踪分析疑似预防接种异常反应；未按照规定投保疫苗责任强制保险；未按照规定建立信息公开制度。

以案说法

长春某生物科技有限责任公司违法违规生产疫苗案

2017 年 11 月，长春某生物科技有限公司和武汉某生物制品研究所有限责任公司生产的各一批次共计 65 万余支百白破疫苗效价指标不符合标准规定，被国家食品药品监督管理总局责令企业查明流向，并要求立即停止使用不合格产品。2018 年 7 月 15 日，国家药品监督管理局发布通告指出，长春某生物科技有限公司冻干人用狂犬病疫苗生产存在记录造假等行为。2018 年 7 月 22 日，李克强总理就疫苗事件作出批示。2018 年 7 月 23 日，国家主席习近平对该疫苗案件作出重要指示。2018 年 7 月 24 日，吉林省纪委监委启动对此疫苗案件腐败问题调查追责。2018 年 7 月 29 日，公安机关对长春该公司董事长等 18 名犯罪嫌疑人提请批捕。2018 年 8 月 6 日，国务院调查组公布了吉林长春某公司违法违规生产狂犬病疫苗案件调查的进展情况。2018 年 8 月 17 日，国家市场监督管理总局对问题疫苗案件相关工作人员问责。2018 年 10 月 16 日，国家药监局和吉林省食药监局分别对该公司作出多项行政处罚，该公司被处罚没款 91 亿元。2018 年 11 月 16 日，深交所启动对长生生物重大违法强制退市机制。2018 年 12 月 11 日，该公司收到《深圳证券交易所重大违法强制退市事先告知书》。2019 年 1 月，吉林长春长生公司问题疫苗案件相关责任人被严肃处理。

行政处罚决定书载明，长春长生公司存在以下八项违法事实：一是将不同批次的原液进行勾兑配制，再对勾兑合批后的原液重新编造生产批号；二是更改部分批次涉案产品的生产批号或实际生产日期；三是使用过期原液生产部分涉案产品；四是未按规定方法对成品制剂进行效价测定；五是生产药品使用的离心机变更未按规定备案；六是销毁生产原始记录，编造虚假的批生产记录；七是通过提交虚假资料骗取生物制品批签发合格证；八是为掩盖违法事实而销毁硬盘等证据。

思考：1. 长春该生物科技有限公司违反了国家的哪些相关规定？

2. 应如何处罚？

项目十二　中药管理

学习导航

关木通事件（或称龙胆泻肝丸事件）曾因其广泛的药物不良反应而震惊国人，马兜铃酸肾病群体性事件首次被公开披露是在1993年的比利时。当地一些妇女因服含广防己的减肥丸后导致严重肾病。后经政府调查，发现大约10000名服该药的妇女中至少有110人罹患了晚期肾衰竭；1999年英国又报道了2名妇女因服含关木通的草药茶治疗湿疹导致晚期肾衰竭的事件。这两起事件在国际上引起了轩然大波，美国FDA、英国MCA和比利时政府等采取了严厉措施，对中草药和中成药进行强烈抵制。欧美媒体曾将这种情况渲染为“中草药肾病”；因广防己、关木通等中药含有共同的致病成分马兜铃酸，后来国际上将此类情况改称为“马兜铃酸肾病”。怎样才能生产、供应合格的中药？中药在生产质量管理过程中又有哪些相关规定呢？

本项目主要介绍国家重点保护野生药材物种的分级、中药品种保护的范围、等级划分及保护条件、中药材及中药饮片等的管理规定。

学习目标

知识目标

1. **掌握**　国家重点保护野生药材物种的分级及药材名称、中药品种保护的范围、等级划分及保护条件。

2. **熟悉**　中药的概念及其分类、中药材生产、经营和使用规定、中药饮片管理规定、中药保护品种的保护措施。

3. **了解**　中药规范化管理、中药材生产质量管理规范、进口药材管理规定。

能力目标

1. 能区分国家重点保护野生药材的级别、具体品种及中药品种保护等级。
2. 依法合规生产、经营、使用中药饮片。

素质目标

1. 树立学生热爱中医药事业，弘扬中医药文化的意识。
2. 培养学生在中药管理过程中具有中医药思维，具备利用法规分析、解决问题的能力。

任务一　中药与中药传承创新认知

中药是中华民族的传统药物，是中华民族几千年临床医疗实践的结晶，具有成分多样、疗效确切、毒性较低等特点。长期以来，党和政府一直非常关注和重视中医药工作，通过制定法律法规和一系列的方针政策，保护和促进中医药事业的发展。《中华人民共和国药品管理法》第 4 条规定："国家发展现代药和传统药，充分发挥其在预防、医疗和保健中的作用"。这为加强中药管理，发展中医药提供了法律保证。

一、中药及其分类

中药是以中医药学理论体系的术语表述药物性能、功效和使用规律，并在中医药理论指导下所应用的药物。中药具有独特的理论体系和形式，充分反映了我国历史、文化、自然资源等方面的特点，它是中医药理论体系中的重要组成部分，除遵循中医药理论外，还有着独特的理论内涵和实践基础。中药材、中药饮片和中成药，被称为中药的"三大支柱"。

中药材是指药用植物、动物、矿物的药用部分采收后经产地初加工形成的原料药材。

中药饮片简称"饮片"，是指在中医药理论指导下，根据辨证施治和调剂、制剂的需要，对中药材进行特殊加工炮制后的成品。

中成药简称"成药"，是根据疗效确切、应用范围广泛的处方、验方或秘方，具备一定质量规格，批量生产供应的药物。在"成药"生产中，为有别于西药，故称之为"中成药"。

民族药是指我国某些地区少数民族经长期医疗实践的积累并用少数民族文字记载的药品，如藏药、蒙药、苗药、白族药、彝族药、维吾尔族药等，在使用上有一定的地域性。各民族医药是中华民族传统医药的组成部分，应不断发掘、整理、总结，充分发挥其保护各族人民健康的作用。

二、中药的标准规范化管理

1985 年《药品管理法》正式颁布实施以来，我国药品标准规范的建设和发展很快，GLP、GCP、GMP、GSP、GAP 都已得到重视并朝着有序化方向发展。根据《药品管理法》的规定，1999 年制定了《新药审批办法》；针对中药的特点，先后又制定了"《新药审批办法》有关中药部分的修订和补充规定""中药临床指导原则""中药临床前研究技术指南"等一系列与其配套的技术规范、指导原则，使中药研究逐步走上了规范化、法制化、标准化轨道；组织了中药品种普查和质量标准规范化的研究；制定、修订了一批中药标准；严格了中药饮片的质量管理。

1992 年建立了中药品种保护制度。

1996 年底结束了全国中成药地方标准的整顿工作，对中成药实行"一名一方"原则，先按医学分类进行处方审查，后按药学分类进行标准提高。使疗效确切、安全有效、质量标准可控的 4000 多个品种由地方标准上升为国家标准，基本扭转了成药品种混乱的状况。

2000 年我国开始整顿了中药保健品，撤销中药"健字"文号。整顿后凡符合要求的，重新颁发药品批准文号，统一纳入药品管理；不符合要求的，撤销其批准文号。被撤销批准文号的品种一经公布后应立即停止生产，2004 年 1 月 1 日起所有"健字"药品不得在市场上流通。

2001 年国家药品监督管理局下发了《关于强化中成药国家标准管理工作的通知》。

2001 年修订的《药品管理法》第 31 条规定："生产新药或已有国家标准的药品的，须经国务院药品监督管理部门批准，并发给批准文号；但是，生产没有实施批准文号管理的中药材和中药饮片除外。实施批准文号管理的中药材、中药饮片品种目录由国务院药品监督管理部门会同国务院中医药管理部门制定。"将中药材、中药饮片依法纳入国家统一管理范围。

2002 年 6 月 1 日起施行《中药材生产质量管理规范（试行）》，规范中药材生产，保证中药材质量，促进中药标准化、现代化。

2003 年国务院制定公布了《中医药条例》（国务院第 374 号）。2007 年科技部、卫生部、国家中医药管理局、国家食品药品监督管理局等十六个部门联合制定了《中医药创新发展规划纲要（2006—2020 年）》，2015 年 4 月，国务院办公厅转发和印发了《中药材保护和发展规划（2015—2020 年）》（国办发〔2015〕27 号）和《中医药健康服务发展规划（2015—2020 年）》（国办发〔2015〕32 号），2016 年 2 月，国务院印发了《中医药发展战略规划纲要（2016—2030 年）》。对我国中药材资源保护、中药材产业发展和中药资源的可持续发展进行了全面部署。

2016 年 12 月 25 日由十二届全国人大常委会第二十五次会议通过《中华人民共和国中医药法》（以下简称《中医药法》），并将于 2017 年 7 月 1 日起正式实施，这是第一部全面、系统体现中医药特点的综合性法律，将党和国家关于发展中医药的方针政策用法律形式固定下来，将人民群众对于中医药的期盼和要求用法律形式体现出来，对于中医药行业发展具有里程碑意义。

2022 年 3 月 17 日由国家药品监督管理局、农业农村部、国家林草局、国家中医药局四部门联合发布了《中药材生产质量管理规范》的公告，本规范适用于中药材生产企业规范生产中药材的全过程管理，是中药材规范化生产和管理的基本要求。

这一系列管理办法与措施为我国中药质量保证体系的建立奠定了基础。

任务二　中药材管理

中药材生产作为中药产业发展的基础部分，直接制约着中药其他产业的发展。中药材是中药饮片和中成药生产的原料，中药材生产关系到中药材的供应、质量和临床疗效。因此，搞好中药材生产和质量是中药产业发展的关键。

一、中药材生产质量管理

做好地道药材的开发和利用，建立中药材优良品种基地，加强中药材生产质量管理，是中药产业发展的关键。为规范中药材生产，保证中药材质量，促进中药标准化、现代化，国家药品监督管理局于 2022 年 3 月 17 日发布了《中药材生产质量管理规范》（简称 GAP），共十四章 144 条，自规范自发布之日起施行。

GAP 是中药材规范化生产和质量管理的基本要求，适用于中药材生产企业（以下简称企业）规范生产中药材的全过程管理，是中药材规范化生产和管理的基本要求。所涉及的中药材是指来源于药用植物、药用动物等资源，经规范化的种植（含生态种植、野生抚育和仿野生栽培）、养殖、采收和产地加工后，用于生产中药饮片、中药制剂的药用原料。

（一）质量管理

企业应当根据中药材生产特点，明确影响中药材质量的关键环节，开展质量风险评估，制定有效的生产管理与质量控制、预防措施。

企业对基地生产单元主体应当建立有效的监督管理机制，实现关键环节的现场指导、监督和记录；统一规划生产基地，统一供应种子种苗或其它繁殖材料，统一肥料、农药或者饲料、兽药等投入品管理措施，统一种植或者养殖技术规程，统一采收与产地加工技术规程，统一包装与贮存技术规程。

企业应当明确中药材生产批次，保证每批中药材质量的一致性和可追溯。

企业应当建立中药材生产质量追溯体系，保证从生产地块、种子种苗或其它繁殖材料、种植养殖、采收和产地加工、包装、储运到发运全过程关键环节可追溯；鼓励企业运用现代信息技术建设追溯体系。

（二）机构与人员

企业应当建立相应的生产和质量管理部门，并配备能够行使质量保证和控制职能的条件。

企业负责人对中药材质量负责；企业应当配备足够数量并具有和岗位职责相对应资质的生产和质量管理人员；生产、质量的管理负责人应当有中药学、药学或者农学等相关专业大专及以上学历并有中药材生产、质量管理三年以上实践经验，或者有中药材生产、质量管理五年以上的实践经验，且均须经过本规范的培训。

生产管理负责人负责种子种苗或其它繁殖材料繁育、田间管理或者药用动物饲养、农业投入品使用、采收与加工、包装与贮存等生产活动；质量管理负责人负责质量标准与技术规程制定及监督执行、检验和产品放行。

企业应当开展人员培训工作，制定培训计划、建立培训档案；对直接从事中药材生产活动的人员应当培训至基本掌握中药材的生长发育习性、对环境条件的要求，以及田间管理或者饲养管理、肥料和农药或者饲料和兽药使用、采收、产地加工、贮存养护等的基本要求。

企业应当对管理和生产人员的健康进行管理；患有可能污染药材疾病的人员不得直接从事养殖、产地加工、包装等工作；无关人员不得进入中药材养殖控制区域，如确需进入，应当确认个人健康状况无污染风险。

（三）设施、设备与工具

企业应当建设必要的设施，包括种植或者养殖设施、产地加工设施、中药材贮存仓库、包装设施等。

存放农药、肥料和种子种苗，兽药、饲料和饲料添加剂等的设施，能够保持存放物品质量稳定和安全。

分散或者集中加工的产地加工设施均应当卫生、不污染中药材，达到质量控制的基本要求。

贮存中药材的仓库应当符合贮存条件要求；根据需要建设控温、避光、通风、防潮和防虫、防鼠禽畜等设施。

质量检验室功能布局应当满足中药材的检验条件要求，应当设置检验、仪器、标本、留样等工作室（柜）。

生产设备、工具的选用与配置应当符合预定用途，便于操作、清洁、维护。

（四）基地选址

生产基地选址和建设应当符合国家和地方生态环境保护要求。

企业应当根据种植或养殖中药材的生长发育习性和对环境条件的要求，制定产地和种植地块或者养殖场所的选址标准。

中药材生产基地一般应当选址于道地产区，在非道地产区选址，应当提供充分文献或者科学数据证明其适宜性。

生产基地周围应当无污染源；生产基地环境应当持续符合国家标准。

基地选址范围内，企业至少完成一个生产周期中药材种植或者养殖，并有两个收获期中药材质量检测数据且符合企业内控质量标准。

（五）种植与养殖

企业应当根据药用植物生长发育习性和对环境条件的要求等制定种植技术规程。企业应当根据种植中药材营养需求特性和土壤肥力，科学制定肥料使用技术规程。

防治病虫害等应当遵循“预防为主、综合防治”原则，优先采用生物、物理等绿色防控技术；应制定突发性病虫害等的防治预案。

1. 农药使用要求　企业应当根据种植的中药材实际情况，结合基地的管理模式，明确农药使用要求。

（1）农药使用应当符合国家有关规定；优先选用高效、低毒生物农药；尽量减少或避免使用除草剂、杀虫剂和杀菌剂等化学农药。

（2）使用农药品种的剂量、次数、时间等，使用安全间隔期，使用防护措施等，尽可能使用最低剂量、降低使用次数；

（3）禁止使用：国务院农业农村行政主管部门禁止使用的剧毒、高毒、高残留农药，以及限制在中药材上使用的其他农药；

（4）禁止使用壮根灵、膨大素等生长调节剂调节中药材收获器官生长。

2. 预防和治疗药物的使用　按国家相关规定、标准和规范制定预防和治疗药物的使用技术规程。

（1）遵守国务院畜牧兽医行政管理部门制定的兽药安全使用规定。

（2）禁止使用国务院畜牧兽医行政管理部门规定禁止使用的药品和其他化合物。

（3）禁止在饲料和药用动物饮用水中添加激素类药品和国务院畜牧兽医行政管理部门规定的其他禁用药品；经批准可以在饲料中添加的兽药，严格按照兽药使用规定及法定兽药质量标准、标签和说明书使用，兽用处方药必须凭执业兽医处方购买使用；禁止将原料药直接添加到饲料及药用动物饮用水中或者直接饲喂药用动物。

（4）禁止将人用药品用于药用动物。

（5）禁止滥用兽用抗菌药。

3. 禁止行为　制定患病药用动物处理技术规程，禁止将中毒、感染疾病的药用动物加工成中药材。

（六）采收与产地加工

1. 采收要求　企业应当制定种植、养殖、野生抚育或仿野生栽培中药材的采收与产地加工技术规程，明确采收的部位、采收过程中需除去的部分、采收规格等质量要求，主要包括以下环节。

（1）采收期要求　采收年限、采收时间等。

（2）采收方法要求　采收器具、具体采收方法等。

（3）贮存要求　包括采收后中药材临时保存方法及要求等。

（4）产地加工要求　拣选、清洗、去除非药用部位、干燥或保鲜，以及其他特殊加工的流程和方法。

2. 质量要求　企业应当在保证中药材质量前提下，借鉴优良的传统方法，确定适宜的中药材干燥方法；晾晒干燥应当有专门的场所或场地，避免污染或混淆的风险；鼓励采用有科学依据的高效干燥技术以及集约化干燥技术。

应当采用适宜方法保存鲜用药材，如冷藏、沙藏、罐贮、生物保鲜等，并明确保存条件和保存时限；原则上不使用保鲜剂和防腐剂，如必须使用应当符合国家相关规定。

涉及特殊加工要求的中药材，如切制、去皮、去心、发汗、蒸、煮等，应根据传统加工方法，结合国家要求，制定相应的加工技术规程。

禁止使用有毒、有害物质用于防霉、防腐、防蛀；禁止染色增重、漂白、掺杂使假等。

毒性、易制毒、按麻醉药品管理中药材的采收和产地加工，应当符合国家有关规定。

3. 采收管理　根据中药材生长情况、采收时气候情况等，按照技术规程要求，在规定期限内，适时、及时完成采收。选择合适的天气采收，避免恶劣天气对中药材质量的影响。

应当单独采收、处置受病虫草害等或者气象灾害等影响严重、生长发育不正常的中药材。

采收过程应当除去非药用部位和异物，及时剔除破损、腐烂变质部分。

不清洗直接干燥使用的中药材，采收过程中应当保证清洁，不受外源物质的污染或者破坏。

中药材采收后应当及时运输到加工场地，及时清洁装载容器和运输工具；运输和临时存放措施不应当导致中药材品质下降，不产生新污染及杂物混入，严防淋雨、泡水等。

4. 产地加工管理　应当按照统一的产地加工技术规程开展产地加工管理，保证加工过程方法的一致性，避免品质下降或者外源污染；避免造成生态环境污染。应当在规定时间内加工完毕，加工过程中的临时存放不得影响中药材品质。

拣选时应当采取措施，保证合格品和不合格品及异物有效区分。

清洗用水应当符合要求，及时、迅速完成中药材清洗，防止长时间浸泡。

应当及时进行中药材晾晒，防止晾晒过程雨水、动物等对中药材的污染，控制环境尘土等污染；应当阴干药材不得暴晒。

采用设施、设备干燥中药材，应当控制好干燥温度、湿度和干燥时间。

应当及时清洁加工场地、容器、设备；保证清洗、晾晒和干燥环境、场地、设施和工具不对药材产生污染；注意防冻、防雨、防潮、防鼠、防虫及防禽畜。

应当按照制定的方法保存鲜用药材，防止生霉变质。

有特殊加工要求的中药材，应当严格按照制定的技术规程进行加工，如及时去皮、去心，控制好蒸、煮时间等。

产地加工过程中品质受到严重影响的，原则上不得作为中药材销售。

（七）包装、放行与储运

1. 技术规程　企业应当制定包装、放行和储运技术规程，主要包括以下环节。

（1）包装材料及包装方法要求　包括采收、加工、贮存各阶段的包装材料要求及包装方法。

（2）标签要求　标签的样式，标识的内容等。

（3）放行制度　放行检查内容，放行程序，放行人等。

（4）贮存场所及要求　包括采收后临时存放、加工过程中存放、成品存放等对环境条件的要求。

（5）运输及装卸要求　车辆、工具、覆盖等的要求及操作要求。

（6）发运要求。

包装材料应当符合国家相关标准和药材特点，能够保持中药材质量；禁止采用肥料、农药等包装袋包装药材；毒性、易制毒、按麻醉药品管理中药材应当使用有专门标记的特殊包装；鼓励使用绿色循环可追溯周转筐。

根据中药材对贮存温度、湿度、光照、通风等条件的要求，确定仓储设施条件；鼓励采用有利于中药材质量稳定的冷藏、气调等现代贮存保管新技术、新设备。

明确贮存的避光、遮光、通风、防潮、防虫、防鼠等养护管理措施；使用的熏蒸剂不能带来质量和安全风险，不得使用国家禁用的高毒性熏蒸剂；禁止贮存过程使用硫黄熏蒸。有特殊贮存要求的中药材贮存，应当符合国家相关规定。

2. 包装管理　企业应当按照制定的包装技术规程，选用包装材料，进行规范包装。包装袋应当有清晰标签，不易脱落或者损坏；标示内容包括品名、基原、批号、规格、产地、数量或重量、采收日期、包装日期、保质期、追溯标志、企业名称等信息。

确保包装操作不影响中药材质量，防止混淆和差错。

3. 放行与储运管理　应当执行中药材放行制度，对每批药材进行质量评价，审核生产、检验等相关记录；由质量管理负责人签名批准放行，确保每批中药材生产、检验符合标准和技术规程要求；不合格药材应当单独处理，并有记录。

应当分区存放中药材，不同品种、不同批中药材不得混乱交叉存放；保证贮存所需要的条件，如洁净度、温度、湿度、光照和通风等。

应当建立中药材贮存定期检查制度，防止虫蛀、霉变、腐烂、泛油等的发生。应当按技术规程要求开展养护工作，并由专业人员实施。

（八）文件

企业应当建立文件管理系统，全过程关键环节记录完整。文件包括管理制度、标准、技术规程、记录、标准操作规程等。

记录应当简单易行、清晰明了；不得撕毁和任意涂改；记录更改应当签注姓名和日期，并保证原信息清晰可辨；记录重新誊写，原记录不得销毁，作为重新誊写记录的附件保存；电子记录应当符合相关规定；记录保存至该批中药材销售后至少三年以上。

（九）质量检验

企业应当建立质量控制系统，包括相应的组织机构、文件系统以及取样、检验等，确保中药材质量符合要求。

企业应当制定质量检验规程，对自己繁育并在生产基地使用的种子种苗或其他繁殖材料、生产的中药材实行按批检验。

检验可以自行检验，也可以委托第三方或中药材使用单位检验。

用于检验用的中药材、种子种苗或其他繁殖材料，应当按批取样和留样。

（十）内审

企业应当定期组织对本规范实施情况的内审，对影响中药材质量的关键数据定期进行趋势分析和风险评估，确认是否符合本规范要求，采取必要改进措施。

内审应当有记录和内审报告；针对影响中药材质量的重大偏差，提出必要的纠正和预防措施。

（十一）投诉、退货与召回

企业应当建立投诉处理、退货处理和召回制度。

企业应当建立标准操作规程，规定投诉登记、评价、调查和处理的程序；规定因中药材缺陷发生投诉时所采取的措施，包括从市场召回中药材等。

因质量原因退货或者召回的中药材，应当清晰标识，由质量部门评估，记录处理结果；存在质量问题和安全隐患的，不得再作为中药材销售。

二、中药材专业市场的管理

《药品管理法》第60条规定："城乡集市贸易市场可以出售中药材，国务院另有规定除外"。凡自采、自种、自销中药材的个人可以进入城乡集贸市场经营中药材，并可免持药品经营许可证。除此之外，其他单位和个人进入城乡集贸市场经营中药材，均应取得药品经营许可证，方可从事经营中药材业务。进入集贸市场的自采、自种、自销中药材，必须是国家允许的品种。

（一）进入中药材专业市场经营中药材应具备的条件

1. 具有与所经营中药材规模相适应的药学技术人员，或有经县级以上药品监督管理部门认定的，熟悉并能鉴别所经营中药材药性的人员，经营者必须了解国家有关法规、中药材商品规格标准和质量标准。

2. 申请在中药材专业市场固定门店从事中药材批发业务的企业和个体工商户，须经中药材专业市场所在地省、自治区、直辖市药品监督管理部门审查批准并发给药品经营许可证，准予进入中药材专业市场固定门店从事中药材批发业务。

3. 申请在中药材专业市场租用摊位从事自产中药材业务的经营者，必须经所在地中药材专业市场管理机构审查批准后，方可经营中药材。

此外，交通不便边远山区的城乡集市贸易市场没有药品零售企业的，经所在地县（市）药品监督管理部门批准，并到工商行政部门办理登记注册后，可以在城乡集市贸易市场内设点并在批准经营的药品范围内销售非处方药品。

（二）中药材专业市场管理的措施

1. 禁止开办非法中药材市场 除现有17个中药材专业市场外，各地一律不得开办新的中药材专业市场。

2. 明确市场管理责任 中药材专业市场所在地人民政府要按照"谁开办，谁管理"的原则，承担起管理责任，明确市场开办主体及其责任。

3. 逐步建立公司化经营模式 中药材专业市场要建立健全交易管理部门和质量管理机构，完善市场交易和质量管理的规章制度，逐步建立起公司化的中药材经营模式。

4. 提高市场电子、信息、物流水平 要构建中药材电子交易平台和市场信息平台，建设中药材流通追溯系统，配备使用具有药品现代物流水平的仓储设施设备，提高中药材仓储、养护技术水平，切实保障中药材质量。

（三）中药材专业市场禁止进场交易的品种

中药材专业市场禁止进场交易的品种如下：

1. 需要经过炮制加工的中药饮片；

2. 中成药；

3. 化学原料药及其制剂、抗生素、生化药品、放射性药品、血清疫苗、血液制品、诊断用药和有关医疗器械；

4. 罂粟壳、27 种毒性中药材；

5. 国家重点保护的 42 种野生动植物药材品种；

6. 国家法律、法规明令禁止上市的其他药品。

三、进口药材管理

2005 年 11 月 24 日发布了《进口药材管理办法（试行）》（国家食品药品监督管理局令第 22 号，自 2006 年 2 月 1 日起施行）；2019 年 5 月 16 日国家市场监督管理总局令第 9 号公布《进口药材管理办法》，自 2020 年 1 月 1 日起施行，对进口药材申请、审批、备案、口岸检验以及监督管理做了相应规定。药材进口单位，应当是中国境内的中成药上市许可持有人、中药生产企业，以及具有中药材或者中药饮片经营范围的药品经营企业。

国家药品监督管理局主管全国进口药材监督管理工作。国家药品监督管理局委托省、自治区、直辖市药品监督管理部门（以下简称省级药品监督管理部门）实施首次进口药材审批，并对委托实施首次进口药材审批的行为进行监督指导。省级药品监督管理部门依法对进口药材进行监督管理，并在委托范围内以国家药品监督管理局的名义实施首次进口药材审批。

进口的药材应当符合国家药品标准。中国药典现行版未收载的品种，应当执行进口药材标准；中国药典现行版、进口药材标准均未收载的品种，应当执行其他的国家药品标准。少数民族地区进口当地习用的少数民族药药材，尚无国家药品标准的，应当符合相应的省、自治区药材标准。

药材进口申请包括首次进口和非首次进口药材申请；首次进口药材申请人应当在取得进口药材批件后 1 年内，从进口药材批件注明的到货口岸组织药材进口。进口药材批件编号格式为：（省、自治区、直辖市简称）药材进字 +4 位年号 +4 位顺序号。进口单位提供虚假的证明、文件资料样品或者采取其他欺骗手段取得首次进口药材批件的，依照药品管理法等法律法规的规定处理。进口单位提供虚假证明、文件资料或者采取其他欺骗手段办理备案的，给予警告，并处 1 万元以上 3 万元以下罚款。

目前我国主要传统的进口药材有儿茶、西洋参、高丽红参、西红花、苏合香、乳香、没药、血等。

知识拓展

我国中药材专业市场

我国现有中药材专业市场共 17 个，分别是：河北保定市（安国），黑龙江哈尔滨市（三棵树），安徽亳州市，江西宜春市（樟树），山东菏泽市（舜王城），河南许昌市（禹州），湖北黄冈市（蕲州），湖南长沙市（岳阳花板桥）、邵阳市（邵东廉桥），广东广州市（清平）、揭阳市（普宁），广西玉林市，重庆渝中区（解放路），四川成都市（荷花池），云南昆明市（菊花园），陕西西安市（万寿路），甘肃兰州市（黄河）。其中，安徽亳州中药材市场、河北安国中药材市场、河南禹州中药材市场、江西樟树中药材市场 4 家，都有着悠久的历史，被誉为“四大药都”。

四、野生药材资源保护管理

近年来，我国药用野生资源破坏极其严重，多种中药资源量急剧下降。其中，冬虫夏草、川贝母、川黄连、麻黄等野生资源破坏严重，人参、三七、杜仲、天麻的野生个体已很难发现。野生中药材的滥采挖，导致了大面积植被被毁、生态环境日趋恶化，加强对野生药材资源的保护和管理刻不容缓。

为保护和合理利用野生药材资源，适应医疗保健事业的需要，1987 年 10 月 30 日国务院发布了《野生药材资源保护管理条例》，明确了对野生药材资源保护的原则、物种三级分类管理、采收、经营及违反条例应承担的责任等具体规定。《药品管理法》也规定："国家保护野生药材资源和中药品种，鼓励培育道地中药材。"

（一）国家对野生药材资源管理的原则

国家对野生药材资源实行保护、采猎相结合的原则，要求创造条件开展人工种养。

（二）野生药材物种的分级

国家重点保护的野生药材物种分以下三级。

一级保护野生药材物种，系指濒临灭绝状态的稀有珍贵野生药材物种。国家重点保护的野生药材物种名录中收载了 4 种，包括 4 种野生药材，具体品种有虎骨、豹骨、羚羊角、梅花鹿茸。

二级保护野生药材物种，系指分布区域缩小，资源处于衰竭状态的重要野生药材物种。国家重点保护的野生药材物种名录中收载了 27 种，包括 17 种野生药材，具体品种有鹿茸（马鹿茸）、麝香（3 个品种）、熊胆（2 个品种）、穿山甲、蟾酥（2 个品种）、哈蟆油、金钱白花蛇、乌梢蛇、蕲蛇、蛤蚧、甘草（3 个品种）、黄连（3 个品种）、人参、杜仲、厚朴（2 个品种）、黄柏（2 个品种）、血竭。

三级保护野生药材物种，系指资源严重减少的主要常用野生药材物种。国家重点保护的野生药材物种名录中收载了 45 种，包括 21 种野生药材，具体品种有川贝母（4 个品种）、伊贝母（2 个品种）、刺五加、黄芩、天冬、猪苓、龙胆（4 个品种）、防风、远志（2 个品种）、胡黄连、肉苁蓉、秦艽（4 个品种）、细辛（3 个品种）、紫草、五味子（2 个品种）、蔓荆子（2 个品种）、诃子（2 个品种）、山茱萸、石斛（5 个品种）、阿魏（2 个品种）、连翘（2 个品种）、羌活（2 个品种）。

（三）野生药材资源保护管理的具体办法

1. 对一级保护野生药材物种的管理 禁止采猎一级保护野生药材物种。一级保护野生药材物种属于自然淘汰的，其药用部分由各级药材公司负责经营管理，但不得出口。

2. 对二、三级保护野生药材物种的管理 采猎、收购二、三级保护野生药材物种的，必须按照批准的计划执行。采猎二、三级保护野生药材物种的，不得在禁止采猎区、禁止采猎期进行采猎，不得使用禁用工具进行采猎。采猎二、三级保护野生药材物种的，必须持有采药证。

取得采药证后，需要进行采伐或狩猎的，必须分别向有关部门申请采伐证或狩猎证。二、三级保护野生药材物种属于国家计划管理的品种，由中国药材公司统一经营管理；其余品种由产地县药材公司或其委托单位按照计划收购。二、三级保护野生药材物种的药用部分，除国家另有规定外，实行限量出口。

（四）法律责任

1. 对擅自进入野生药材资源保护区者的处罚 进入野生药材资源保护区从事科研、教学、旅游等活动者，必须经该保护区管理部门批准。进入设在国家或地方自然保护区范围内野生药材资源保护区的，还须征得该自然保护区主管部门的同意。对于违反规定者，当地县以上医药管理部门和自然保护区主管部门有权制止；造成损失的，必须承担赔偿责任。

2. 对擅自采收野生药材物种者的处罚　违反采猎、收购野生药材物种规定的单位或个人，由当地县以上医药管理部门会同同级有关部门没收其非法采猎的野生药材及使用工具，并处以罚款。

3. 对擅自经营野生药材物种者的处罚　对违反收购、经营、出口管理规定者，工商行政管理部门或有关部门没收其野生药材和全部违法所得，并处以罚款。

4. 对破坏野生药材资源情节严重者的处罚　情节严重构成犯罪者，由司法机关依法追究刑事责任。

5. 对保护野生药材资源管理部门工作人员的处罚　保护野生药材资源管理部门工作人员徇私舞弊的，由所在单位或上级管理部门给予行政处分；造成野生药材资源损失的，须承担赔偿责任。

以案学法

延安志丹5人非法收购、出售野生甘草被刑事追责

近年来，由于市场需求量大，甘草价格不断攀升，延安志丹县出现了采挖野生甘草狂潮，造成大面积水土流失，严重破坏了生态环境。2022年9月，志丹县公安局森林警察大队不断接到辖区有收购甘草场所的线索，大队立即组织民警进行摸排，先后查处5处非法收购、出售野生甘草根窝点，全部予以取缔并没收非法收购的所有甘草根，经聘请陕西省植物研究所鉴定，上述甘草根为天然生长甘草，属国家保护野生植物。该大队依法对刘某江、徐某强、杨某华、刘某彪、范某梅等5名犯罪嫌疑人采取了刑事强制措施。

思考：1. 野生甘草属于我国哪类重点保护的野生药材资源？

2. 刘某江、徐某强、杨某华等5人违反了我国哪些法律法规？

任务三　中药饮片管理

中药饮片生产是以中医理论为指导的我国特有的制药技术。中药饮片既可根据中药处方直接调配煎汤（剂）服用，又可作为中成药生产的原料供制药厂使用，其质量好坏，直接影响中医临床疗效，直接关系到公众用药安全和中药现代化的进程。

一、中药饮片质量标准

《药品管理法》规定，中药饮片必须按照国家药品标准炮制；国家药品标准没有规定的，必须按照省级药品监督管理部门制定的炮制规范炮制。

中药饮片炮制是中药生产的特色工艺，具有地域差异性。中药饮片质量标准包括《中华人民共和国药典》《全国中药材炮制规范》和地方中药材炮制规范。

二、中药饮片实施批准文号的规定

《药品管理法》第 24 条规定："在中国境内上市的药品，应当经国务院药品监督管理部门批准，取得药品注册证书；但是，未实施审批管理的中药材和中药饮片除外。实施审批管理的中药材、中药饮片品种目录由国务院药品监督管理部门会同国务院中医药主管部门制定。"

三、中药饮片包装要求

生产中药饮片，应选用与药品性质相适应及符合药品质量要求的包装材料和容器。严禁选用与药品性质不相适应和对药品质量可能产生影响的包装材料。中药饮片的包装必须印有或者贴有标签，标签应注明品名、规格、产地、生产企业、产品批号、生产日期。实施批准文号管理的中药饮片还必须注明批准文号。中药饮片在发运过程中必须要有包装。每件包装上必须注明品名、产地、日期、调出单位等，并附有质量合格的标志。对不符合上述要求的中药饮片，一律不准销售。

四、中药饮片生产企业实施 GMP 的规定

为加强中药饮片生产质量管理，国家食品药品监督管理局于 2004 年下发了《关于推进中药饮片等类别药品监督实施 GMP 工作的通知》，要求自 2008 年 1 月 1 日起，所有中药饮片生产企业必须在符合 GMP 的条件下生产。中药饮片经营企业、使用单位必须从具有符合药品 GMP 要求的中药饮片生产企业或具有中药饮片经营资质（批发）的药品经营企业购进饮片。

任务四　中药品种保护管理

一、中药品种保护的目的和意义

国家实行中药品种保护制度。为了提高中药品种的质量，保护中药生产企业的合法权益，促进中药事业的发展，国家鼓励研制开发临床有效的中药品种，1992 年 10 月由国务院发布了《中药品种保护条例》，并于 2018 年 9 月对部分条款做了修改。国家药品监督管理部门负责全国中药品种保护的监督管理工作。国家中药生产经营主管部门协同管理全国中药品种的保护工作。

我国对中药品种实施保护制度，对于保护中药名优产品，保护中药研制生产的知识产权，提高中药质量和信誉，推动中药制药企业的科技进步，开发临床安全有效的新药和促进中药走向国际医药市场具有重要意义。

二、中药保护品种的保护范围及等级划分

（一）中药保护品种的范围

《中药品种保护条例》规定，国家对质量稳定、疗效确切的中药品种实行分级保护制度，适用于中国境内生产制造的中药品种，包括中成药、天然药物的提取物及其制剂和中药人工制成品。

依照《中药品种保护条例》，受保护的中药品种，必须是列入国家药品标准的品种。申请专利的中

药品种，依照专利法的规定办理，不适用本条例。申请专利的中药品种除外。

（二）中药保护品种的等级划分

对受保护的中药品种分为一级和二级进行管理。

1. 申请中药一级保护品种应具备的条件　符合下列条件之一的中药品种，可以申请一级保护：

（1）对特定疾病有特殊疗效的 特殊疗效是指对特定疾病在治疗效果上能取得重大突破性进展。例如，对常见病、多发病等疾病有特殊疗效；对既往无有效治疗方法的疾病能取得明显疗效；或者对改善重大疑难疾病、危急重症或罕见疾病的终点结局（病死率、致残率等）取得重大进展；

（2）相当于国家一级保护野生药材物种的人工制成品 是指列为国家一级保护物种药材的人工制成品；或目前虽属于二级保护物种，但其野生资源已处于濒危状态物种药材的人工制成品；

（3）用于预防和治疗特殊疾病中的特殊疾病 特殊疾病是指严重危害人民群众身体健康和正常社会生活经济秩序的重大疑难疾病、危急重症、烈性传染病和罕见病。如恶性肿瘤、终末期肾病、脑卒中、急性心肌梗塞、艾滋病、传染性非典型肺炎、人禽流感、苯酮尿症、地中海贫血等疾病。用于预防和治疗重大疑难疾病、危急重症、烈性传染病的中药品种，其疗效应明显优于现有治疗方法。

2. 申请中药二级保护品种应具备的条件　符合下列条件之一的中药品种，可以申请二级保护：

（1）符合申请一级保护条件的中药品种或者已经解除一级保护的品种；

（2）对特定疾病有显著疗效的 是指能突出中医辨证施治、对症下药的理法特色，具有显著临床应用优势，或对主治的疾病、证候或症状的疗效优于同类品种；

（3）从天然药物中提取的有效物质及特殊制剂 是指从中药、天然药物中提取的有效成分、有效部位制成的制剂，且具有临床应用优势。

三、中药保护品种的保护措施

中药一级保护品种的保护期限分别为 30 年、20 年、10 年。中药二级保护品种的保护期限为 7 年。

（一）中药一级保护品种的保护措施

1. 该品种的处方组成、工艺制法在保护期内由获得《中药保护品种证书》的生产企业和有关的药品监督管理部门、单位和个人负责保密，不得公开。负有保密责任的有关部门、企业和单位应按照国家有关规定，建立必要的保密制度。

2. 向国外转让中药一级保护品种的处方组成、工艺制法，应当按照国家有关保密的规定办理。

3. 因特殊情况需要延长保护期的，由生产企业在该品种保护期满前 6 个月，依照中药品种保护的申请办理程序申报。由国家药品监督管理部门确定延长的保护期限，不得超过第一次批准的保护期限。

（二）中药二级保护品种的保护措施

中药二级保护品种在保护期满后可以延长保护期限，时间为 7 年，由生产企业在该品种保护期满前 6 个月，依据条例规定的程序申报。

（三）其他规定

除临床用药紧张的中药品保护品种另有规定外，被批准保护的中药品种在保护期内仅限于已获得《中药保护品种证书》的企业生产。

对已批准保护的中药品种，如果在批准前是由多家企业生产的，其中未申请《中药保护品种证书》

的企业应当自公告发布之日起6个月内向国家药品监督管理部门申报，按规定提交完整的资料，经指定的药品检验机构对申报品种进行质量检验，达到国家药品标准的，经国家药品监督管理部门审批后，补发批准文件和《中药保护品种证书》，对未达到国家药品标准的，国家药品监督管理部门依照药品管理的法律、行政法规的规定，撤销该中药品种的批准文号。

中药保护品种在保护期内向国外申请注册时，必须经过国家药品监督管理部门批准同意。否则，不得办理。

四、中药品种保护指导原则

为加强中药品种保护管理工作，突出中医药特色，鼓励创新，促进提高，保护先进，保证中药品种保护工作的科学性、公正性和规范性，根据《中药品种保护条例》有关规定，2009年2月，国家食品药品监督管理局制定了《中药品种保护指导原则》。

（一）初次保护

初次保护申请，是指首次提出的中药品种保护申请；其他同一品种生产企业在该品种保护公告前提出的保护申请，按初次保护申请管理。申报品种由多家企业生产的，应由原研企业提出首次申报；若质量标准不能有效控制产品质量的，应提高并统一质量标准。申报资料应能说明申报品种的可保性，并能客观全面地反映中药品种生产工艺、质量研究、安全性评价、临床应用等方面的情况。

（二）同品种保护

同品种，是指药品名称、剂型、处方都相同的品种。同品种保护申请，是指初次保护申请品种公告后，其他同品种生产企业按规定提出的保护申请。已受理同品种申请的品种，由国家中药品种保护审评委员会组织有关专家及相关单位人员进行同品种质量考核。同品种质量考核包括现场检查、抽样和检验三方面的内容。

（三）延长保护期

延长保护期申请，是指中药保护品种生产企业在该品种保护期届满前按规定提出延长保护期的申请。申请延长保护的品种应能证明其对主治的疾病、证候或症状较同类品种有显著临床疗效优势。申请企业应按有关要求完成各项工作并提交相关资料。延长保护期的品种在临床、药理毒理、药学等方面应较保护前有明显改进与提高。

参考文献

[1] 杨世民. 药事管理学 [M]. 6版. 北京：人民卫生出版社，2018.

[2] 国家药品监督管理局执业药师资格认证中心. 药事管理与法规 [M]. 8版. 北京：中国医药科技出版社，2023.

[3] 巩海涛，田洋. 药事法规概论 [M]. 3版. 北京：中国医药科技出版社，2022.

[4] 沈力，李桂荣. 药事管理与法规 [M]. 4版. 北京：中国医药科技出版社，2021.

[5] 宿凌. 药事管理与法规 [M]. 北京：中国医药科技出版社，2019.

[6] 左根永. 药事管理与法规 [M]. 北京：中国医药科技出版社，2019.